全国高等卫生职业教育护理专业"双证书"人才培养"十二五"规划教材

供护理、助产等专业使用

丛书顾问 文历阳 沈彬

U0362726

营养与膳食

主　编　胡玉华　梁金香

副主编　周　波　周　芸　周理云

编　者　（以姓氏笔画为序）

王　哲（大连医科大学第二临床学院）

王玉孝（厦门医学高等专科学校）

孙　艳（枣庄科技职业学院）

吴松林（厦门医学高等专科学校）

林斌松（漳州卫生职业学院）

周　芸（大连医科大学第二临床学院）

周　波（沈阳医学院）

周理云（江西护理职业技术学院）

胡玉华（厦门医学高等专科学校）

梁金香（宁夏医科大学高等卫生职业技术学院）

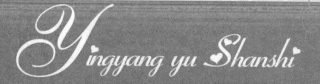

Yingyang yu Shanshi

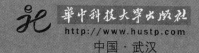

华中科技大学出版社
http://www.hustp.com

中国·武汉

内 容 简 介

本书是全国高等卫生职业教育护理专业"双证书"人才培养"十二五"规划教材之一。

本书将教学内容按"4+1"划分模块,即理论教学分为"基础知识"、"平衡膳食与膳食指导"、"基本技能"、"临床营养"四个模块,共八个项目;实践教学为一个模块,共三个实践项目。

本书可供高职高专护理、助产等专业使用。本书也可作为相关人员的参考用书。

图书在版编目(CIP)数据

营养与膳食/胡玉华,梁金香主编.—武汉:华中科技大学出版社,2012.4(2021.8重印)
ISBN 978-7-5609-7679-2

Ⅰ.①营… Ⅱ.①胡… ②梁… Ⅲ.①营养学-高等职业教育-教材 ②膳食-食物营养-高等职业教育-教材 Ⅳ.①R151

中国版本图书馆 CIP 数据核字(2012)第 000328 号

营养与膳食   胡玉华   梁金香   主编

策划编辑:车 巍
责任编辑:史燕丽
封面设计:刘 卉
责任校对:刘 竣
责任监印:徐 露
出版发行:华中科技大学出版社(中国·武汉)   电话:(027)81321913
         武汉市东湖新技术开发区华工科技园   邮编:430223
录   排:华中科技大学惠友文印中心
印   刷:武汉开心印印刷有限公司
开   本:787mm×1092mm 1/16
印   张:15.75
字   数:359 千字
版   次:2021 年 8 月第 1 版第 8 次印刷
定   价:36.00 元

全国高等卫生职业教育护理专业"双证书"人才培养"十二五"规划教材编委会

总序

Zongxu

　　世界职业教育发展的经验和我国职业教育发展的历程都表明,职业教育是提高国家核心竞争力的要素之一。近年来,我国高等职业教育发展迅猛,成为我国高等教育的重要组成部分,与此同时,作为高等职业教育重要组成部分的高等卫生职业教育的发展也取得了巨大成就,为国家输送了大批高素质技能型、应用型医疗卫生人才。截至 2010 年底,我国各类医药卫生类高职高专院校已达 343 所,年招生规模超过 24 万人,在校生 78 万余人。

　　医药卫生体制的改革要求高等卫生职业教育也应顺应形势调整目标,根据医学发展整体化的趋势,医疗卫生系统需要全方位、多层次、各种专业的医学专门人才。护理专业与临床医学专业互为羽翼,在维护人民群众身体健康、提高生存质量等方面起到了不可替代的作用。当前,我国正处于经济社会发展的关键阶段,护理专业已列入国家紧缺人才专业,根据卫生部的统计,到 2015 年我国对护士的需求将增加到 232.3 万人,平均每年净增加 11.5 万人,这为护理专业的毕业生提供了广阔的就业空间,也对高等卫生职业教育如何进行高素质技能型护理人才的培养提出了新的要求。

　　教育部《关于全面提高高等职业教育教学质量的若干意见》中明确指出,高等职业教育必须"以服务为宗旨,以就业为导向,走产学结合的发展道路",《中共中央国务院关于深化教育改革全面推进素质教育的决定》中再次强调"在全社会实行学业证书和执业资格证书并重的制度"。上述文件均为新时期我国职业教育的发展提供了具有战略意义的指导意见。高等卫生职业教育既具有职业教育的普遍特性,又具有医学教育的特殊性,护理专业的专科人才培养应以职业技能的培养为根本,与护士执业资格考试紧密结合,力求满足学科、教学和社会三方面的需求,把握专科起点,突出职业教育特色。高等卫生职业教育发展的形势使得目前使用的教材与新形势下的教学要求不相适应的矛盾日益突出,加强高等卫生职业教育教材建设成为各院校的迫切要求,新一轮教材建设迫在眉睫。

　　为了顺应高等卫生职业教育教学改革的新形势和新要求,在认真、细致调研的基础上,在教育部高职高专医学类及相关医学类专业教学指导委员会专家和部分高职高专示范院校领导的指导下,我们组织了全国 30 所高职高专医药院校的 200 多位老师编写了这套秉承"学业证书和执业资格证书并重"理念的全国高等卫生职业教育护理专业"双证书"人才培养"十二五"规划教材。本套教材由国家示范性院校引领,多所学校广泛参与,其中有副教授及以上职称的老师占 70%,每门课程的主编、副主编均由来自高职高专医药院校教学一线的教研室主任或学科带头人组成。教材编写过程中，全体主编和参编人员进行了认真的研讨和细致的分工，在教材编写体例和内容上均有所创新，各主编单位高度重视并有力配合教材编写工作，责任编辑和主审专家严谨和忘我地工作，确保了本套教材的编写质量。

本套教材充分体现新一轮教学计划的特色，强调以就业为导向、以能力为本位、贴近学生的原则，体现教材的"三基"（基本知识、基本理论、基本实践技能）及"五性"（思想性、科学性、先进性、启发性和适用性）要求，着重突出以下编写特点。

（1）紧跟教改，接轨"双证书"制度。紧跟教育部教学改革步伐，引领职业教育教材发展趋势，注重学业证书和执业资格证书相结合，提升学生的就业竞争力。

（2）创新模式，理念先进。创新教材编写体例和内容编写模式，迎合高职高专学生思维活跃的特点，体现"工学结合"特色。教材的编写以纵向深入和横向宽广为原则，突出课程的综合性，淡化学科界限，对课程采取精简、融合、重组、增设等方式进行优化，同时结合各学科特点，适当增加人文社会科学相关知识，提升专业课的文化层次。

（3）突出技能，引导就业。注重实用性，以就业为导向，专业课围绕高素质技能型护理人才的培养目标，强调突出护理、注重整体、体现社区、加强人文的原则，构建以护理技术应用能力为主线、相对独立的实践教学体系。充分体现理论与实践的结合，知识传授与能力、素质培养的结合。

（4）紧扣大纲、直通护考。紧扣教育部制定的高等卫生职业教育教学大纲和最新护士执业资格考试大纲，随章节配套习题，全面覆盖知识点与考点，有效提高护士执业资格考试通过率。

这套规划教材作为秉承"双证书"人才培养编写理念的护理专业教材，得到了各学校的大力支持与高度关注，它将为高等卫生职业教育护理专业的课程体系改革作出应有的贡献。我们衷心希望这套教材能在相关课程的教学中发挥积极作用，并得到读者的青睐。我们也相信这套教材在使用过程中，通过教学实践的检验和实际问题的解决，不断得到改进、完善和提高。

全国高等卫生职业教育护理专业"双证书"人才培养"十二五"规划教材
编写委员会

前言
Qianyan

随着人类文明的进步和医学模式的转变,人们对健康和疾病的认识更加全面,对健康的要求也越来越高。与人类关系最为密切的"营养"与"膳食"在防病治病、促进健康、提高生命质量方面受到人们的广泛关注,同时它们还体现了人们对生活品质的追求。对于从事医疗卫生服务的护理工作人员来说,只有具备了一定的营养与膳食的相关理论和知识,以及运用这些理论、知识的技能,才能与现代社会护理岗位的需求相适应,完成护士工作的四项基本任务,即增进健康、预防疾病、恢复健康和减轻痛苦。

本书是由华中科技大学出版社组织编写的全国高等卫生职业教育护理专业"双证书"人才培养"十二五"规划教材,适合于三年全日制、五年制高职高专护理专业以及其他相关医学专业的教学使用,也可作为公共营养师培训的参考教材。本书是集职业技能培养为根本,注重与护士执业资格考试接轨,突显教学改革特色和满足社会需求于一体的实用性教材。本书在结构和内容上把握专科起点,突出职业教育特色。本书将教学内容按"4+1"划分模块,即理论教学分为"基础知识"、"平衡膳食与膳食指导"、"基本技能"、"临床营养"四个模块,共八个项目;实践教学为一个模块,共三个实践项目。

本书编写充分体现以下特色。

一是注重实用性。本书在编写过程中,结合高职高专护理等专业"营养与膳食"的课程设置,结合护士执业资格考试大纲要求,内容设置精练,富有逻辑性,每个学习项目之后附有能力检测练习题和参考答案,以便于教师和学生使用。

二是突显教学改革特色。内容设置采用模块化和项目化,每一项目以学习任务为导向引导教与学。

三是突出基本技能培养。本书设置了"基本技能"模块,主要针对社区服务需求,培养营养与膳食调查和营养干预等基本技能。这是有别于其他同类教材之处。

本书编写是在华中科技大学出版社和著名医学教育专家文历阳教授的指导下,全体编委的共同努力下完成的,在此一并表示衷心的感谢! 由于水平有限,本书难免有疏漏和错误,恳请各位专家、学者不吝指教,并希望广大读者提出宝贵意见。

胡玉华
2012 年 2 月

目 录

Mulu

模块三　基本技能

模块四　临床营养

模块五　实践教学

绪　　论

 学习任务

1. 掌握　学习营养与膳食这门课程的目的;健康四大基石的内容。
2. 了解　营养与膳食这门课程包括的内容;学习营养与膳食这门课程的要求。

健康是人类追求的永久性主题,随着社会的发展和进步,人类进入了高度文明的时代,对健康的理解和要求越来越高。世界卫生组织(WHO)对健康的定义是:健康不仅仅是没有疾病或虚弱,它是指在躯体上、心理上和社会适应方面的完好状态。而如何达到这种完好状态是最关键的问题。世界卫生组织指出:在健康长寿的影响指数中,遗传因素占15%、社会因素占10%、医疗因素占8%、气候因素占7%、自我保健因素占60%。由此可见,人们自己的生活思想和保健行为对自己的健康是最重要的,这也是健康四大基石的由来。健康四大基石即如下四点。

一是合理膳食:食物多样,营养均衡,安全卫生。

二是适量运动:强度适当,循序渐进,持之以恒,有氧运动。

三是良好行为:戒烟限酒,合理睡眠,生活规律。

四是健康心态:积极乐观,正确面对压力和挫折,保持良好情绪。

一、学习营养与膳食的目的

营养(nutrition)是指机体摄取、消化、吸收和利用食物中的营养素以维持机体生命活动的整个生物学过程。营养这一过程必须通过膳食来完成。膳食是指经过加工、烹调处理后可供人们进食的饭菜等食物。营养与膳食是密不可分的,合理的营养必须通过平衡膳食才能实现。学习营养与膳食的主要目的如下。

(1)预防疾病,促进健康　合理膳食是健康四大基石之一,也就是说,为了维护健康,合理的膳食是基本的要素之一。通过对营养与膳食的学习,明确什么是合理营养,如何进行平衡膳食,不同人群其营养与膳食的需求怎样,最后达到预防疾病,促进健康的目的。

(2)治疗疾病,延长寿命　在临床治疗过程中,根据营养学原理,对患者采取相应的膳食营养治疗措施,其主要目的是为了治疗或缓解疾病,增强临床治疗效果,延长患者寿命。所以,膳食营养治疗又称为治疗营养,是营养学中非常重要的一部分。

二、学习营养与膳食的意义

(1)时代的要求　现阶段人们对于健康和生活品质的追求达到了前所未有的高

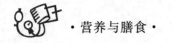

度,对营养知识的普及是广大人民的迫切需要,而医务人员正是完成这项工作的前沿工作者。

(2) 工作岗位需求 护士工作的四项基本任务是增进健康、预防疾病、恢复健康和减轻痛苦。这就要求护士必须具备一定的营养与膳食的相关理论、知识和运用这些理论、知识的技能。

三、营养与膳食的内容与要求

营养与膳食属于预防医学的范畴,也是一门独立的学科。近年来,营养与膳食这门学科不仅在预防医学和公共卫生工作方面发挥着重大作用,而且在临床工作中也起到了不可估量的辅佐功能。例如,医院的基本饮食和患者的膳食调配对于疾病的治疗和恢复能起到其他医疗手段所不能代替的作用。

本书以职业技能培养为根本,与护士执业资格考试接轨,主要介绍的内容包括理论教学和实践教学两大部分,其中理论教学包括基础知识、平衡膳食与膳食指导、基本技能、临床营养四个模块,共八个项目:①营养学基础;②各类食物的营养价值;③平衡膳食;④不同生理情况人群的营养及膳食指导;⑤营养调查与评价;⑥营养教育与营养干预;⑦临床营养基础;⑧常见疾病的营养防治。实践教学包括三个实践项目:①医院营养科参观;②膳食调查与评价;③糖尿病患者食谱编制。

本书的学习要求应做到如下几点。

(1) 熟悉营养与膳食这门课程的目的及意义。

(2) 掌握营养与膳食的基本理论和技能。

(3) 面对个体、家庭、社区等不同的对象,能针对性地开展相关的营养知识教育。

(4) 能正确指导各类人群的合理膳食和食物选择。

(5) 熟悉医院各种膳食的特点及适宜的对象。

(6) 熟悉肠内营养、肠外营养的特点及适宜的对象。

(7) 熟悉常见的营养缺乏病和营养代谢性疾病的特点及营养预防和治疗原则。

(8) 熟悉各种常见病的饮食特点,能配合医生对患者进行适当的膳食指导。

(9) 了解膳食调查和营养评价的方法及程序。

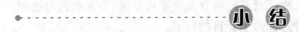

小 结

绪论是对本门课程的最精辟的阐述,通过绪论的学习,对本门课程有了初步的认识。该部分主要介绍了"营养与膳食"这门课程的主要目的、意义、内容,以及学习本门课程的要求等。

(胡玉华)

基础知识

Jichu zhishi

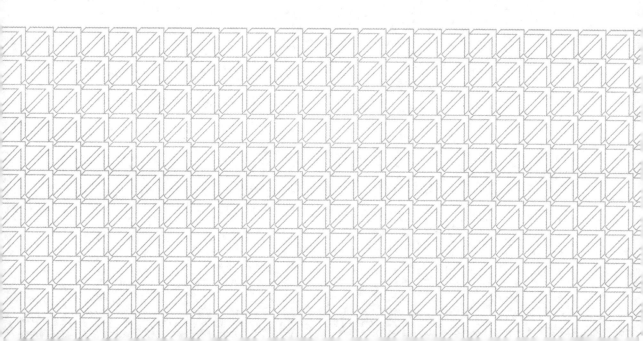

项目一　营养学基础

　学习任务

1. 掌握　营养、营养素、合理营养的概念；营养素的种类、主要食物的来源；人体能量的需求和来源，明确能量与健康的关系。
2. 熟悉　各种营养素的生理功能及参考摄入量。

　　营养是生命存在与延续的基本条件，营养只有在合理的情况下才能维护和促进健康，预防疾病。因此合理膳食是维护机体健康的四大基石之一，合理营养必须依靠合理膳食（平衡膳食）来实现。

案例引导

　　1973年冬季，我国东北地区某村庄，居住人口为350余人。在12月至次年1月间，先后有多名儿童因出现牙龈出血、皮肤淤斑、精神不振等症状而到医院求医。经医生了解，这些儿童有共同的饮食特点：他们的饮食单一，少食蔬菜，整个冬天根本吃不到水果。医生还了解到这些孩子的家长也有牙龈出血现象。

　　思考：你认为该村庄的患儿可能存在哪些营养问题？

内容一　营养与膳食基本概念

　　（1）营养（nutrition）　营养是指机体摄取、消化、吸收和利用食物中的营养素以维持机体生命活动的整个生物学过程。营养这一过程必须通过膳食来完成。膳食是指经过加工、烹调处理后可供人们进食的饭菜等食物。营养只有在合理的情况下才可维持人体正常生理功能，促进生长发育，保障健康和促进智力发育，提高机体抵抗力以防病治病。

　　（2）合理营养（rational nutrition）　这是指全面均衡的营养，即每日通过膳食摄入的各种营养素种类齐全、数量充足、相互之间比例恰当。不合理的营养或营养失衡，均可危害健康，甚至引起各种疾病。合理营养必须依靠合理膳食（平衡膳食）来实现。

　　（3）平衡膳食（balanced diet）　平衡膳食又称合理膳食或健康膳食，是指将多种食物进行合理搭配，保证机体摄入的营养素种类齐全、数量充足、比例恰当，以满足合理的营养需求，这样的膳食称平衡膳食。

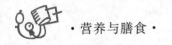

内容二　能　量

一切生物都需要能量来维持生命活动。能量既不能创造也不能消灭，只可以从一种形式转变成另一种形式。能量来自太阳，植物将太阳能转变为化学能并储存下来，动物从植物或其他动物获取能量，人类以植物和动物作为食物，从而获取维持生命和健康所必需的能量。

一、能量单位

国际上能量通用单位为焦耳(Joule,J)，1000 焦耳称为千焦耳(kJ)，1000 千焦耳称为兆焦耳(MJ)。营养学界目前习惯用卡(calorie,cal)或千卡(kcal)为能量单位。换算关系如下：

1 kcal＝4.184 kJ(1 cal＝4.184 J)；

1 kJ＝0.239 kcal；

1 MJ＝239 kcal。

二、人体的能量需求

人体在正常情况下机体消耗的能量多，其需要的能量就随之增加，能量的需求与消耗应处于平衡状态。人体的能量需求主要取决于基础代谢和生长发育消耗的能量、体力活动消耗的能量和食物热效应消耗的能量三个方面。

1. 基础代谢和生长发育消耗的能量

基础代谢指维持人体最基本生命活动所必需的能量消耗，占人体所需总能量的60％～70％。测定基础代谢必须是在空腹 12～14 h，室温保持在 26～30 ℃，清醒、静卧，全身肌肉放松的情况下进行。基础代谢是维持生命的最低能量消耗，此时能量仅用于维持体温、呼吸、心跳及其他器官最基本的生理需要。基础代谢的水平用基础代谢率(basal metabolic rate，BMR)表示。BMR 的单位为 $kJ/(m^2 \cdot h)$、$kJ/(kg \cdot h)$ 或 MJ/d。可按体重计算人体的基础代谢率，中国营养学会已将不同年龄、性别人群的 BMR 的计算公式(表 1-1)列入中国居民膳食营养素参考摄入量中。

表 1-1　不同年龄、性别人群的基础代谢率(BMR)的计算公式

性别	年龄/岁	BMR/(kcal/d)	BMR/(MJ/d)
男	0～	$60.9 \times W - 54$	$0.255 \times W - 0.226$
	3～	$22.7 \times W + 495$	$0.0949 \times W + 2.07$
	10～	$17.5 \times W + 651$	$0.0732 \times W + 2.72$
	18～	$15.3 \times W + 679$	$0.0640 \times W + 2.84$
	30～	$11.6 \times W + 879$	$0.0485 \times W + 3.67$
	60～	$13.5 \times W + 487$	$0.0565 \times W + 2.04$

续表

性别	年龄/岁	BMR/(kcal/d)	BMR/(MJ/d)
女	0～	$61.0 \times W - 51$	$0.255 \times W - 0.214$
	3～	$22.5 \times W + 499$	$0.0941 \times W + 2.09$
	10～	$12.2 \times W + 746$	$0.0510 \times W + 3.12$
	18～	$14.7 \times W + 496$	$0.0615 \times W + 2.08$
	30～	$8.7 \times W + 829$	$0.0364 \times W + 3.47$
	60～	$10.5 \times W + 596$	$0.0439 \times W + 2.49$

注：①此表摘自中国营养学会编著的《中国居民膳食营养素参考摄入量》，25页，北京，中国轻工业出版社，2000年；

②W表示体重，单位为kg；

③"0～"表示大于或等于0岁小于下一个年龄段即3岁，其余类推。

人体的基础代谢水平，不仅个体之间存在差异，自身也常有变化，影响人体基础代谢的因素有如下几种。①年龄和生理状态：生长发育期的儿童、青少年、孕妇、乳母基础代谢率相对较高；随着年龄增长，基础代谢率会逐渐降低，30岁以后每10年降低2%。②性别：男性高于女性，一般男性基础代谢率比女性高5%～10%；因为男性肌肉发达，体重大。③体格：体重相同的人，瘦高者基础代谢率高于矮胖者。④病理状态：在发热、创伤、外科手术、烧伤、甲状腺功能亢进等应激状态时，基础代谢率增高。此外，情绪改变，过冷、过热的气候，睡眠等也可影响基础代谢率。烟中的尼古丁及咖啡中的咖啡因均可引起基础代谢水平升高。

2. 体力活动消耗的能量

体力活动消耗的能量占人体所需总能量的15%～30%，是能量消耗变动最大的一部分。体力活动消耗的能量受性别、年龄、职业、生活方式、体力活动的强度和持续时间的影响较大。肌肉发达者消耗能量多，体重重者做相同的活动较体重轻者消耗的能量多。其中，最大的影响因素是所从事的职业。中国营养学会将体力活动强度分为轻、中、重三级，中国成人体力活动水平分级见表1-2。

表1-2　中国成人体力活动水平分级

活动强度	职业工作时间分配	工作内容举例	体力活动水平	
			男	女
轻	75%时间坐或站立，25%时间站着活动	办公室工作、修理电器钟表、售货工作、酒店服务工作、化学实验操作、讲课等	1.55	1.56
中	25%时间坐或站立，75%时间从事特殊职业活动	学生日常活动、机动车驾驶、电工安装、车床操作、金工切割等	1.78	1.64
重	40%时间坐或站立，60%时间从事特殊职业活动	非机械化农业劳动、炼钢、舞蹈、体育活动、装卸、采矿等	2.10	1.82

注：此表摘自中国营养学会编著的《中国居民膳食营养素参考摄入量》，北京，中国轻工业出版社，2000年。

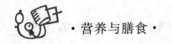

3. 食物热效应消耗的能量

食物热效应（thermic effect of food，TEF）是指人体在摄食过程中引起额外的能量消耗。摄食后，人体对食物中的营养素进行消化、吸收、代谢、转运及储存等，都需要额外消耗能量。这种因摄食而引起的热能的额外消耗，称为食物热效应，也称食物特殊动力作用（specific dynamic action，SDA）。食物热效应与食物成分有关，蛋白质、脂肪和糖类的食物热效应各不相同，蛋白质最高，约消耗本身产生能量的 30%，糖类为 5%～6%，脂肪为 4%～5%，混合性膳食为其总热能的 10% 左右。

三、人体能量需要的确定方法

确定人体每日所需能量，对制订合理的膳食计划，维持能量平衡，防止肥胖和消瘦，预防心脑血管病和糖尿病，保证人体健康是非常必要的。人体每天需要的能量可通过以下方法来确定。

（一）计算法

（1）能量消耗法　计算某人的一日能量需要量，需详细地记录其一天的各项活动，或根据工作性质确定其活动强度，计算出一天的能量消耗，也就是一日能量的需要量。也可根据表 1-3 查出各种强度体力活动的能量消耗。

表 1-3　各种强度体力活动的能量消耗

活 动 强 度	能 量 消 耗
休息	RMR×1.0
很轻	RMR×1.5
轻	RMR×2.5
中等	RMR×5
重	RMR*

注：RMR 为静息代谢率，WHO 于 1985 年提出用 RMR 代替 BMR。

静息代谢率（resting metabolic rate，RMR）是测定维持人体正常功能和体内稳态，再加上交感神经系统活动所消耗的能量。由于基础代谢率的测定比较困难，WHO 于 1985 年提出用 RMR 代替 BMR。测定 RMR 时，全身处于休息状态，且不是空腹而是在进食 3～4 h 后测量，此时机体仍在进行着若干正常的消化活动。测量 RMR 比测定 BMR 容易，其值略高于 BMR，但两者的差别很小，RMR 与 BMR 相差约 10%，目前 RMR 应用更为普遍。

（2）膳食调查法　体重相对稳定，正常饮食情况下，通过每日膳食回顾调查，可间接估算出其能量需要。此法一般需要至少 3 天，每天详细记录摄入食物的种类和数量，然后计算出平均每人每天的总能量供给情况。此法简单易行，应用广泛。如调查某人群的能量需要，应有一定的样本含量。

（二）测量法

（1）直接测热法（direct calorimetry）　直接测热法的原理是直接测定人体释放热量的多少。测得的结果可反映机体能量代谢情况，进而可求出机体的能量需要。经典的方法是：被测对象在特制的小室内，在一定时间内进行特定的活动，测定循环进入和流出的空气温差,或是将小室周围用水包围起来测定水的温差,根据气温差或水温差即可求得人体整个代谢过程中所散发的热量。因为此方法造价昂贵,影响因素多,所以目前很少采用。

(2) 间接测热法(indirect calorimetry) 间接测热法的原理是:产热营养素在体内氧化产生 CO_2 和 H_2O,并释放能量满足机体需要,因此,只需测出氧气消耗量或产生水量的多少,就可以计算能量的消耗,进而确定能量的需要量。每消耗 1 L 氧可产热 20.3 kJ(4.9 kcal)。

四、能量参考摄入量与能量来源

(一)参考摄入量

不同年龄、不同性别、不同职业和不同生理状态的人对能量的需求有所不同,中国营养学会分别制定了各个年龄段、不同性别、不同生理状态和不同体力活动水平人群的膳食能量参考摄入量,具体见表1-4。

表 1-4 中国居民膳食能量推荐摄入量

年龄/岁		RNI*			
		/(MJ/d)		/(kcal/d)	
		男	女	男	女
0～		0.40 MJ/(kg·d)		95 kcal/(kg·d)	
0.5～		0.40 MJ/(kg·d)		95 kcal/(kg·d)	
1～		4.60	4.40	1100	1050
2～		5.02	4.81	1200	1150
3～		5.64	5.43	1350	1300
4～		6.06	5.85	1450	1400
5～		6.70	6.27	1600	1500
6～		7.01	6.70	1700	1600
7～		7.53	7.01	1800	1700
8～		7.94	7.53	1900	1800
9～		8.36	7.94	2000	1900
10～		8.80	8.36	2100	2000
11～		10.04	9.20	2400	2200
14～		12.13	10.04	2900	2400
18～	轻体力活动	10.04	8.80	2400	2100
	中体力活动	11.30	9.62	2700	2300
	重体力活动	13.38	+0.84	3200	2700
	孕妇	—	+2.09	—	+200
	乳母	—	—	—	+500

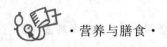

年龄/岁		RNI*			
		/（MJ/d）		/（kcal/d）	
		男	女	男	女
50～	轻体力活动	9.62	7.94	2300	1900
	中体力活动	10.87	8.36	2600	2000
	重体力活动	13.00	9.20	3100	2200
60～	轻体力活动	7.94	7.53	1900	1800
	中体力活动	9.20	8.36	2200	2000
70～	轻体力活动	7.94	7.10	1900	1700
	中体力活动	8.80	7.94	2100	1900
80		7.94	7.10	1900	1700

注：①本表摘自中国营养学会编著的《中国居民膳食营养素参考摄入量》，北京，中国轻工业出版社，2000年；
②"0～"表示大于或等于0岁小于下一个年龄段即0.5岁，其余类推；
③RNI为推荐摄入量。

（二）能量来源

人体所需的能量主要来自食物中的三大类物质，即蛋白质、脂肪和糖类，这三类物质称为三大产能营养素，或称为三大热源质。另外，酒中的乙醇也能提供较高的能量。因此，在计算总能量摄入时，应考虑是否饮酒以及所产生的能量。

蛋白质、脂肪、糖类在体内氧化所产生的能量并不相同，即产能系数不同。产能系数分别为：1 g蛋白质可产生能量约16.7 kJ（4 kcal），1 g脂肪可产生能量约37.6 kJ（9 kcal），1 g糖类也可产生能量约16.7 kJ（4 kcal）。此外，1 g纯酒精在体内氧化可产生能量约29.3 kJ（7 kcal）。

每日摄入的总能量在满足人体能量需求的前提下还必须考虑其来源的合理性，即三大产能营养素的比例关系。正常情况下，成年人由蛋白质提供的能量应占总能量的10%～12%（生长发育时期的儿童、青少年以及老年人为12%～14%），由脂肪提供的能量应占总能量的20%～30%，由糖类提供的能量应占总能量的55%～65%。

五、能量与健康

一般情况下，人体能量摄入有以下三种状态：①摄入的能量与所消耗的能量相等，即能量平衡状态；②摄入能量低于消耗能量，即能量不足；③摄入能量大于消耗能量，即能量过剩。机体处于能量平衡状态是维护健康的基本条件，能量不足和能量过剩均有害于健康。

（1）能量不足的危害　如果人体摄入的能量不足，机体则动用自身的能量储备，甚至消耗自身的组织以满足生命活动所需的能量。如长期能量摄入不足，会引起营养缺乏性疾病，最常见的是蛋白质-热能营养不良，该病在世界范围内仍广泛流行，多见于婴幼儿。常出现生长发育迟缓、消瘦、水肿、活力消失,严重的可导致死亡。

(2) 能量过剩的危害　人体如果长期摄入能量大于消耗能量,即会导致肥胖。因为多余的能量在体内主要以脂肪形式储存。肥胖对健康的损害很大,目前全球大约有 12 亿人患有肥胖症,我国大约有 2 亿。肥胖与很多疾病有关,据研究,肥胖者糖尿病患病率是正常体重者的 3～5 倍。肥胖还是高血压、动脉硬化、冠心病、乳腺癌、结肠或直肠癌、某些退行性疾病的危险因素。肥胖一旦发生,不容易治疗,故预防是关键。

内容三　营　养　素

一、营养素的概念、种类与功能

营养素(nutrients)是指食物中含有的能维持人体生存和健康,促进机体生长发育的物质。人体所必需的营养素种类达 40 余种,分为蛋白质、脂类、糖类、维生素、矿物质以及水六大类。其中:蛋白质、脂类、糖类的需要量较大,且在体内代谢过程中提供机体所需的能量,因此,它们又称为宏量营养素或三大产能营养素;维生素、矿物质的需要量相对较少,称为微量营养素。营养素主要功能可概括为:①供给机体所需的能量;②构成机体组织成分,促进组织细胞生长和修复;③维持并调节机体正常生理功能。膳食中各种营养素能满足机体需要,并且达到相互之间的平衡,这种膳食称平衡膳食(又称合理膳食)。

二、膳食营养素参考摄入量

人体所需的各种营养素都必须从膳食中获得,每天各种营养素的摄入量种类要齐全,数量要充足,而且比例也要合理。因此,中国营养学会为指导中国居民膳食营养素的合理摄入,避免由于营养素摄入不足或营养素摄入过多产生的危害,分别制定了适合各种年龄、性别以及不同劳动强度、不同生理状态人群的膳食营养素参考摄入量,即中国居民膳食营养素参考摄入量(dietary reference intakes,DRIs),以供广大居民参考,其内容共包括四项,即平均需要量、推荐摄入量、适宜摄入量和可耐受最高摄入量。

(1) 平均需要量　平均需要量(estimated average requirement,EAR)是根据个体需要量的研究资料制定的,可以满足某一特定性别、年龄及生理状况群体中 50％个体需要量的摄入水平。这一摄入水平不能满足群体中另外 50％个体对该营养素的需要。平均需要量是制定推荐摄入量的基础。

(2) 推荐摄入量　推荐摄入量(recommended nutrient intake,RNI)是以平均需要量为基础制定的,如果已知平均需要量及标准差,则可按公式 RNI＝EAR＋2SD(SD 为标准差)进行计算。它可以满足某一特定性别、年龄及生理状况群体中绝大多数(97％～98％)个体需要量的摄入水平。可以作为个体每日该营养素的目标摄入值。

(3) 适宜摄入量　适宜摄入量(adequate intake,AI)是通过观察或实验研究获得的健康人群某种营养素的摄入量。适宜摄入量的主要用途是作为个体营养素摄入量的参考指标。一般情况下,适宜摄入量能满足目标人群中几乎所有个体的需要,其制

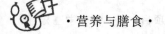

定不仅考虑了预防营养素缺乏的需要,也考虑了减少某些疾病的风险。适宜摄入量往往大于推荐摄入量。

（4）可耐受最高摄入量　可耐受最高摄入量(upper level of intake,UL)是平均每日摄入营养素的最高限量。这个量对一般人群中的几乎所有个体不致引起健康损害。但当某营养素摄入量超过可耐受最高摄入量而进一步增加时,损害健康的危险性就随之升高。可耐受最高摄入量是依据食物、饮水及补充剂提供的总量而制定的,其主要目的是防止个体某种营养素摄入过高而危害健康。

三、蛋白质

蛋白质(protein)是生命的物质基础,机体组织中每一个细胞和一些重要生命活性物质的构成均有蛋白质参与。正常人体中蛋白质含量占体重的 16％～19％,种类达 10 万余种,它们分别发挥着各种各样的作用。

（一）蛋白质的组成

1. 蛋白质组成元素

蛋白质是结构复杂的一类大分子有机物,其组成元素主要为碳、氢、氧、氮四种元素,其中含有的氮元素是人体氮的唯一来源(人和动物性食物中的含氮物质绝大部分是蛋白质,非蛋白质的含氮物质含量很少,可以忽略不计),且各种蛋白质中氮含量非常接近,平均约为 16％,因此可按照氮含量推算出蛋白质的含量。1 g 氮相当于 6.25 g 蛋白质,此系数称为蛋白质含氮系数(又称蛋白质换算系数)。

2. 氨基酸

氨基酸(amino acid)是组成蛋白质的基本单位,构成蛋白质的氨基酸有 20 余种。按照是否能在体内合成,将这 20 余种氨基酸分为必需氨基酸、非必需氨基酸和条件必需氨基酸。

（1）必需氨基酸与氨基酸模式　必需氨基酸(essential amino acid,EAA)是指在人体内不能合成或合成速度不能满足机体需要,必须由食物蛋白质提供的氨基酸。包括缬氨酸、亮氨酸、异亮氨酸、苏氨酸、甲硫氨酸(蛋氨酸)、苯丙氨酸、色氨酸和赖氨酸8 种。对于婴儿,组氨酸在体内也不能合成,因此,婴儿的必需氨基酸为 9 种。不同食物蛋白质必需氨基酸含量不同,食物蛋白质中各种必需氨基酸的构成比例,称为氨基酸模式(amino acid pattern)。计算方法是将该种蛋白质中的色氨酸含量定为 1,分别计算出其他必需氨基酸的相应比值,这一系列的比值就是该种蛋白质氨基酸模式。食物蛋白质的氨基酸模式决定其被机体利用的程度。

（2）非必需氨基酸与条件必需氨基酸　人和动物自身能够合成的氨基酸称为非必需氨基酸(nonessential amino acid),包括甘氨酸、丙氨酸、丝氨酸、天冬氨酸、谷氨酸、谷氨酰胺、脯氨酸、精氨酸、组氨酸、酪氨酸、胱氨酸、半胱氨酸共 12 种。其中半胱氨酸和酪氨酸称为条件必需氨基酸(conditionally essential amino acid)。因其合成需要一定的条件:①半胱氨酸可由蛋氨酸转变而成,酪氨酸可由苯丙氨酸转变而来,如果膳食缺乏这两种氨基酸,则人体对半胱氨酸和酪氨酸的合成就会受限;②条件必需氨基酸合成最高速度有限,并可受机体发育和病理生理因素限制,例如,出生体重非常轻的婴儿不能合成半胱氨酸。

（二）氮平衡

正常成年人体内蛋白质含量稳定。体内全部蛋白质每天有 3% 左右进行更新,其中大部分重新合成新的蛋白质分子,但有一小部分分解成为尿素及其他代谢产物。其丢失部分必须每天从膳食蛋白质中得到补充而保持平衡,机体的这种摄入氮与排出氮在数量上的平衡关系称为氮平衡(nitrogen balance)。氮平衡有以下三种情况。

（1）氮平衡 摄入氮等于排出氮时称为总氮平衡。此时表明体内蛋白质的合成量和分解量处于动态平衡。一般营养正常的健康成年人属于这种情况。

（2）正氮平衡 摄入氮大于排出氮时称为正氮平衡。此时表明体内蛋白质的合成量大于分解量。生长期的儿童、少年、孕妇、乳母和恢复期的伤病员等属于这种情况。因此,在这些人的膳食中应该给予含蛋白质丰富的食物。

（3）负氮平衡 摄入氮小于排出氮时称为负氮平衡。即膳食中氮的摄入量少于氮的排出量。负氮平衡表明此时体内蛋白质的合成量小于分解量。慢性消耗性疾病、组织创伤和饥饿等属于这种情况。蛋白质摄入不足,体内蛋白质缺乏首先影响蛋白质更新快的组织,如肠黏膜及分泌消化液的腺体,引起消化不良、腹泻、失水、失盐等。肝脏也会受到影响出现脂肪浸润,合成血浆蛋白能力下降,使血浆蛋白含量降低出现水肿,同时骨骼肌不能维持正常结构出现肌肉萎缩,骨髓功能异常导致贫血等。还可导致幼儿智力发育障碍。但是,摄入过多的蛋白质会增加某些脏器(如肾脏)的负担,造成机体钙丢失增加等。

（三）蛋白质的生理功能

蛋白质是生命的存在形式,没有蛋白质就没有生命。蛋白质的生理功能主要有以下几个方面。

（1）构成和修复组织 细胞构成组织,组织构成器官,器官构成系统,系统构成人体。由此可见,细胞是构成人体的基本单位。而人体内所有细胞的构成和分裂都必须有蛋白质参与,因此,蛋白质是构成和修复组织的重要物质。从脏器、肌肉、骨骼、牙齿到皮肤和毛发以及体液成分,无一不含有蛋白质。机体生长发育、组织更新和修复都是依靠细胞不断分裂和更新完成的,这均依赖于蛋白质的存在。

（2）调节生理机能 机体生命活动之所以能够有条不紊地进行,有赖于多种生理活性物质的调节。而蛋白质是构成机体某些具有重要生理功能活性物质的成分,参与调节生理活动。如核蛋白构成细胞核并影响细胞功能,酶蛋白具有促进食物消化、吸收和利用的作用,免疫球蛋白具有维持机体免疫功能的作用,收缩蛋白(如肌球蛋白)具有调节肌肉收缩的功能,血液中的脂蛋白、运铁蛋白、视黄醇结合蛋白具有运送营养素的作用,血红蛋白具有携带、运送氧的功能,白蛋白具有调节渗透压、维持体液平衡的功能,激素具有调节体内代谢和各种生理活动的功能等。

（3）供给机体能量 蛋白质是向机体提供能量的三大产热营养素之一。每克蛋白质在体内氧化可提供 16.7 kJ(4.0 kcal)的能量。人体每天所需能量的 10%~15% 由蛋白质供给较为适宜。

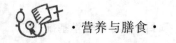

（四）食物蛋白质营养价值的评价

人类膳食多种多样，各种食物蛋白质营养价值不尽相同。对不同食物蛋白质营养价值作出明确评价，对于食物选择和进行合理膳食调配是十分必要的。食物蛋白质营养价值高低主要取决于以下三个方面。

1. 蛋白质的含量

食物中蛋白质含量的多少是评价食物蛋白质营养价值的基础。即使蛋白质质量再好，但食物中含量太低，也不能满足机体的营养需求。因此，评价食物蛋白质营养价值高低首先要明确其含量。食物中蛋白质含量难以直接测量，测量食物蛋白质含量的方法是首先测定食物中总氮的含量（蛋白质是食物中氮的唯一来源），然后乘以含氮系数 6.25（1 g 氮相当于 6.25 g 蛋白质）即可得到食物中蛋白质的含量。一般情况下，动物性食物蛋白质含量较高（12%～20%），植物性食物蛋白质含量较低（谷类低于10%），但大豆例外，大豆是所有食物中蛋白质含量最高的食物（30%～40%）。

2. 蛋白质的消化率

食物蛋白质消化率（digestibility）是指在消化道内被吸收的蛋白质占摄入蛋白质的百分比，是评价食物蛋白质营养价值的一项重要指标，它反映了食物蛋白质在人体消化道内被消化和吸收的程度。食物蛋白质消化率一般采用动物或人体实验测定，根据是否考虑粪内源代谢氮的影响，将其分为蛋白质表观消化率和蛋白质真消化率。两种方法测定的蛋白质的消化率都是指食物蛋白质摄入后被机体消化、吸收的程度。

（1）蛋白质表观消化率　蛋白质表观消化率（apparent protein digestibility）是指不计粪内源代谢氮的蛋白质消化率，通常以动物或人体为实验对象，在实验期内，测定实验对象摄入的食物氮和从粪便中排出的氮，然后计算蛋白质的消化率，该消化率即为表观消化率。计算公式如下：

$$蛋白质表观消化率(\%) = \frac{摄入氮 - 粪氮}{摄入氮} \times 100\%$$

（2）蛋白质真消化率　蛋白质真消化率（true protein digestibility）是考虑粪内源代谢氮时所计算的消化率。粪中排出的氮实际上有两个来源，一是来自未被消化吸收的食物蛋白质；二是来自脱落的肠黏膜细胞以及肠道细菌等所含的氮。通常以动物或人体为实验对象，首先设置无氮膳食期，即在实验期内给予无氮膳食，再测定粪排泄氮，即为粪内源代谢氮（成人 24 h 内粪内源代谢氮一般为 0.9～1.2 g）。然后再设置被测食物蛋白质实验期，实验期内先摄取被测食物，再分别测定摄入氮和粪氮，从被测食物蛋白质实验期的粪氮中减去无氮膳食期的粪内源代谢氮，才是摄入食物蛋白质中真正未被消化吸收的部分，故称蛋白质真消化率。其计算公式如下：

$$蛋白质真消化率(\%) = \frac{摄入氮 - (粪氮 - 粪内源代谢氮)}{摄入氮} \times 100\%$$

由于粪内源代谢氮测定十分烦琐，且难以准确测定，故在实际工作中常不考虑粪内源代谢氮，特别是当膳食中的膳食纤维含量很少时，可不必计算粪内源代谢氮。当膳食中含有多量膳食纤维时，成年男子粪内源代谢氮的值可按每天每千克体重 12 mg计算。

蛋白质消化率越高，表明蛋白质被机体吸收的程度越高，因而其营养价值就越高。

一般动物性蛋白质消化率高于植物性蛋白质。几种常见食物蛋白质的消化率见表1-5。

表1-5 几种常见食物蛋白质的消化率

食物	真消化率/(%)	食物	真消化率/(%)	食物	真消化率/(%)
鸡蛋	97±3	大米	88±4	大豆粉	87±7
牛奶	95±3	面粉(精致)	96±4	菜豆	78
肉、鱼	94±3	燕麦	86±7	花生酱	88
玉米	85±6	小米	79	中国混合膳食	96

注:摘自 WHO《Technical Report Series》No.724,119页,1985年。

3. 蛋白质利用程度

蛋白质利用程度是评价食物蛋白质营养价值的重要方法,衡量蛋白质利用程度的指标常用的有以下几种。

1) 蛋白质生物学价值

蛋白质生物学价值(biological value,BV)是指食物中蛋白质被消化吸收后进入机体储留和利用的程度,计算公式为

$$蛋白质生物学价值 = 储留氮/吸收氮 \times 100\%$$

其中:吸收氮=摄入氮-(粪氮-粪内源代谢氮);储留氮=吸收氮-(尿氮-尿内源代谢氮)。

蛋白质生物学价值越高,吸收后被机体利用就越多,营养价值就越高。一般动物性蛋白质生物学价值高于植物性蛋白质。

食物蛋白质生物学价值的高低与其氨基酸模式有关。机体在蛋白质合成过程中,对各种必需氨基酸的需要量不同,也就是说,各种必需氨基酸含量应符合一定的模式。食物中蛋白质的必需氨基酸模式越接近于人体合成蛋白质必需氨基酸需要量模式,其被利用的效价就越高,即蛋白质生物学价值越高。不同食物由于蛋白质氨基酸模式不同,其蛋白质生物学价值也不同。几种常见食物蛋白质生物学价值见表1-6。

表1-6 几种常见食物蛋白质生物学价值

食物	蛋白质生物学价值	食物	蛋白质生物学价值	食物	蛋白质生物学价值
蛋黄	96	牛肉	76	玉米	60
全鸡蛋	94	白菜	76	花生	59
牛奶	90	猪肉	74	绿豆	58
蛋白	83	小麦	67	小米	57
鱼	83	豆腐	65	生黄豆	57
大米	77	熟黄豆	64	高粱米	56

2) 蛋白质功效比值

蛋白质功效比值(protein efficiency ratio,PER)是通过动物实验来测定食物蛋白

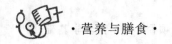

质被利用程度的方法,是指在实验期内,实验动物平均每摄入 1 g 蛋白质时所增加的体重。

$$蛋白质功效比值(\%)=\frac{实验期内动物体重增加量(g)}{实验期内蛋白质摄入量(g)}\times100\%$$

几种常见食物 PER 为:全鸡蛋 3.92,牛奶 3.09,鱼类 4.55,牛肉 2.30,大豆 2.32,精制面粉 0.60,大米 2.16。PER 是反映食物蛋白质营养价值的指标,PER 越高,说明其被利用程度越高,营养价值也就越高。

3) 蛋白质净利用率

蛋白质净利用率(net protein utilization,NPU)是指食物中蛋白质被机体利用的程度,是反映食物蛋白质营养价值的综合指标。它既考虑了食物的消化吸收率,又考虑了吸收后被利用的程度。其计算公式为

蛋白质净利用率(%)=蛋白质生物学价值×消化率=储留氮/摄入氮×100%

4) 氨基酸评分

氨基酸评分(AAS)又称蛋白质化学评分,是广泛应用的一种食物蛋白质营养价值评价方法,不仅适用于单一食物蛋白质营养价值评价,而且可用于混合食物蛋白质营养价值评价。AAS 将被测食物蛋白质的必需氨基酸模式和推荐的理想蛋白质或参考蛋白质的氨基酸模式进行比较,比值最低的那种氨基酸即为第一限制氨基酸,被测食物蛋白质的第一限制氨基酸含量与参考蛋白质中同种氨基酸含量的比值即为该种食物蛋白质的氨基酸评分或化学评分。AAS 的计算公式为

$$被测食物 AAS=\frac{被测食物蛋白质每克氮或蛋白质第一限制氨基酸含量(g)}{参考蛋白质每克氮或蛋白质同种氨基酸含量(g)}\times100$$

食物蛋白质的氨基酸评分越高,被机体利用的程度就越高,营养价值也就越高。

(五) 蛋白质分类

营养学上根据食物蛋白质营养价值将蛋白质分为完全蛋白质、半完全蛋白质和不完全蛋白质三类。

(1) 完全蛋白质　完全蛋白质即优质蛋白质,其中含有的必需氨基酸不但种类齐全,数量充足,其组成(氨基酸模式)也基本符合人体氨基酸模式,蛋白质生物学价值较高,因而它不但能维持人体的健康,还能促进儿童生长发育。完全蛋白质如鸡蛋蛋白、人乳蛋白、肉类中的白蛋白、肌蛋白和大豆蛋白等。

(2) 半完全蛋白质　半完全蛋白质是指含有的必需氨基酸种类齐全,但各种必需氨基酸比例(氨基酸模式)不合理,与人体氨基酸模式相差较大的蛋白质。其蛋白质生物学价值不高,可以维持生命,但不能促进生长发育。谷类食物中蛋白质多属此类。

(3) 不完全蛋白质　这种类型的食物蛋白质所含的必需氨基酸种类不齐全,蛋白质生物学价值较低,既不能维持生命所需,也不能促进生长发育。如动物解体组织和肉皮中的胶质蛋白、玉米中的胶蛋白、豌豆中的豆球蛋白等。

蛋类蛋白质必需氨基酸模式最符合人体蛋白质的氨基酸模式,因此,被利用的效价最高,常作为评价食物蛋白质营养价值的参考蛋白质。

（六）限制性氨基酸与蛋白质的互补作用

1. 限制性氨基酸

食物蛋白质中所含的必需氨基酸与人体氨基酸模式相比,相对不足的氨基酸称为限制性氨基酸(limiting amino acids,LAA)。不同食物蛋白质的氨基酸模式不同,因某种必需氨基酸含量相对较低或缺乏而导致其他氨基酸在体内合成蛋白质过程中的利用程度降低,从而使蛋白质生物学价值降低,这样的氨基酸称为限制性氨基酸。其中最缺乏的氨基酸称为第一限制性氨基酸,以后依次称为第二限制性氨基酸、第三限制性氨基酸。如谷类中第一限制性氨基酸为赖氨酸,第二限制性氨基酸为甲硫氨酸,第三限制性氨基酸为色氨酸。豆类中的蛋氨酸为限制性氨基酸。

2. 蛋白质互补作用

由于各种食物蛋白质氨基酸模式不同,所含的氨基酸比例不可能与人体所需的完全一致,故将富含某种必需氨基酸的食物与缺乏该种必需氨基酸的食物互相搭配混合食用,使混合后食物蛋白质的氨基酸模式更接近人体的需要,从而提高蛋白质的生物学价值,这种作用称为蛋白质互补作用(complementary action)。如谷类食物中赖氨酸含量低,与富含赖氨酸的大豆或肉类混合食用,可使其蛋白质生物学价值明显提高。又如,将33%的大豆(BV57%)和67%的小麦(BV67%)混合可使混合食物蛋白质生物学价值提高至77%。

（七）蛋白质的食物来源和参考摄入量

1. 蛋白质食物来源

人类膳食蛋白质来源分为两大类,即动物性食物蛋白质和植物性食物蛋白质。动物性食物蛋白质含量一般较高,且品质好。如畜禽类和鱼类蛋白质含量为10%~20%,蛋类为11%~20%,且多数属于完全蛋白质。鲜奶类蛋白质含量虽然仅为1.5%~3.8%,但蛋白质生物学价值很高,是婴儿最好的蛋白质来源。大部分植物性食物蛋白质的含量与蛋白质生物学价值都次于动物性食物蛋白质,但大豆蛋白质除外。大豆蛋白质含量高,一般为30%~40%,且必需氨基酸组成与动物性食物蛋白质相近,属于完全蛋白质。谷类蛋白质含量为8%~10%,由于赖氨酸含量低,影响其蛋白质生物学价值,属于半完全蛋白质。坚果类蛋白质含量为15%~25%;营养价值优于谷类蛋白质。蔬菜与水果中蛋白质含量很少,薯类为2%~3%,其余更少。

2. 蛋白质参考摄入量

2000年中国营养学会研究编著的《中国居民膳食营养素参考摄入量》中提出:中国居民膳食蛋白质推荐摄入量(RNI),成年轻体力劳动者,男75 g、女65 g,并随活动强度增加而增加。特殊人群,如孕妇、乳母、儿童、青少年、老年人和体力活动者摄入量有所不同,具体见表1-7。蛋白质参考摄入量也可用其占膳食总能量百分率来表示,一般由蛋白质提供的能量占膳食总能量的比例为:成人10%~12%较合适,生长发育时期的儿童、青少年以及老年人则以12%~14%为宜。优质蛋白质应达到30%~50%。

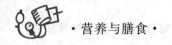

表 1-7　中国居民膳食蛋白质推荐摄入量(RNI)

人　　群		蛋白质/g	
		男	女
18 岁～	轻体力活动	75	65
	中等体力活动	80	70
	重体力活动	90	80
＊孕妇	孕早期	—	＋5
	孕中期	—	＋15
	孕晚期	—	＋20
＊乳母		—	＋20
0 岁～		2～3/(kg・d)	2～3/(kg・d)
2 岁～		40	40
3 岁～		45	45
4 岁～		50	50
5 岁～		55	55
6 岁～		55	55
7 岁～		60	60
8 岁～		65	65
10 岁～		70	65
11 岁～		75	75
14 岁～		85	80
＊＊60 岁～		75	65

注:① ＊是指孕妇和乳母在同等体力活动情况下,不同时期相应增加的摄入量,＊＊是指 60 岁以上老年人也可以按 1.27 g/(kg・d)或蛋白质摄入量占总能量的 15％计;

②"0 岁～"表示大于或等于 0 岁小于下一个年龄段即 2 岁,其余类推。

四、脂类

　　脂类(lipids)是一类具有重要生理活性的大分子有机物,主要由 C、H、O 三种元素组成。正常人体内脂类的含量占体重的 14％～19％,肥胖者可达 30％。脂类包括中性脂肪(fat)和类脂(lipoid)。中性脂肪(又称油脂)是指食物中的油和脂肪,一般将常温下呈液体的称为油(如大豆油等),将常温下呈固体的称为脂肪(如猪油等)。类脂种类很多,主要有磷脂、糖脂、固醇、类固醇和脂蛋白等。

(一)脂肪

　　脂肪(这里指中性脂肪)约占总脂类的 95％,在体内主要分布在皮下、大网膜、肠系膜及肾脏周围等脂肪组织中,常以大块脂肪组织存在,通常称为脂库。人体内的脂肪含量易受到营养状况和体力活动的影响,能量摄入过多其含量增加,饥饿感则减轻。

当体内能量消耗增加,但食物供应不足时,体内脂肪被大量动员,经血液循环到各组织被氧化供能而消耗,此时体内脂肪减少。体内脂肪含量很不稳定,因此又称为"动脂"或"可变脂"。脂肪由一分子甘油和三分子脂肪酸组成,故又称为甘油三酯或三酰甘油。

1. 脂肪酸

脂肪酸(fatty acid)是构成脂肪的基本单位,不同的脂肪酸与甘油结合形成不同的脂肪。脂肪酸的分类如下。

(1) 按碳链长度分为三类 脂肪酸的碳链由 4～24 个碳原子构成,根据脂肪酸的碳链长度不同可将其分为:①短链脂肪酸(short chain fatty acids,SCFA),其碳链上的碳原子数小于 6;②中链脂肪酸(medium chain fatty acids,MCFA),碳链上碳原子数为 8～12;③长链脂肪酸(long chain fatty acids,LCFA),碳链上碳原子数大于 12。一般食物所含的脂肪酸大多是长链脂肪酸。

(2) 按脂肪酸饱和度分为三类 ①饱和脂肪酸(saturated fatty acids,SFA),即碳链上没有不饱和键;②单不饱和脂肪酸(monounsaturated fatty acids,MUFA),其碳链上有一个不饱和键;③多不饱和脂肪酸(polyunsaturated fatty acids,PUFA),其碳链上有两个或两个以上不饱和键。富含单不饱和脂肪酸和多不饱和脂肪酸的脂肪在室温下呈液态,大多为植物油,如花生油、玉米油、豆油、坚果油(即阿甘油)、菜籽油等。以饱和脂肪酸为主要组成成分的脂肪在室温下呈固态,多为动物脂肪,如牛油、羊油、猪油等。但鱼油例外,虽然是动物脂肪,但它富含多不饱和脂肪酸,如二十碳五烯酸(EPA)和二十二碳六烯酸(DHA),因而在室温下呈液态。

(3) 按脂肪酸空间结构分为两类 ①顺式脂肪酸,指双键两端碳原子上连接的 2 个氢原子都在碳链的同侧的脂肪酸;②反式脂肪酸,指双键两端碳原子上连接的 2 个氢原子在碳链的不同侧的脂肪酸。

2. 必需脂肪酸

必需脂肪酸(essential fatty acid,EFA)是指人体不可缺少,但自身又不能合成或合成速度慢而无法满足机体需要,必须通过膳食获得的脂肪酸,包括 n-6 系列的亚油酸(十八碳二烯酸)和 n-3 系列的 α-亚麻酸(十八碳三烯酸)。必需脂肪酸具有重要的生理功能,主要包括以下几方面:①构成线粒体和细胞膜的重要组成成分;②参与胆固醇代谢;③维持正常视觉,如 α-亚麻酸的衍生物二十二碳六烯酸(DHA)是合成脑和视功能发育所必需的物质;④是合成前列腺素的前体;⑤参与动物精子形成。

必需脂肪酸缺乏时,细胞对水的通透性增加,毛细血管的通透性和脆性增高,皮肤出现水代谢紊乱,表现为湿疹样病变。还可影响脂代谢、神经冲动的传导,能使视网膜光感受器细胞受损,使动物不孕等。

3. 脂肪的生理功能

(1) 供给机体能量 脂肪是人体能量的主要来源,每 g 脂肪在体内氧化可提供 37.6 kJ(9 kcal)的能量。脂肪酸是细胞的重要能量来源,脂肪酸经 β-氧化有节奏地释放能量,供机体组织中的细胞利用,这一过程在细胞线粒体经酶催化进行。如棕榈酸先被完全氧化成乙酸,再分解为二氧化碳和水,在此过程中产生三磷酸腺苷(ATP),

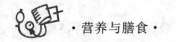

ATP 是细胞能量的直接来源。

(2) 促进脂溶性维生素的吸收　脂肪是脂溶性维生素的溶媒（载体），可促进脂溶性维生素的吸收。如果膳食中缺乏脂肪，这些营养素的摄入量就会减少。另外，某些食物脂肪中还含有脂溶性维生素，如鱼肝油、奶油中含有丰富的维生素 A 和维生素 D，植物油脂中含有丰富的维生素 E。

(3) 必需脂肪酸的来源　植物油中含有丰富的亚油酸，其中玉米油、葵花籽油、红花油的含量超过 50％。

(4) 增进饱满感　脂肪在胃里停留的时间较长，大约为 3.5 h。这有助于抑制饥饿感的发生。

(5) 改善食品的感官性状，增进食欲　许多有味道、有香气的物质都能溶于脂肪，用油来炒菜可使菜的味道更佳。另外，脂肪还能刺激消化液的分泌。

(6) 维持体温、保护脏器　皮下脂肪可以阻止体热散失，维持体温和有助于御寒。脏器周围的脂肪有缓冲外力冲击和固定脏器的作用。

4. 食物中脂肪营养价值的评价

不同食物中脂肪营养价值有一定的差异，食物中脂肪营养价值评价主要考虑以下几个方面。

(1) 必需脂肪酸的含量　脂肪中必需脂肪酸的含量越多，其营养价值越高。植物油中亚油酸含量较多（椰子油除外），因此营养价值高于动物脂肪（鱼油除外）。几种常见食用油脂亚油酸含量见表 1-8。

表 1-8　几种常见食用油脂亚油酸含量

食用油脂名称	亚油酸含量/(％)*	食用油脂名称	亚油酸含量/(％)*
豆油	52.2	奶油	4.2
芝麻油	43.7	猪油	8.9
花生油	37.6	羊油	2.9
葵花籽油	63.2	牛油	1.9
菜籽油	63.2	椰子油	6.0～10.0

注：* 相当于食物中脂肪酸总量的百分比。

(2) 消化率　脂肪的消化率越高，营养价值就越高。脂肪的消化率与其熔点有关，熔点越低，越容易消化吸收。一般来说，植物油脂比动物油脂熔点低，常温下呈液态。如花生油，其消化率约为 98％，牛油为 89％。

(3) 脂溶性维生素的含量　膳食脂肪中脂溶性维生素含量的高低也是评价其营养价值的一个方面。蛋、牛奶、肝脏和鱼肝油中富含维生素 A、维生素 D。植物油中富含维生素 E，尤其是麦胚油。

（二）类脂及生理功能

所谓类脂，就是类似脂肪的意思，类脂主要有磷脂、糖脂、类固醇和固醇等。类脂在体内含量不多，约占总脂类的 5％，而且体内含量较稳定，故又称为"定脂"或"不动脂"。

（1）磷脂 这是含有磷酸根、脂肪酸、甘油和氮的化合物。体内脂类除了甘油三酯外，磷脂含量最多，其主要存在形式有甘油磷脂、脑磷脂、神经鞘磷脂等。磷脂是构成细胞膜的物质，并与脂代谢密切相关。神经鞘磷脂是神经鞘的重要成分，它能保证神经鞘的完整性和绝缘性。脑磷脂大量存在于脑白质中，参与神经冲动传导。

（2）糖脂 这是含有糖类、脂肪酸和氨基醇的化合物，是构成细胞膜所必需的物质。

（3）类固醇及固醇 类固醇都是相对分子质量很大的化合物，如动物组织中的胆固醇和植物组织中谷固醇。胆固醇是所有细胞的构成成分，大量存在于神经组织中。胆固醇还是胆酸、维生素 D、性激素、黄体酮、前列腺素、肾上腺皮质激素等生理活性物质和激素的前体，是机体不可缺少的物质。但摄入过多胆固醇对机体不利，甚至能导致某些疾病的发生。

（三）膳食脂肪的参考摄入量及食物来源

1. 膳食脂肪的适宜摄入量

中国营养学会推荐的每日膳食脂肪参考摄入量按其占总能量的百分比来计算，不同年龄阶段根据其生理需求有所不同，普通成年人及老年人为 20%～30%。必需脂肪酸所提供的能量应占总能量的 3% 左右。研究表明，亚油酸摄入量占总热能的 2.4%，α-亚麻酸占总热能的 0.5%～1% 时，即可预防必需脂肪酸缺乏症的发生。饱和脂肪酸、单不饱和脂肪酸、多不饱和脂肪酸的比值以接近于 1∶1∶1 为宜。n-6 系列脂肪酸与 n-3 系列脂肪酸比例以（4～6）∶1 为宜。正常成年人胆固醇摄入量每日不应超过 300 mg，具体见表 1-9。

表 1-9 中国成年人膳食脂肪适宜摄入量（AI）

年龄/岁	脂肪/(%)	SFA/(%)	MUFA/(%)	PUFA/(%)	n-6∶n-3	胆固醇/mg
18～	20～30	<10	10	10	(4～6)∶1	<300

注：表内数值为膳食中脂肪能量占总能量的百分比（%）；n-6 表示 n-6 系列脂肪酸；n-3 表示 n-3 系列脂肪酸。

近年来，由于生活水平不断提高，我国居民膳食中动物性食物摄入量不断增加，脂肪的摄入量也随之增加。营养调查结果显示，我国城乡居民脂肪的每日平均摄入量已达到 58.3 g，占摄取总能量的 22%，是较为适宜的。但城市居民脂肪的日平均摄入量占总能量的比例已达到 28.4%，在某些家庭中高达 32.3%，已达到和超过世界卫生组织提出的 30% 的上限。这对防治相关慢性退行性疾病是不利的。

2. 脂类的主要食物来源

膳食脂类主要来源于烹调用油脂及食物本身含有的脂类。植物性食物来源包括各种植物油（如豆油、葵花籽油、花生油、芝麻油、菜籽油、玉米油等）、作为油料的植物种子（如大豆等）和坚果类食品。植物性油脂的特点是富含不饱和脂肪酸，不饱和脂肪酸是必需脂肪酸的食物来源，因此，在膳食脂肪的供给中，植物性脂肪应占脂肪总摄入量的 50%。植物性食物中不含胆固醇。动物性脂肪主要来源于各种畜肉（如猪、羊、牛等）及其骨髓，其中以饱和脂肪酸为主。而且畜肉是胆固醇的主要来源，各种畜肉胆固醇含量接近，但肥肉比瘦肉高，内脏比肥肉高，脑中含量最高，其他以蛋黄（尤其是咸鸭蛋蛋黄)胆固醇含量较高,鱼类胆固醇含量与畜肉接近。禽肉、鱼类、乳类中均含有一定的不饱和脂肪酸,尤其是鱼肉含有丰富的二十碳五烯酸(EPA)和二十二碳六烯酸(DHA)。

五、糖类

糖类又称碳水化合物(carbonhydrate),是由碳、氢、氧三种元素组成的一类有机物,在自然界中广泛存在,是人类最经济和最主要的能量来源。其氢、氧元素比例为2∶1,与水分子中的氢、氧元素比例相同,因此曾称为碳水化合物。

(一)糖类的分类

按分子结构可将糖类分为单糖、双糖、寡糖和多糖四类。按能否被人体消化、吸收可将糖类分为可消化吸收与不可消化吸收两类。可消化吸收的糖类有单糖,双糖,多糖中的淀粉、糊精和糖原。不可消化吸收的糖类是指人类肠道中不含其水解酶,不能被消化成小分子的物质,包括寡糖(如棉籽糖、水苏糖等)和膳食纤维。

(1)单糖 单糖是不能水解为更小分子的糖类,若进一步分解,便失去了糖的性质。单糖为其他糖类的组成单位。主要有葡萄糖、果糖、半乳糖、甘露醇等。

(2)双糖 双糖是指水解后能生成两分子单糖的糖类,主要有蔗糖、乳糖和麦芽糖。通常将单糖和双糖统称为纯糖。两者均有甜味,但甜度不一,以蔗糖甜度为100,则其他糖的甜度分别为:葡萄糖为70,果糖为170,乳糖为20,麦芽糖为40。对于某些患有代谢性疾病,如糖尿病、高脂血症患者,要严格控制纯糖的摄入。

(3)寡糖 寡糖又称低聚糖,是指由3～9个单糖分子聚合而成的糖类。寡糖的共同特点是难以被胃肠道消化、吸收,甜度低,热量低,基本不增高血糖和血脂。但它可以被肠道中的细菌发酵利用,转换成短链脂肪酸以及乳酸,同时产生二氧化碳。寡糖的生理活性备受重视,目前研究认为,寡糖可活化肠道内双歧杆菌并促进其生长繁殖。双歧杆菌是人体肠道内的有益菌,其数量会随年龄的增大而逐渐减少。肠道内双歧杆菌的多少往往作为衡量人体健康与否的指标之一。

(4)多糖 这是由许多葡萄糖分子聚合而成的大分子糖类。人类食物中含量最多的是多糖(尤其是淀粉)。多糖分为两大类:一类是能被机体吸收的多糖,如淀粉、糊精和糖原;另一类是不被机体消化、吸收的多糖,如纤维素、半纤维素、木质素、果胶、藻类等,称为膳食纤维。

(5)膳食纤维 膳食纤维(dietary fiber,DF)是指存在于植物体内的不能被人体消化吸收的非淀粉多糖和木质素。主要有纤维素、半纤维素、木质素、果胶等。膳食纤维虽然不被机体消化吸收,但在营养学上有着不可忽视的作用。其主要生理功能有如下几点。①降低血清胆固醇,从而降低冠心病死亡的危险性。流行病学调查表明,纤维摄入量高与冠心病死亡的危险性大幅度降低有相关性。②通便防癌,膳食纤维可刺激肠道蠕动,吸水膨胀,增加粪便体积,防止便秘,促进肠道中的有害物质排出,从而可减少致癌物与肠壁的接触时间,改善肠道内细菌的微生态环境,预防癌症。③降低餐后血糖升高幅度,辅助防治糖尿病。有研究表明,摄入某些可溶性纤维可降低餐后血糖升高的幅度并提高胰岛素的敏感性。④预防胆石症的形成,膳食纤维可降低胆汁和胆固醇的浓度,防止胆固醇结晶形成,从而对胆石症起到预防作用。⑤防止肥胖,膳食纤维还能增加胃部饱腹感,减少食物摄入量,具有预防肥胖症的作用。⑥膳食纤维还能吸附某些食品添加剂、农药、洗涤剂等化学物质,对健康有利。但摄入过多的膳食纤维会影响食物的消化吸收率,影响某些营养素(如钙、铁、锌等)的吸收。

(二)糖类的生理功能

(1)提供和储存能量 糖类是人类最经济和最主要的能量来源。糖类经消化吸收后主要以葡萄糖的方式进入血液,在机体的组织细胞特别是大脑、肝脏和肌肉等组织内,进行生物氧化生成二氧化碳和水,同时释放大量能量。每 g 糖类可提供 16.8 kJ (4 kcal)的能量。一般情况下,大脑仅利用葡萄糖作为能量来源,大脑在活动时约消耗 2/3 的血糖。肝脏既可以利用葡萄糖分解产热,也可以利用葡萄糖合成糖原作为能源储备,当血糖降低时,糖原可迅速动员,以补充血糖的不足。肌肉在葡萄糖不足时,可在糖原酶的作用下直接分解糖原肌产生能量。

(2)构成机体组织的重要生命物质 糖是构成机体组织的重要物质,糖和脂肪形成的糖脂是细胞膜等的重要构成成分,能参与细胞的标记和识别。糖与蛋白质结合形成的糖蛋白可以构成保护胃黏膜的黏液,构成软骨的主要成分硫酸软骨素。此外,糖蛋白还参与抗体、酶、激素、核酸的合成。

(3)节约蛋白质 摄入充足的糖类,可以减少体内蛋白质分解供能,可节约蛋白质,同时减少因蛋白质分解而产生的含氮化合物的含量,减轻肾脏的负担。

(4)抗生酮作用 血糖不足时,脂肪动员增加。脂肪动员增加使脂肪酰辅酶 A 形成增多,通过 β-氧化形成的乙酰辅酶 A 增多。但长链脂肪酰辅酶 A 可抑制柠檬酸合成酶的活性,使乙酰辅酶 A 不能与草酰乙酸结合成柠檬酸而进入三羧酸循环。同时长链脂肪酰辅酶 A 还可反馈性地抑制乙酰辅酶 A 羧化酶和脂肪酸合成酶而抑制脂肪酸合成。其结果是造成了乙酰辅酶 A 在线粒体内的堆积,聚合形成乙酰乙酸、γ-羟丁酸、丙酮酸等酮体。一般来说,酮体在肝脏产生,随血液循环运送到肝外组织被利用,当大量酮体产生超过机体的利用能力时,可造成体内酮体堆积,使人体出现酸中毒,这种现象称为酮症酸中毒。因此,摄入充足的糖类可防止脂肪氧化所造成的酮体产生过多而引起的酮症酸中毒。

(5)解毒作用 肝糖原充足可增强肝脏对某些有害物质(如细菌毒素)的解毒作用,糖原不足时机体对酒精、砷等有害物质的解毒作用减弱,葡萄糖醛酸能直接参与肝脏解毒。

(三)糖类的参考摄入量和食物来源

(1)糖类的参考摄入量 糖类是人体最主要的供能物质,其供给量常以其占总能量的百分比来表示。中国营养学会根据目前我国膳食中糖类的实际摄入量,并参考 FAO/WHO 的建议,提出糖类的参考摄入量供给能量占总能量的 55%～65% 为宜(2 岁以下的婴幼儿除外)。其中,可消化利用的糖类至少要达到 275 g(占总能量的 55%),成人膳食纤维摄入量以每天 30 g 左右为宜。同时建议限制纯能量食物(如糖)的摄入量,以保障人体能量充足和营养素的需要,改善胃肠道环境和预防龋齿的需要。

(2)糖类主要来源 膳食中糖类提倡以淀粉类多糖为主。淀粉主要来源是谷类和薯类食物,其含量,谷类为 $60\%\sim80\%$,薯类为 $15\%\sim29\%$,豆类为 $40\%\sim60\%$,坚果类(栗子等)含淀粉较高。单糖和双糖主要来源于蔗糖、糖果、甜食、糕点、甜味水果、含糖饮料和蜂蜜等。膳食中应限制纯糖类食物的摄取,由于纯糖类食物摄入后会被迅速吸收,血糖生成指数较高,其营养密度较低,且易于转变成脂肪形式储存,一般认为摄入量不宜过多,其供给能量以占总能量的 10% 以下为宜。而谷类、薯类、根茎类除含淀粉外还含一定的蛋白质、维生素、矿物质和较多的膳食纤维,营养密度较高,是糖类良好的食物来源。膳食纤维主要来源于谷类的麸皮、糠,以及蔬菜和水果等植物性食物。

六、维生素

维生素(vitamin)是一类维持机体正常生理功能和细胞内特异代谢反应所必需的微量、低分子有机化合物。各种维生素虽然它们的化学结构和生理功能各不相同,但它们有共同的特点。①各种维生素均以本体或可以被机体利用的前体形式存在于食物中。②大多数维生素在机体内不能合成或合成量不足,必须从食物中摄取。③维生素不能提供能量,不是构成机体组织的原料。④人体需要量甚微,但它是必不可少的一类营养素。⑤某种维生素缺乏往往会出现特有的疾病表现。维生素按其溶解性可分为脂溶性维生素(维生素 A、维生素 D、维生素 E、维生素 K)和水溶性维生素(B 族维生素、维生素 C)两大类。前者在食物中与脂肪共存,吸收时也与脂肪有关,摄入过多时可在体内蓄积而产生有害影响;后者易溶于水,烹调时易损失,一般不在体内蓄积,因此,需经常由食物中摄取。

(一) 脂溶性维生素

脂溶性维生素包括维生素 A、维生素 D、维生素 E、维生素 K 四种。

1. 维生素 A

维生素 A 是人类发现的第一种维生素,又称视黄醇(retinol)或抗干眼病维生素,包括视黄醇、视黄醛和视黄酸。

(1) 理化性质 维生素 A 溶于脂类溶剂,在酸、碱、热等环境下和油脂中较稳定,但在空气中易被氧化,在紫外线照射下易被破坏,溶于脂肪时可随脂肪酸败而破坏。

(2) 生理功能 ①维生素 A 具有维持正常视觉(与视紫红质形成有关)作用;②维生素 A 能维持上皮细胞的正常生长与分化;③维生素 A 能促进生长发育,对骨骼和牙齿的生长有辅助作用;④维生素 A 能抑制癌症和维持机体正常免疫功能,大量的研究表明,维生素 A 在基因调控和蛋白质表达上对免疫防御有积极作用。

(3) 缺乏与摄入过量

①维生素 A 缺乏 维生素 A 缺乏可致:暗适应能力下降,严重者可致夜盲症;结膜干燥角化,形成干眼病,进一步发展会出现角膜软化,甚至穿孔而致失明;皮肤干燥、毛囊角化;儿童生长发育迟缓,机体免疫力下降,易患呼吸道感染,而且感染又会导致维生素 A 从体内大量流失,造成恶性循环。

②维生素 A 摄入过量 一次大剂量摄入(成人超过 3×10^5 μg RE(RE 表示视黄醇当量),儿童超过 9×10^4 μg RE)可引起急性中毒。主要表现为食欲减退、烦躁或嗜睡、呕吐、婴儿囟门膨隆、视乳头水肿等。成人每日摄入 $(2.25\sim3)\times10^4$ μg RE,婴幼

儿每日摄入$(1.5\sim3)\times10^4\mu g$ RE 可引起维生素 A 慢性中毒。维生素 A 中毒主要表现为厌食、恶心、呕吐、易激动;皮肤干粗或薄而发亮,伴片状脱皮和瘙痒,唇和口角常皲裂;毛发稀少、干枯、易脱落;肝脾肿大;骨痛,伴局部软组织肿胀、压痛和肢体活动受限等。孕妇维生素 A 摄入过多可引起胎儿畸形。

（4）营养状况评价   对人体维生素 A 营养状况进行评价,及时发现问题,改善不良的维生素 A 营养状况对人体健康维护有十分重要的意义。判断维生素 A 营养状况主要根据膳食摄入情况、临床表现、体格检查和实验室检查等进行综合分析。主要方法如下。

①血浆维生素 A 含量   成年人血浆维生素 A 浓度正常值为 $1.05\sim3.15$ $\mu mol/L$。WHO 认为,血浆维生素 A 含量低于 0.7 $\mu mol/L$ 时表示机体维生素 A 不足,低于 0.35 $\mu mol/L$ 时可确定为缺乏;儿童正常血浆维生素 A 浓度应大于 1.05 $\mu mol/L$,$0.7\sim1.02$ $\mu mol/L$ 为边缘缺乏,小于 0.7 $\mu mol/L$ 为缺乏。

②血浆维生素 A 结合蛋白   血浆维生素 A 结合蛋白含量与血浆维生素 A 水平有良好相关性,可较好地反映维生素 A 营养状况。

③生理盲点   正常人生理盲点为 1.8 cm^2,维生素 A 缺乏生理盲点会扩大,是维生素 A 缺乏的较灵敏的指标。

④暗适应能力测定   暗适应能力降低可作为维生素 A 缺乏早期诊断参考依据。

⑤眼结膜印迹细胞学说   眼结膜印迹细胞学说认为,维生素 A 缺乏时,眼结膜杯状细胞消失,上皮细胞变大且角化。

（5）食物来源   维生素 A 主要来源于动物性食物,最好的来源是动物的肝脏、鱼肝油、蛋黄、全奶等。植物性食物只含维生素 A 的前体物质,即 β-胡萝卜素（又称维生素 A 原）。红色、橙色、深绿色蔬菜和水果是 β-胡萝卜素良好来源,如胡萝卜、红薯、菠菜、苋菜、杏、芒果等。β-胡萝卜素只存在于植物中,其化学结构和性质与维生素 A 相似,在体内可转化为维生素 A。理论上 1 分子的 β-胡萝卜素可分解成 2 分子维生素 A,但 β-胡萝卜素的吸收率较低,仅为 1/3,因此 6 μg 的 β-胡萝卜素才相当于 1 μg 的视黄醇。值得关注的是,β-胡萝卜素在体内除了可转化为维生素 A 外,还具有抗氧化作用。近年来大量的研究报道,β-胡萝卜素是机体内一种有效的捕获活性氧的抗氧化剂,对防止脂质过氧化,预防心血管疾病、肿瘤,以及延缓衰老有重要意义。

（6）参考摄入量   FAO/WHO（1967 年）提出采用视黄醇当量（retinol equivalent, RE）作为膳食中维生素 A 摄入量的统一计量单位。其含义是包括了视黄醇和 β-胡萝卜素在内的所有的具有维生素 A 活性物质所相当的视黄醇的量。换算关系如下

1 μg 视黄醇当量 $=1$ μg 视黄醇 $=6$ μg 的 β-胡萝卜素

1 IU 维生素 A $=0.3$ μg 视黄醇当量 $=0.3$ μg 视黄醇

1 μg 的 β-胡萝卜素 $=0.167$ μg 视黄醇当量 $=0.556$ IU 维生素 A

中国营养学会 2000 年编著的《中国居民膳食营养素参考摄入量》中推荐:我国成年人及青少年维生素 A 的推荐摄入量（RNI）为 800 $\mu gRE/d$。由于维生素 A 摄入过量可引起中毒,因此,中国营养学会提出维生素 A 的可耐受最高摄入量（UL）为 3000 $\mu gRE/d$,孕妇可耐受最高摄入量（UL）为 2400 $\mu gRE/d$。

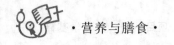

2. 维生素 D

维生素 D 是具有胆钙化醇生物活性的一类化合物,主要包括维生素 D_2(麦角钙化醇,ergocalciferol)及维生素 D_3(胆钙化醇,cholecalciferol)。

(1) 理化性质　维生素 D 化学性质较稳定,溶于脂肪,耐热、耐碱并耐氧,一般加工烹调对其影响不大。在酸性环境中可逐渐分解,可随脂肪酸败而破坏。

(2) 生理功能　①促进小肠黏膜对钙的吸收,维生素 D 进入小肠黏膜细胞后,在此处诱发一种特异的钙结合蛋白的合成,该蛋白与钙结合后通过主动转运透过黏膜细胞进入血液循环。②促进骨组织的钙化,维生素 D 通过调节维持血浆中的钙、磷的适宜浓度,满足骨钙化过程的需要。③促进肾小管对钙、磷的重吸收,维生素 D 通过促进肾小管对钙、磷的重吸收,减少钙、磷流失,从而保持血浆中钙、磷的适宜浓度。

(3) 缺乏与摄入过量　①维生素 D 缺乏可引起钙、磷吸收减少,血钙浓度降低,影响骨骼钙化,致骨质软化、变形。婴幼儿缺乏可引起佝偻病,主要表现为骨骼变软、易弯曲变形;在成人可使成熟骨矿化不全,主要表现为骨质软化症和骨质疏松。②维生素 D 摄入过多可在体内蓄积而引起中毒,主要表现为恶心、呕吐、多尿、烦渴、血液和尿液中钙/磷浓度增高、软组织钙化等。

(4) 营养状况评价　人体维生素 D 营养状况评价主要根据生化指标、体格检查、膳食摄入情况等进行综合分析。其中血浆中 25-$(OH)D_3$ 和 1,25-$(OH)_2D_3$ 水平是常用的评价指标。健康人血浆 25-$(OH)D_3$ 浓度为 $62.4\sim99.8$ nmol/L,1,25-$(OH)_2D$ 浓度为 $48\sim108$ pmol/L。当血浆中 25-$(OH)D_3$ 的值低于 20 nmol/L 时可确定为维生素 D 缺乏。

(5) 参考摄入量　中国营养学会编著的《中国居民膳食营养素参考摄入量》中提出我国成年人维生素 D 的推荐摄入量(RNI)为 5 $\mu g/d$,儿童、青少年、孕妇、乳母及老年人较普通成年人高,为 10 $\mu g/d$。UL 为 20 $\mu g/d$。1 $\mu g=40$ IU。

(6) 食物来源　天然食物中维生素 D 不多,一些动物性食物,如海鱼、鱼肝油、动物肝脏、蛋黄、奶油和奶酪等中含量相对较多。坚果类中含有少量,其余植物性食物中几乎不含有维生素 D。维生素 D 可在机体内合成,人体表皮和真皮内的 7-脱氢胆固醇经紫外线照射可转变成维生素 D_3,因此,一般成年人只要接触一定的阳光照射就能合成维生素 D 而满足机体的需求。户外活动较少的老年人、患者、婴儿等需从食物中摄取。

3. 维生素 E

维生素 E 又名生育酚。

(1) 理化性质　食物中维生素 E 对热、光及碱性环境均较稳定,在一般烹调过程中损失不多,但在高温(油炸食物)时,由于油脂氧化而使维生素 E 的活性明显降低。

(2) 生理功能　①维生素 E 具有抗氧化作用,是较强的抗氧化剂,能抑制细胞内和细胞膜上的脂质过氧化作用而延缓衰老;②抗溶血作用,维生素 E 缺乏可引起红细胞数量减少、生存周期缩短,引起溶血性贫血;③维生素 E 参与体内重要物质的合成,如参与 DNA 以及血红蛋白的合成,动物实验表明,维生素 E 还与动物精子的形成和繁殖能力有关;④维生素 E 还能调节血液黏度,从而具有预防血栓和心肌梗死的作用;⑤维生素 E 具有一定的抑制癌症的作用和维持机体正常免疫功能的作用。

（3）参考摄入量与食物来源 中国营养学会编著的《中国居民膳食营养素参考摄入量》中提出:中国成年人的适宜摄入量（AI）为 14 mg/d。维生素 E 广泛存在于天然食物中。含量较高的有各种植物油、坚果类果实、大豆、鱼类等。一般情况下,维生素 E 不会缺乏,但早产儿由于体内维生素 E 储备不足,可能会出现缺乏,因此,早产儿出生头 3 个月应补充维生素 E,剂量为 13 mg/d。

4. 维生素 K

维生素 K 是一类叶绿醌化合物,自然界有两种,即维生素 K_1（又称叶绿醌）和维生素 K_2（又称甲基萘醌类）。

（1）理化性质 维生素 K 溶于脂肪,对光和碱敏感,对热和氧化剂相对较稳定。

（2）生理功能 ①维生素 K 参与凝血因子的合成,能辅助凝血;②参与骨代谢过程,维生素 K 作为辅酶参与骨钙素和 γ-羧基谷氨酸蛋白（MGP）的形成,从而影响骨组织代谢。

（3）食物来源与缺乏 富含维生素 K 的食物是深绿色叶子类的植物,如韭菜、菠菜、芹菜叶、莴苣、花椰菜、辣椒、萝卜等都是良好的来源。奶制品、肉类、谷类和水果中维生素 K 的含量较少。此外,正常成人肠道微生物能合成维生素 K,因此,一般情况下很少发生维生素 K 缺乏,但新生儿由于体内维生素 K 储备量有限,易发生缺乏而引起新生儿出血症,尤其是早产儿,病死率较高。因此,新生儿往往要给予一定量的维生素 K。

（二）水溶性维生素

1. 维生素 B_1

维生素 B_1 又称硫胺素（thiamine）、抗脚气病维生素。

（1）理化性质 维生素 B_1 溶于水、乙醇,耐酸不耐碱,氧化剂和还原剂都可使其失活。

（2）生理功能 ①维生素 B_1 是脱羧辅酶的主要构成成分,具有维持体内正常代谢的作用。②促进胃肠蠕动,维生素 B_1 可抑制胆碱酯酶对乙酰胆碱（副交感神经递质）的水解,当维生素 B_1 缺乏时,胆碱酯酶活性增强,乙酰胆碱的水解加速,胃肠蠕动减慢,腺体分泌减少,食欲减退。③维生素 B_1 具有维持神经、肌肉、消化、循环的正常功能的作用。

（3）缺乏与过量 维生素 B_1 缺乏的早期表现为食欲下降、恶心、便秘、肌张力降低、精神错乱和压抑。严重缺乏可引起脚气病（beriberi）。脚气病在临床上分干性脚气病、湿性脚气病和混合型脚气病三种类型。①干性脚气病:主要症状是上行性对称性周围性神经炎,主要表现为肢端麻痹或功能障碍。②湿性脚气病:主要症状是充血性心力衰竭引起的全身水肿。③混合型脚气病:同时有上述两型临床表现。维生素 B_1 缺乏常发生在以精米、白面为主食的人群,或以精米糊为主食的人工喂养儿中。各种胃肠道疾病及消耗性疾病患者也可发生。维生素 B_1 一般不会出现中毒。

（4）营养状况评价 人体维生素 B_1 营养状况评价主要根据生化指标、临床表现和膳食摄入情况等进行综合分析。常用的方法有如下几种。①尿负荷试验:成人一次口

服维生素 B_1 5 mg 后，收集 4 h 尿液并测定其中维生素 B_1 的总量，维生素 B_1 总量高于 200 μg 为正常，100～200 μg 为不足，低于 100 μg 为缺乏。②尿中维生素 B_1 与肌酐排出量的比值:测定空腹一次尿中维生素 B_1(μg)与肌酐(g)的比值，比值小于 27 为缺乏，比值在 27～65 之间为不足，比值达到或超过 66 为正常。该方法常用于大规模的营养调查。③红细胞转酮醇酶活性系数:维生素 B_1 在体内主要以焦磷酸硫胺素(TPP)的活性形式存在，TPP 是红细胞转酮醇酶的辅酶，可通过该酶的活力大小来反映硫胺素的营养状况。当体内维生素 B_1 缺乏时，红细胞转酮醇酶活力降低。

(5) 参考摄入量与食物来源　中国营养学会编著的《中国居民膳食营养素参考摄入量》中提出，我国成年人维生素 B_1 膳食推荐摄入量(RNI)为:男性 1.4 mg/d，女性 1.3 mg/d。维生素 B_1 的主要食物来源是粮谷类(尤其是米、麦胚)、豆类、酵母和坚果类;其次是绿叶蔬菜，如芹菜叶、莴苣叶以及动物内脏(肝、肾、心)和瘦肉、蛋类等。

2. 维生素 B_2

维生素 B_2 又名核黄素(riboflavin)。

(1) 理化性质　维生素 B_2 微溶于水，耐热，在中性和酸性溶液中稳定，遇碱易被破坏，对光和红外线较敏感。

(2) 生理功能　①维生素 B_2 在体内经磷酸化后形成黄素酶的辅酶，参与物质代谢、组织呼吸及氧化还原过程。②维生素 B_2 参与细胞的正常生长，特别是处于经常活动的弯曲部位的皮肤黏膜，损伤后的细胞再生需要维生素 B_2。③维生素 B_2 与肾上腺皮质激素的产生，红细胞的生成，铁的吸收、储存和动员有关。④近年来的研究认为，维生素 B_2 与视网膜的感光作用有关。⑤维生素 B_2 可激活维生素 B_6，参与色氨酸转变成烟酸的过程。

(3) 缺乏与过量　维生素 B_2 缺乏时可致口角炎、唇炎、舌炎、脂溢性皮炎、角膜炎和阴囊炎等。维生素 B_2 一般不会出现中毒。

(4) 营养状况评价　人体维生素 B_2 的营养状况评价，主要通过膳食摄入量调查、临床检查和实验室检查等进行综合分析。实验室检查常用的方法如下。①尿负荷试验:清晨排除第一次尿后，一次口服维生素 B_2 5 mg，4 h 后收集尿液并测定其中维生素 B_2 总量。一般认为，维生素 B_2 测得值大于 1300 μg 为正常，500～1300 μg 为不足，等于或小于 500 μg 为缺乏。②红细胞维生素 B_2 测定:红细胞维生素 B_2 测定是评价其营养状况的最佳指标，一般认为，红细胞维生素 B_2 含量大于 400 $\mu mol/L$ 为正常，小于 270 $\mu mol/L$ 为缺乏。③红细胞谷胱甘肽还原酶活性系数(AC):测定全血红细胞谷胱甘肽还原酶活性系数可作为评价维生素 B_2 营养状况的特异方法。当人体维生素 B_2 缺乏时，AC 增高，补充维生素 B_2 后 AC 即下降。一般认为 AC 小于 1.2 为充足，AC 在 1.2～1.5 之间为正常，AC 在 1.51～1.8 之间为不足，AC 大于 1.8 为缺乏。

(5) 参考摄入量与食物来源　中国营养学会编著的《中国居民膳食营养素参考摄入量》中提出，我国成年人维生素 B_2 膳食推荐摄入量(RNI)为:男性 1.4 mg/d，女性 1.2 mg/d。维生素 B_2 在天然食物中分布广泛，主要来自于动物内脏，如肝脏、肾脏、心肌及瘦肉，其次是乳类和蛋黄，绿叶蔬菜、野菜、大豆中也有一定含量，其他植物中含量较少。

3. 叶酸

叶酸(folic acid)又称维生素 M、维生素 U、蝶酰谷氨酸和抗贫血因子等。

(1) 理化性质　叶酸为淡橙黄色结晶或薄片,微溶于水,不溶于乙醇和乙醚等有机溶剂。叶酸在空气中稳定,对热、光、酸性溶液均不稳定。在碱性溶液中较稳定。食物中的叶酸经烹调加工后损失 50%～90%。

(2) 生理功能　①叶酸是机体细胞生长和繁殖所必需的物质,在体内参与嘌呤核酸和嘧啶核苷酸的合成和转化,在制造核酸(DNA 和 RNA)方面起重要作用。②叶酸促进蛋白质的代谢,并与维生素 B_{12} 共同促进红细胞的生成和成熟,是合成血红蛋白不可缺少的物质。③叶酸是胎儿生长发育不可缺少的营养素,对婴幼儿的神经细胞与脑细胞发育也有促进作用,从而对提高智力有一定作用。④叶酸可作为精神分裂症患者的辅助治疗剂,可显著缓解精神分裂症患者的症状。⑤叶酸对于治疗慢性萎缩性胃炎、抑制支气管鳞状上皮化生以及防治因高同型半胱氨酸血症引起的冠状动脉硬化症、心肌损伤与心肌梗死等有一定作用。⑥抗肿瘤作用,叶酸对癌细胞的基因表达有一定影响,可使癌细胞凋亡。

(3) 缺乏与过量　①叶酸缺乏可引起巨幼红细胞性贫血,叶酸缺乏和维生素 B_{12} 缺乏的临床表现基本相似,都可引起巨幼红细胞性贫血、白细胞和血小板减少。主要表现为消化道症状,如食欲减退、腹胀、腹泻及舌炎等,以舌炎最为突出。舌质红、舌乳头萎缩、表面光滑,俗称"牛肉舌",伴有疼痛。②叶酸缺乏可引起胎儿神经管畸形或宫内生长迟缓,导致流产、死胎或出现低体重儿。③叶酸缺乏可引起高同型半胱氨酸血症:叶酸缺乏时蛋氨酸合成受阻,血中同型半胱氨酸浓度增高,对血管内皮细胞产生损害,并可激活血小板的黏附和聚集,增加心脑血管病的危险。⑤一般情况下,叶酸不会引起中毒。但若大剂量服用也可能产生不良作用,如产生干扰抗惊厥药物的作用,诱发惊厥发作等。叶酸也可能影响锌的吸收而导致锌缺乏,使胎儿发育迟缓,出现低体重儿。叶酸过量可掩盖维生素 B_{12} 缺乏的早期表现,从而导致神经系统受损。

(4) 营养状况评价　①血清叶酸含量:这是人体叶酸营养状况评价的常用方法,反映近期膳食叶酸摄入情况。血清叶酸含量小于 6.8 nmol/L(3 ng/mL)为缺乏。②红细胞叶酸含量:反映体内叶酸储存情况。红细胞叶酸含量小于 318 nmol/L(140 ng/mL)为缺乏。③血浆同型半胱氨酸含量:当体内维生素 B_6 和维生素 B_{12} 充足、叶酸缺乏时血浆同型半胱氨酸水平增高,此时测定血浆同型半胱氨酸含量可反映体内叶酸水平。一般认为,血浆同型半胱氨酸含量大于 16 μmoL/L 时,体内叶酸可能缺乏。④组氨酸负荷试验:一次口服组氨酸负荷剂量 8 h 或 24 h 后,尿中亚胺甲基谷氨酸排出量增加。此指标特异性差,应用不普遍。

(5) 参考摄入量与食物来源　中国营养学会建议成年人叶酸膳食推荐摄入量(RNI)为 400 μg DFE(叶酸当量)/d,可耐受最高摄入量(UL)为 1000 μg DFE/d。叶酸广泛分布于各类食物中,尤其是动物性食物(包括制品)、绿叶蔬菜、粮食作物(包括制品)、水果等中。但是,食物中叶酸吸收率较低,仅为 50%,一些特殊人群(如孕妇)需要给予一定量的叶酸补充剂。怀孕初期的前三个月,给予孕妇充足的叶酸对胎儿的生长发育非常重要,因此,建议孕妇叶酸摄入量应为 600 μg DFE/d。

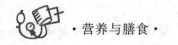

4. 维生素 B₆

维生素 B₆ 又称吡哆素，是一种含吡哆醇、吡哆醛或吡哆胺的 B 族维生素。

（1）理化性质　维生素 B₆ 为无色晶体，易溶于水及乙醇，在酸性溶液中稳定，遇光或碱易破坏，不耐高温。

（2）生理功能　①维生素 B₆ 为人体内某些辅酶的组成成分，参与多种物质代谢（如氨基酸代谢、糖代谢、脂代谢、核酸代谢），尤其是与氨基酸代谢有密切关系。②维生素 B₆ 影响脑组织内的能量转化，具有稳定脑细胞的功能。③维生素 B₆ 参与体内抗体和血红蛋白的合成。④维生素 B₆ 可降低血浆中同型半胱氨酸水平，从而使心脑血管疾病的危险性降低。⑤临床上，维生素 B₆ 制剂常配合治疗妊娠呕吐、放射病呕吐等。

（3）缺乏与过量　维生素 B₆ 缺乏症在成人和儿童中的表现有很大差异。①成人单纯的维生素 B₆ 缺乏较少见，通常与其他 B 族维生素缺乏同时存在。常感疲倦、乏力，出现皮肤红斑和脂溢性皮炎（多见鼻唇部，亦可发展至面部、前额、耳后、阴囊及会阴等处，乳房处亦可出现）、舌炎、口角炎、唇裂等（症状与维生素 B₂ 和烟酸缺乏症状相似）。有些患者可见小细胞低色素性贫血，少数患者可出现神经病变，出现癫痫样惊厥、忧郁甚至精神错乱。②儿童维生素 B₆ 缺乏症较成人严重，患儿常表现为生长发育迟缓、神经兴奋性增高、常常尖声哭叫、肌肉痉挛，甚至抽搐，也可发生周围神经炎、皮炎、贫血等。6 个月以内婴儿可因频繁抽搐导致智力发育迟缓、抑郁或嗜睡，同时伴有胃肠道症状，并易发生继发感染。③维生素 B₆ 过量较罕见，但当长期大剂量（500 mg/d，AI 为 1.2 mg/d）摄入时，可产生神经毒性和引起光敏反应。

（4）营养状况评价　①血浆磷酸吡哆醛（PLP）含量测定。血浆中 PLP 是体内维生素 B₆ 的主要存在形式，其正常含量为 14.6～72.92 nmol/L，小于 14.6 nmoL/L 可认为不足。②尿色氨酸负荷试验：黄尿酸是色氨酸代谢产物，尿中黄尿酸的排出量是维生素 B₆ 缺乏的最早标记物之一，能可靠地反映维生素 B₆ 的营养状况。若摄入 2～5 g 色氨酸，正常人尿中黄尿酸不增加，而维生素 B₆ 缺乏者尿中黄尿酸排出量增加。摄入 5 g 色氨酸后，6 h 尿中黄尿酸大于 25 mg 为维生素 B₆ 不足的表现。

（5）参考摄入量与食物来源　我国成年人维生素 B₆ 的膳食参考摄入量（AI）为 1.2 mg/d。维生素 B₆ 广泛存在于食物中，尤其是在肝脏、肉、鱼、豆类、酵母粉及花生中含量较多，其次为蔬菜、水果、蛋类、大米，奶类和油脂中含量较低。

5. 维生素 PP

维生素 PP 又称烟酸、尼克酸、维生素 B₅ 或抗癞皮病维生素。

（1）理化性质　维生素 PP 是烟酸（nicotinic acid）和烟酰胺（nicotinamide）的统称，属于水溶性 B 族维生素，易溶于沸水和沸醇，不溶于醚及脂类溶剂，能升华，微有酸味。对酸、碱、热和光均较稳定。

（2）生理功能　①维生素 PP 是构成辅酶Ⅰ和辅酶Ⅱ的组成部分，参与体内物质代谢和组织呼吸等过程。②维生素 PP 是葡萄糖耐量因子的组成成分，有增加葡萄糖的利用及促使葡萄糖转化为脂肪的作用。③促进消化系统的健康，减轻胃肠功能障碍。④维生素 PP 可降低血清胆固醇和甘油三酯，促进血液循环，降低血压，从而对心血管起到保护作用。⑤维生素 PP 可促进细胞形成,促进生长发育以及维持皮肤和神经系统的正常功能。

(3) 缺乏与过量 ①维生素 PP 缺乏可以引起癞皮病(pellagra),主要损害皮肤、消化系统和神经系统。初期主要表现为体重减轻、疲劳乏力、记忆力差、失眠等,如不及时治疗,则可出现典型症状,即皮炎(dermatitis)、腹泻(diarrhea)和痴呆(dementia),称"3D"症状。皮炎常见于肢体暴露部位,如手背、腕、前臂、面部、颈部、足背、踝部等,且往往呈对称性。消化系统方面表现为口角炎、舌炎、腹泻等,腹泻是本病的典型症状,早期多患便秘,其后由于消化腺体的萎缩及肠炎的发生常有腹泻,次数不等。神经系统症状初期很少见,至皮肤和消化系统症状出现之后会首先出现全身乏力、烦躁、抑郁、健忘及失眠等,重症者会出现狂躁、幻听、神志不清、木僵,甚至痴呆。②体内多余的维生素 PP 大部分经甲基化从尿中排出,一般不会引起中毒。但在临床治疗中,由于大量使用会产生不良反应,主要表现为皮肤潮红、皮肤瘙痒、胃肠道反应、轻度肝功能减退及视觉障碍等。因此,在临床上,糖尿病、青光眼、痛风、高尿酸血症、肝病等患者慎用,溃疡病患者禁用。

(4) 营养状况评价 主要根据膳食摄入量调查、临床表现和实验室检查进行综合评价。常用实验室检查方法有如下几种。①尿负荷试验:一次口服 50 mg 维生素 PP,收集 4 h 尿液并测定其中排出的维生素 PP 总量,测得值若在 3.0～3.9 mg 之间为正常,若在 2.0～2.9 mg 之间为不足,若小于 2.0 mg 为缺乏。②尿中 N-甲基烟酰胺排出量测定,24 h 尿中 N-甲基烟酰胺排出量小于 5.8 $\mu mol/L$ 为缺乏,5.8～17.5 $\mu mol/L$ 为不足。③尿中 2-吡啶酮与 N-甲基烟酰胺比值测定,正常成人尿中烟酸的代谢产物 N-甲基烟酰胺占 20%～30%,2-吡啶酮占 40%～60%。当烟酸摄入不足时,尿中 2-吡啶酮在缺乏症出现之前就会消失,因此,测定其与 N-甲基烟酰胺比值可反映机体维生素 PP 的营养状况。一般认为,此比值在 1.3～4.0 为正常,小于 1.3 为潜在缺乏。此指标受蛋白质摄入水平的影响较大,对边缘性维生素 PP 缺乏不敏感。

(5) 参考摄入量与食物来源 ①中国营养学会制定的 RDIs 中建议维生素 PP 的推荐摄入量(RNI),成年男性为 14 mgNE(烟酸当量),女性为 13 mgNE,UL 为 35 mgNE。孕妇、乳母以及生长发育时期的婴幼儿和青少年需要量相对增加。②烟酸及烟酰胺广泛存在于食物中。植物性食物中存在的主要是烟酸;动物性食物中以烟酰胺为主。良好来源为肝、肾、瘦肉、鱼、坚果类以及全谷类;乳、蛋中的含量虽然不高,但色氨酸较多,可转化为烟酸。谷类中的烟酸 80%～90% 存在于它们的种子皮中。玉米中烟酸含量并不低,但玉米中的烟酸为结合型,不能被人体吸收利用;而且色氨酸含量低(色氨酸在体内可转化为烟酸),因此,长期以玉米为主食的人群容易发生癞皮病。在碱性环境下玉米中结合型的烟酸可转化为游离型而易被机体利用。因此,长期以玉米为主食的居民,用碳酸氢钠处理玉米后,可有效地预防癞皮病的发生。

6. 维生素 C

维生素 C 又称为抗坏血酸(ascorbic acid)。

(1) 理化性质 维生素 C 易溶于水,在酸性溶液中稳定,遇碱则被破坏,畏光怕热,铜离子存在时极易被氧化分解。

（2）生理功能 ①促进胶原合成，维生素C参与体内羟化反应，从而能促进胶原合成，维持牙齿、骨骼、血管正常功能；能促进伤口愈合。②增加抗病能力，维生素C具有较强的还原性，能促进抗体形成，从而能增强机体免疫力。③促进铁吸收，维生素C可将难吸收的三价铁（Fe^{3+}）还原为二价铁（Fe^{2+}），促进铁吸收。④维生素C能阻断亚硝胺的形成。⑤维生素C能清除机体自由基。⑥维生素C能具有抗癌、防癌作用。⑦解毒作用，维生素C与某些毒物，如铅、汞、镉、砷等离子络合而使其毒作用降低。⑧维生素C能促进神经递质合成。

（3）缺乏与过量 维生素C缺乏时影响胶原合成，可引起毛细血管脆性增加，牙龈肿胀出血，骨钙化不正常，伤口愈合减慢，严重缺乏可导致坏血病，出现皮下、肌肉、关节腔出血，形成血肿；还可使肌肉纤维发生退行性变，严重出血可导致心力衰竭而猝死。维生素C一般不会出现过多。当摄入量达到或超过500 mg/d时，会增加患尿路结石的危险。

（4）营养状况评价 ①血清（浆）维生素C含量测定：禁食后抽血进行维生素C含量测定，该指标只能反映近期摄入水平，不能表示体内储备情况。评定标准见表1-10。②尿维生素C含量测定：收集24 h尿液，测定其中维生素C含量，20～40 mg为正常。③尿负荷试验：口服维生素C 500 mg后收集4 h尿液，测定尿中维生素C的排出量。测定方法常用的有两种：一是2,4-二硝基苯肼比色法，测得值小于5 mg为不足，在5～13 mg之间为正常，大于13 mg为充足；二是2,6-二氯靛酚法，测得值小于3 mg为不足，在3～10 mg之间为正常，大于10 mg为充足。

表1-10 血清（浆）维生素C含量　　　　单位：$\mu mol/L$

	血清维生素C参考值	血浆维生素C参考值
正常	17.10～28.44	22.80～45.60
缺乏	<11.40	<22.80
充足	>28.50	45.60～48.40
饱和	—	>79.80

（5）食物来源及参考摄入量 维生素C食物来源主要是新鲜蔬菜和水果，特别是在绿叶蔬菜、野生植物中含量很高，含量较高的水果有柑橘、柚子、猕猴桃、青枣、山楂、草莓等。动物性食物除了肝、肾、血液以及奶类中含有少量外，其余几乎不含有。中国营养学会建议我国成年人维生素C膳食推荐摄入量（RNI）为100 mg/d。可耐受最高摄入量（UL）为1000 mg/d。

7. 其他几种水溶性维生素

几种水溶性维生素的主要功能、缺乏症、食物来源及每日参考摄入量见表1-11。

表1-11 几种水溶性维生素的主要功能、缺乏症、食物来源及每日参考摄入量

名称	主要功能	缺乏症	食物来源	每日参考摄入量
钴胺素（维生素B_{12}）	促进红细胞成熟、保护神经系统	恶性贫血、神经退化、消化道炎	动物内脏、海产品、肉类、蛋类	成人2.4 μg；孕妇2.6 μg；乳母2.8 μg

名　称	主要功能	缺乏症	食物来源	每日参考摄入量
泛酸 (维生素 B_3)	促进肾上腺功能、参与热能转化	消化功能障碍、运动功能失调	动物肝脏、谷类、豆类中含量丰富,肠道细菌能合成	AI: 成人 5 mg; 孕妇 6 mg; 乳母 7 mg
生物素 (维生素 B_7或维生素 H)	作为多种酶的公共因子参与能量代谢、脂肪合成、氨基酸代谢以及糖原的合成	生长发育迟缓,皮炎、脱发、食欲减退、高胆固醇血症	动物肝脏、肾脏、蛋黄、西红柿、花菜、酵母	AI: 成人 30 μg; 孕妇 30 μg; 乳母 35 μg

七、矿物质

构成人体组织的各种元素,除碳、氢、氧、氮 4 种元素以有机物形式存在外,其余的元素统称为矿物质(mineral),也称为无机盐。其共同特点是:①矿物质在体内不能合成,必须从食物和饮水中摄取;②矿物质在体内分布极不均匀;③矿物质相互之间存在协同或拮抗作用;④某些微量元素在体内虽需要量很少,但因其生理剂量与中毒剂量范围较窄,摄入过多易产生毒性作用。

人体内矿物质总量占体重的 4%～5%,其中钾、钙、钠、镁、磷、硫、氯 7 种元素在体内含量均超过体重的 0.01%,称为常量元素或宏量元素(macroelements)。体内含量低于体重的 0.01% 的元素称为微量元素(microelements)。目前已确认对维持人体正常生命活动不可缺少的微量元素有铜、钴、铬、铁、氟、碘、锰、钼、镍、锡、硒、硅、钒、锌 14 种,它们统称为必需微量元素(essential microelements)。矿物质是维持生命所必需的一类营养素,其主要生理功能如下。①构成人体组织成分,如钙、磷、镁等是构成骨骼、牙齿的重要成分,缺乏时会影响骨骼与牙齿的结构和功能。②维持机体的酸碱平衡,体内的各种酸碱离子构成调节酸碱平衡的缓冲对,维持着机体的酸碱平衡。③调节细胞膜的通透性和维持组织细胞的正常渗透压。④维持神经-肌肉的正常兴奋性,钾、钠、钙、镁等离子是维持神经-肌肉兴奋性和细胞膜通透性的必要条件。⑤它是多种酶的活化剂和某些酶、激素、维生素、蛋白质以及核酸的重要成分。

(一) 钙

钙(calcium)是人体内含量最多的一种矿物质,正常成年人体内钙的含量为 1200～1400 g,占体重的 1.5%～2.0%,其中 99% 集中在骨骼和牙齿中,1% 以结合型或游离型的离子状态存在于软组织、细胞外液和血液中,称为混溶钙池。正常情况下,混溶钙池中的钙与骨钙保持着动态平衡,维持血钙的正常水平。

1. 生理功能

(1) 构成骨骼和牙齿的重要成分　钙是构成骨骼的最重要成分,缺钙会严重影响骨骼的生长发育、骨组织的再生与更新。

(2) 维持神经和肌肉的正常活动　钙与钾、钠、镁等离子共同维持着神经-肌肉的正常兴奋、神经冲动的传导与心脏的正常搏动。钙离子可使心肌保持连续交替地收缩和舒张，维持正常心功能。钙离子能降低神经-肌肉的兴奋性，当血钙浓度下降时，神经-肌肉的兴奋性升高，可引起抽搐。

(3) 维持细胞组织结构的完整性　钙离子是各种生物膜结构的成分之一。在细胞膜，钙与磷脂结合，维持其结构的完整性与通透性；在细胞外液，钙与蛋白质结合，在细胞间起粘连作用；在细胞内，钙与核酸结合，可维持染色体结构的完整性。

(4) 参与酶促反应和凝血过程　血浆中的 Ca^{2+} 是许多酶的激活剂，尤其是对凝血酶，必须有 Ca^{2+} 才能激活，从而维持正常的凝血过程。

(5) 维持正常血压　据文献报道，某些高血压与钙不足有关，多进食含钙丰富的食品，可使孕期高血压发病率明显下降。此外，钙还参与激素分泌、维持体内酸碱平衡等。

2. 缺乏与过量

钙缺乏与过量均对机体产生不良影响，尤其是缺乏产生的损害较为严重。在不同人群中钙缺乏的表现各有差异。

(1) 神经-肌肉兴奋性升高　钙缺乏主要表现为神经-肌肉兴奋性升高，引起手足痉挛（俗称抽筋）。

(2) 佝偻病　婴幼儿长期摄入不足可引起骨骼钙化不良，严重者出现佝偻病（rickets），主要临床表现是骨骼、牙齿发育迟缓、骨骼变形，严重的出现"O"形腿或"X"形腿、肋缘外翻、鸡胸等。

(3) 骨质疏松症　成年人长期缺乏钙会出现骨质软化症（尤其是生育次数较多、哺乳时间长的妇女）、骨质疏松症（osteoporosis）等。我国钙缺乏情况较严重，尤其是老年人，60～69 岁人群中骨质疏松症发病率，女性为 50%～70%，男性为 30%。这与我国居民饮食习惯和膳食钙摄入明显不足直接相关。

(4) 钙摄入过量　钙摄入过量对人体会造成一定的损害，可使肾结石的发病危险性增加，可引起乳碱综合征，乳碱综合征的典型症候群包括高血钙症、碱中毒和肾功能障碍。钙摄入过量还会干扰铁、锌、镁、磷等营养素的吸收和利用。

3. 吸收和利用

钙的吸收主要在小肠通过主动转运与被动转运来完成，吸收率为 20%～60%。膳食中钙的吸收受很多因素影响，主要影响因素如下。

(1) 膳食成分　食物中某些成分可促进钙的吸收，如食物中的乳糖、胆盐及某些氨基酸（如赖氨酸、精氨酸、色氨酸、亮氨酸及组氨酸等）能促进钙盐的吸收。膳食中适当的钙/磷比值可促进钙的吸收，当钙/磷比值为(1～2)：1 时，即钙的量略高于磷时，对钙的吸收最有利。如牛奶中含钙量远高于人奶，但由于其含磷量也很高，钙/磷比值不当，故牛奶中的钙的吸收率低于人奶。食物中某些成分可减少钙的吸收，如食物中的植酸、磷酸、脂肪酸、纤维素等可与钙结合形成不溶性的钙盐而减少钙的吸收。此外，饮酒、喝浓茶、喝咖啡等也会降低钙的吸收。摄入过多的钠盐，可与钙在肾小管的重吸收相互竞争，使钙的重吸收减少，尿钙排出增多。

（2）体内维生素 D 水平　维生素 D 能够促进小肠细胞合成钙结合蛋白,与钙离子进行高度紧密结合后促进钙进入肠黏膜细胞,从而促进钙的吸收。维生素 D 缺乏,钙的吸收缓慢而且量少。

（3）肠道内的酸碱度　含钙的盐类,尤其是磷酸钙及碳酸钙,易溶于酸性溶液中,难溶于碱性溶液中。钙盐经酸溶解后分离出钙离子才能被肠道吸收,否则就不能被吸收。因此,凡是能够增加肠内酸度的因素就有利于钙的吸收,反之则不利于钙的吸收。如患萎缩性胃炎及进行了胃的部分切除手术的患者因胃酸分泌减少,钙的吸收也相应减少。

（4）生理因素　钙的吸收与年龄、性别、机体内分泌功能等有关。一般来说,年龄每增加 10 岁,钙的吸收率可以减少 5％～10％,如婴儿,钙的吸收率超过 50％,儿童为 40％,成人为 20％,老年人则低于 15％。此外,体内的甲状旁腺素、降钙素、雌激素、甲状腺素等分泌正常与否都会对钙的吸收产生明显的影响。

4. 膳食参考摄入量与食物来源

中国营养学会建议我国成年人钙的膳食参考摄入量（AI）为 800 mg/d,可耐受最高摄入量（UL）为 2000 mg/d。生长发育时期的青少年和孕妇以及乳母等生理需要量增加,膳食摄入量也相应增加,如青少年为 1000 mg/d,孕妇和乳母为 1200 mg/d,老年人由于吸收率降低,摄入量也应增加,50 岁以上老年人摄入量为 1000 mg/d。钙的最好来源为奶类及其制品,不仅含量丰富,且吸收率高。此外,小虾皮、海带、海藻等海产品钙含量也比较丰富;黄豆类及其制品含量也较多;食用骨粉也是补钙的较好来源。几种食物中钙的含量见表 1-12。

表 1-12　几种食物中钙的含量

食物名称	含钙量/(mg/100 g)	食物名称	含钙量/(mg/100 g)
干酪	900	虾皮	2000
奶酪	590	海带	1177
牛奶	120	大豆	367
人奶	34	豆腐	240
标准粉	24	猪肉	11

（二）钾

人体内的元素,除钙和磷外,钾（potassium）含量居第三位,正常人体内含钾量为 140～150 g,其中,约 98％存在于细胞内液。正常人血清钾的浓度范围为 3.5～5.3 mmol/L,约为细胞内钾离子浓度的 1/25。

1. 生理功能

（1）维持糖类、蛋白质代谢　钾离子是葡萄糖和氨基酸通过细胞膜进入细胞内合成糖原和蛋白质所必需的物质。合成 1 g 糖原需钾 24 mg,蛋白质合成时每 g 氮则需钾 120 mg。因此,钾缺乏将影响糖和蛋白质的代谢。ATP 是人体内的储能物质,它的生成也需要钾离子的参与。

（2）维持细胞内的正常渗透压　钾是细胞内液中的主要阳离子,对于维持细胞内

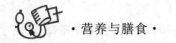

液、细胞外液的渗透压平衡有重要作用。

（3）维持神经-肌肉的应激性和正常功能　钾离子与钠离子共同作用激活钠泵，产生能量，维持细胞内、外钾离子或钠离子的浓度梯度，维持细胞膜电位，使神经脉冲得以传递。当血清钾浓度过低时，膜电位升高，神经肌肉松弛，应激性降低；当血清钾浓度过高时，膜电位降低，应激性丧失，导致肌肉麻痹。

（4）维持心肌功能　心肌细胞内、外钾离子浓度对于维持心肌的兴奋性、自律性、传导性有极其重要的作用。钾缺乏可使心肌细胞兴奋性增强，钾过少又会使心肌传导性、自律性受到抑制。二者均会导致心律失常。

（5）维持细胞内、外酸碱平衡和离子平衡　当细胞内液失钾时，细胞外液的氢离子向细胞内转移，导致细胞内酸中毒和细胞外碱中毒。反之，当细胞外液钾离子进入细胞内液过多时，使细胞内氢离子向细胞外转移，导致细胞内碱中毒和细胞外酸中毒。

（6）降低血压　钾可扩张血管、降低交感神经对去甲肾上腺素的敏感性所导致的升血压反应、减少血管紧张素分泌、促进尿中钠的排泄，从而具有一定的降低血压的作用。

2. 缺乏与过量

在正常情况下，一般不会发生低钾血症和高钾血症。

（1）缺乏　在临床上，将血清钾浓度低于 3.5 mmol/L 时称为低钾血症。低钾血症在一般情况下不会发生，但当进食量过少、禁食、频繁呕吐、腹泻、多尿、大量出汗时会使钾大量丢失而造成体内血清钾浓度过低，从而引起低钾血症。主要临床表现为神经-肌肉应激性降低，骨骼肌无力，出现软瘫；若低钾浓度继续加重，可发生肋间肌、横膈肌无力，出现呼吸困难、缺氧和窒息；出现平滑肌无力导致腹胀及肠梗阻；心肌兴奋性增高，出现心律失常；长期、慢性失钾患者，可导致肾功能障碍。

（2）过量　血清中钾浓度超过 5.5 mmol/L 称为低钾血症。一般不会因膳食摄入过多钾而引起血清中钾浓度过高，但肾功能不全者则有可能发生。大量输入库存血或静脉注射 KCl 等，可导致严重高钾血症。主要临床表现为肌肉无力，尤以下肢为重，以后沿躯干向上肢延伸；高钾抑制心肌自律性、传导性和兴奋性，使心律失常，严重时甚至可出现心脏骤停危及生命。

3. 膳食参考摄入量与食物来源

中国营养学会建议我国居民膳食钾参考摄入量（AI）为：1～3 岁 1000 mg/d，4～11 岁 1500 mg/d，14 岁以上 2000 mg/d，孕妇和乳母为 2500 mg/d。钾广泛存在于食物中，且吸收率较高。蔬菜和水果是钾的最好来源。一般每 100 g 食物中钾的含量：蔬菜和水果为 200～500 mg，豆类为 600～800 mg，谷类为 100～200 mg，肉类为 150～300 mg，鱼类为 200～300 mg。每 100 g 食物中钾的含量高于 800 mg 的食物有紫菜、黄豆、冬菇、赤豆等。

（三）铁

铁（iron）是人体必需微量元素中含量最多的一种，也是最容易缺乏的一种。成人体内铁总量为 3～5 g。其中 60%～70% 存在于血红蛋白中，3% 存在于肌红蛋白中，1% 为含铁酶类（细胞色素、细胞色素氧化酶、过氧化酶等），25%～30% 为储备铁，以含铁血红蛋白和铁蛋白的形式存在于肝脏、脾脏和骨髓的网状内皮系统中。正常男性体内储存铁约为 1000 mg,女性为 300～400 mg。

1. 生理功能

(1)参与血红蛋白合成　铁在骨髓的幼红细胞内,与卟啉结合成正铁血红素,再与珠蛋白合成血红蛋白。铁缺乏时,新生的红细胞中血红蛋白量不足,影响 DNA 的合成及幼红细胞的分裂、增殖、成熟,还可使红细胞变形能力降低,寿命缩短,自身溶血能力增加。

(2)参与体内氧的运送、交换和组织呼吸过程　铁为血红蛋白、肌红蛋白、细胞色素 A 及某些呼吸酶的成分,参与体内氧与二氧化碳的转运、交换和组织呼吸过程。

(3)其他　铁具有催化 β-胡萝卜素转化成维生素 A 的作用。此外,铁还参与嘌呤与胶原的合成、抗体的产生、影响 DNA 合成以及脂类的转运和药物的解毒等。

2. 缺乏与过量

铁缺乏和过量对人体会造成危害。缺铁时,首先体内铁储备减少,血清铁蛋白含量降低;继之,体内循环铁含量、血清铁浓度降低,最后导致血红蛋白生成减少而出现缺铁性贫血。

(1)缺铁性贫血　缺铁性贫血(iron deficiency anemia,IDA)是全球发病率最高的四大营养缺乏病之一,尤其在早产儿、婴幼儿、儿童和孕妇中患病率较高。在我国患病率为 20%～60%,以 2 岁以下儿童较为多见。由于体内缺铁程度及病情发展早晚不同,临床表现也有所不同。初期,患者无明显的自觉症状,实验室检查才能发现血红蛋白低于正常值。随着病情的进一步发展,会出现不同程度的缺氧,多个系统同时会出现一定的症状。轻度贫血患者常自觉头晕耳鸣、注意力不集中、记忆力减退;皮肤黏膜、眼睑和指(趾)甲苍白;儿童身高和体重增长缓慢。病情进一步发展还可出现心跳加快、经常自觉心慌、全身乏力,容易疲倦。消化系统可出现食欲不振、腹胀、腹泻,甚至恶心、呕吐。严重贫血时可出现心脏扩大、心电图异常,甚至心力衰竭等;有的还会出现精神失常或意识不清等。此外,有 15%～30% 的病例表现有神经痛、感觉异常;儿童可出现偏食、异食癖(喜食土块、煤渣等)、反应迟钝、智力下降、易怒不安、易发生感染等现象。近年医学研究发现,老年耳聋与缺铁可能有关。

(2)铁过量　铁虽然是人体必需的微量元素,但当长期摄入过量或误服过量的铁制剂时可导致急、慢性铁中毒。①急性铁中毒多发生在儿童,主要原因是误服。主要表现为上腹部不适、腹痛、恶心、呕吐、腹泻、黑便,甚至面部发紫、昏睡或烦躁,急性肠坏死或穿孔,最严重者可出现休克而导致死亡。②慢性铁中毒多发生在 45 岁以上的中老年人,男性居多。由于长期服用铁制剂或从食物中摄铁过多,使体内铁总量超过正常的 10～20 倍,就可能出现慢性中毒症状,主要表现为肝、脾有大量铁沉着,肝硬化、骨质疏松、软骨钙化、皮肤呈棕黑色或灰暗、胰岛素分泌减少而导致糖尿病。青少年慢性铁中毒可使生殖器官的发育受到影响。据报道,铁中毒还可诱发癫痫病。

3. 吸收和利用

食物中的铁有两种形式,即血红素铁(Fe^{2+})和非血红素铁(Fe^{3+})。血红素铁主要存在于动物性食物中,可直接被肠黏膜上皮细胞吸收而不受其他因素的影响,吸收率可达 25%～35%；非血红素铁主要存在于植物性食物中，需在胃酸的作用下还原成 Fe^{2+} 后才能吸收，并受很多因素的影响，吸收率一般小于 10%（如大米为 1%，小麦为 5%）。维生素 C、含巯基氨基酸、胃酸等能促进铁吸收；膳食中的植酸、草酸、磷酸和碳酸等可与铁结合形成难溶的铁盐而抑制铁的吸收。铁的吸收也受体内铁存量和需要量的影响，铁存量丰富时铁的吸收率低，体内需要量高时铁的吸收率高，如在生长发育期和妊娠期铁吸收率较高。

4. 膳食参考摄入量与食物来源

中国营养学会建议我国成年人膳食铁参考摄入量（AI）：男性为 15 mg/d，女性为 20 mg/d，孕妇、乳母为 25 mg/d。膳食中铁的最好来源为动物肝脏和全血，其次是鱼类和肉类食品。海带、紫菜、黑木耳中铁含量也较高。豆类和蛋黄含铁虽多，但不易吸收。牛奶和人奶均属于贫铁食物。

（四）锌

锌（zinc）为人体必需微量元素之一，正常成人体内含锌量为 2～2.5 g，主要存在于肌肉、骨骼和皮肤中，少量存在于内脏及血液中。血液中的锌大部分在红细胞内，红细胞膜上锌浓度较高，主要以金属酶、碳酸酐酶和碱性磷酸酶的组分存在，血浆中的锌大部分与蛋白质相结合，以游离形式存在的很少。

1. 生理功能

（1）酶的组成成分或酶的激活剂　锌是人体许多重要酶的组成成分，目前已知有 200 余种含锌酶，如超氧化物歧化酶、果糖二磷酸酶、碱性磷酸酶、乳酸脱氢酶等。锌是 RNA 聚合酶、DNA 聚合酶的激活剂。

（2）促进生长发育　锌参与核酸和蛋白质的合成以及细胞的生长、分裂和分化等过程。因此，锌缺乏时出现生长发育迟缓、身材矮小、性器官发育不良、伤口不易愈合等。

（3）维持正常味觉和食欲　锌参与唾液蛋白的构成，而且锌是味觉素的结构成分，味觉素是一种与味觉有关的蛋白质，有营养和促进味蕾生长的作用，故锌缺乏时，味觉迟钝，食欲下降。

（4）维持正常的暗适应能力　锌可促进视黄醛的合成和构型转化；参与肝脏中维生素 A 动员，维持血浆维生素 A 的浓度，故锌可促进维生素 A 的代谢和维持其正常的生理功能，从而对维持眼睛正常的暗适应能力起到一定作用。

（5）保证免疫系统的完整性　锌可直接影响胸腺细胞的增殖，使胸腺素分泌正常，从而保证免疫系统的完整性。

2. 缺乏与过量

（1）锌缺乏　在以谷类为主食的国家，尤其在经济落后地区的儿童中，锌缺乏相当普遍。主要原因是由膳食中锌长期严重摄入不足而引起。锌缺乏的典型表现如下：①味觉异常，食欲不振，偏食、厌食或有异食癖；②生长发育不良，患儿出现生长发育停滞、矮小、瘦弱、毛发稀疏等症状，发病后如未能及时治疗，则可发展成为侏儒病；③易发生腹泻、皮疹、皮炎、头发干枯、皮肤干燥、粗糙且有色素沉着，青年人锌缺乏，易发生痤疮。患者常见反复性口腔溃疡，伤口愈合不良等；④眼部易合并白内障和夜盲症；

⑤免疫力减退,反复感染,易感冒;⑥性发育不良或功能障碍,性成熟延迟,第二性征不明显,性功能减退,女性月经紊乱,男性不育;⑦认知行为改变,如认知能力下降,精神萎靡,共济失调,行为障碍;⑧妊娠、分娩合并症增多,如妊娠反应加重,易流产、早产,甚至出现胎儿宫内发育迟缓,易生产低体重儿。分娩合并症增多,产程延长,伤口易感染等。胎儿畸形率增高,易出现脑部及中枢神经系统畸形。

(2)锌过量　成人一次性摄入锌超过 2 g 会引起锌中毒,主要表现为上腹部疼痛、腹泻、恶心、呕吐。长期摄入锌过量可引起贫血、免疫功能降低、铜缺乏等。

3. 吸收与利用

锌主要在小肠内被吸收,吸收率一般为 20%～30%。影响锌的吸收的因素主要是肠黏膜细胞含锌量的调节。食物中的植酸、膳食纤维,以及铜、镉、钙、亚铁离子能抑制锌的吸收;维生素 D、葡萄糖、乳糖、半乳糖、柠檬酸等能促进锌的吸收。消化道中锌主要经肠道排出,小部分由汗液排出。

4. 膳食参考摄入量与食物来源

(1)参考摄入量　中国营养学会建议我国居民膳食锌的推荐摄入量(RNI)为:4～7 岁 12 mg/d;7～11 岁 13.5 mg/d;11～14 岁,男 18.0 mg/d,女 15.0 mg/d;14～18 岁,男 19.0 mg/d,女15.5 mg/d;18 岁以上,男 15.5 mg/d,女 11.5 mg/d;孕早期 11.5 mg/d,孕中期、孕晚期均为 16.5 mg/d,乳母 21.5 mg/d。

(2)食物来源　主要来自动物性食物,蛋白质含量高的食物含锌都较丰富,且吸收率高,尤以海产品中的贝类含量最高,如牡蛎。其他为畜禽肉及肝脏、蛋类、鱼类、豆类、谷类等。蔬菜及水果锌含量较低。

(五)硒

硒(selenium)是人体必需微量元素之一,人体内硒总量为 14～20 mg,广泛分布于所有组织和器官中。人体内肝、胰、肾、心、脾、牙釉质和指甲中硒浓度较高,脂肪组织中含量最低。硒缺乏与克山病有关,补硒能有效地预防克山病的发生。

1. 生理功能

(1)硒是谷胱甘肽过氧化物酶的重要组成成分　硒是谷胱甘肽过氧化物酶(GSH-Px)的构成成分。GSH-Px 具有清除自由基、抗氧化作用,是人体内具有防御机能的一大酶系,可保护细胞膜免受氧化损伤,维持细胞的正常功能。

(2)参与甲状腺激素的代谢　硒是脱碘酶的构成成分,该酶促进甲状腺分泌的 T_4 转化为活性形式 T_3 而发挥生理作用。

(3)保护心肌健康、预防克山病　硒能降低心血管病的发病率。研究发现,硒对心肌纤维、小动脉及微血管的结构及功能有保护作用。我国在 20 世纪 70 年代研究发现,硒缺乏是克山病发病的基本因素,补硒能有效地预防克山病的发生。

(4)对重金属有解毒作用　硒在胃肠道中可与铅、镉、汞等重金属结合,形成金属硒蛋白复合物并排出体外,起到解毒作用。此外,硒还有促进生长、保护视觉器官及抗肿瘤作用。

2. 缺乏与过量

(1)硒缺乏　硒缺乏的主要表现为心律失常、心动过缓或过速,心脏扩大,严重的

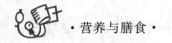

会出现心力衰竭、心源性休克,急性患者可迅速死亡。X线可见心脏呈球形扩大,心搏减弱,心电图有异常改变。血液中硒含量测定是硒缺乏的主要诊断依据,血硒能反映膳食中硒的摄入量,正常人体血硒参考值范围为 2.03～3.29 μmol/L,我国最低值为 0.10 μmol/L(贫硒地区),最高值为 95.0 μmol/L(硒中毒地区)。

(2)硒过量　摄入过的硒可引起中毒,硒中毒在世界一些地区时有发生,主要与地质环境硒含量过高导致当地居民摄入过高有关。国外有因食高硒含量保健品而中毒的报道。硒中毒的主要表现为:毛发脱落,头发从头皮处断裂,眉毛、胡须、腋毛、阴毛脱落。若硒中毒,皮肤会出现皮疹或水疱,并可发生溃疡。脱甲、指甲变脆、甲面出现白点及纵纹。消化系统表现为恶心、呕吐等。硒中毒还可出现乏力、易怒,肢端麻木继而抽搐、麻痹,甚至偏瘫等。有些患者可合并肌炎及心肌病。

3. 吸收与利用

硒主要在小肠吸收,吸收率大多在50%以上。有机硒比无机形式的硒吸收率高。硒吸收入血后,与血浆白蛋白结合,可转运至各器官和组织中。硒摄入量的33%～58%经粪便排出,其他以无机硒形式从尿中排出。

4. 膳食参考摄入量与食物来源

(1)膳食参考摄入量　中国营养学会建议我国居民膳食硒推荐摄入量(RNI)为:1～3 岁为 20 μg/d,4～6 岁为 25 μg/d,7～10 岁为 35 μg/d,11～13 岁为 45 μg/d。14 岁以上各类人群(除乳母外)均为 50 μg/d,乳母为 65 μg/d。

(2)食物来源　动物性食物中的肝、肾、肉以及海产品含硒较丰富,粮食、豆类、蔬菜及水果中硒含量受产地地质环境的影响,不同地区土壤及水中硒含量差异较大,因而食物中硒含量也有很大区别,高硒地区的粮食、豆类和蔬菜中的硒含量是克山病地区同类产品的 1000 倍。

(六)碘

碘(iodine)是人体必需微量元素之一,健康人体内碘含量为 20～50 mg,其中70%～80%分布在甲状腺内。

1. 生理功能

碘是合成甲状腺激素的重要物质,体内缺碘会导致甲状腺激素合成障碍。甲状腺激素的主要功能如下。①调节和促进物质代谢,甲状腺激素可促进生物氧化,调节蛋白质、糖类、脂肪及能量的代谢和水盐平衡。②甲状腺激素促进蛋白质合成,保证儿童正常的生长发育。③促进大脑及神经系统的发育,胎儿期或婴儿期缺碘可患克汀病。表现为智力低下,听力、语言及运动障碍。④甲状腺激素能促进维生素的吸收和利用,参与多种酶系的活化过程。

2. 吸收与利用

膳食中的无机碘在胃肠道可被迅速吸收;有机碘在消化道被消化、脱碘后,以无机碘形式被吸收,吸收后的碘迅速运转至血浆,分布到全身各组织。甲状腺是体内唯一储存碘的组织。体内甲状腺素经代谢分解出的碘,部分可被重新利用,大部分经尿排泄,少部分从粪便、汗液或乳汁中排出。

3. 碘缺乏

人体长期碘摄入不足,导致体内碘缺乏而引起的一系列病症称为碘缺乏病 (iodine deficient disorder,IDD),包括地方性甲状腺肿、地方性克汀病、地方性亚临床克汀病、流产、早产、死胎等。本病分布广泛,遍布全世界约 110 个国家。据估计全球受碘缺乏威胁的人群约有 16 亿人。我国约有 7 亿人居住在缺碘地区。IDD 最大的危害是胚胎时期和出生早期缺碘而导致克汀病。典型的克汀病患儿表现为呆、小、聋、哑、瘫。儿童、青少年和成人则可引起地方性甲状腺肿伴甲状腺功能低下。导致缺碘的主要原因如下。①自然环境中缺碘(土壤、水体中缺碘),导致膳食中碘长期摄入不足。②某些食物含抗甲状腺激素的物质,如十字花科植物白菜、萝卜等含有 β-硫代葡萄糖苷等,影响碘的利用。③蛋白质摄入不足,饮食中含钙、锰、氟过高或钴、钼不足,均影响甲状腺激素的合成。

4. 膳食参考摄入量与食物来源

中国营养学会建议我国居民膳食碘推荐摄入量(RNI)为:0～3 岁 50 μg/d,4～10 岁 90 μg/d,11～13 岁 120 μg/d,达到或超过 14 岁 150 μg/d,孕妇与乳母 200 μg/d。海产品(如海带、紫菜、淡菜)中含有丰富的碘。海鱼、对虾、干贝、海参、海盐中含碘量也较高。我国在缺碘地区采用推广加碘食盐来进行防治 IDD 已取得了很大成效。

八、水

水是一切生命存在的必需物质,是饮食中的基本成分,在人类的生命活动过程中,水发挥着极其重要的作用,没有水,就没有生命。水是人体需要量最大的营养素。

(一)水在体内的分布

水是人体中含量最多的成分,成年人体内水分含量约为体重的 65%。年龄越小,体内含水量越多。水是维持细胞正常功能、外形以及构成每一种体液所必需的物质,其在体内广泛分布于细胞内和细胞外。细胞内水含量为体内总量的 2/3,细胞外约为 1/3。各组织器官的含水量差异很大,如血液为 83%,骨骼为 22%,脂肪组织为 10%。

(二)生理功能

(1)水是构成人体的主要成分。

(2)水直接参与物质代谢:水是体内一切生化反应的主要介质,促进各种生理活动和生化反应过程。

(3)水是营养物质的载体:摄入体内的各种营养物质都必须通过血液或组织液运送到身体各部位才能发挥相应的作用,而水是构成血液和各种组织液的基本物质。

(4)水是排除代谢产物的载体:人体内的代谢废物大部分通过血液运送到肺和肾脏,经呼吸和尿液排出体外。

(5)调节体温:水还有调节体温的作用。当外界气温过高,或人因运动或疾病产热过多时,可通过汗液蒸发调节体温。

(6)水还可滋润皮肤,对关节、黏膜、肠道等起到润滑作用。

(三)水的需要量与水平衡

(1)水的需要量　人体中水的需要量变化很大,它受气温、年龄、活动强度、膳食

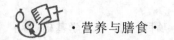

等诸多因素的影响。健康成人一般每日需水约 2500 mL。1989 年美国 RDA(RDA 是营养学上的一个参考标准)提出:成人每消耗 1 kcal(4.184 kJ)能量,水的需要量为1～1.5 mL。婴儿和儿童体表面积较大,代谢率较高,体内含水多,易发生脱水,以 1.5 mL/kcal 计算。孕妇、乳母可根据需要适当补充水的摄入量。

(2) 水平衡 人体每日摄入的水量和排出的水量保持平衡称为水平衡。人体内水的来源包括饮水、食物中水及内生水三大部分。内生水是指三大产能营养素在体内氧化分解时产生的代谢水。1 g 蛋白质代谢产生水 0.41 g,脂肪为 1.07 g,糖类为 0.6 g。正常成人每日食物中含水约 1000 mL,内生水约 300 mL,因此,中国营养学会在"中国居民膳食宝塔"中建议,健康成年人每天饮水至少需 1200 mL。

（四）水缺乏与过量

(1) 水缺乏 水缺乏多见于婴儿、儿童和老年人。水摄入不足或水丢失过多(如腹泻)可引起体内失水,重度缺水可形成机体高渗状态而导致脱水。失水量达体重的 2% 时,为轻度水缺乏,主要表现为口渴、少尿、口腔黏膜可轻度发干。失水量大于体重的 10% 时,为中度水缺乏,患者除口渴外,可有烦躁、眼球内陷、皮肤失去弹性等现象,婴儿可见前囟内陷及躁动或昏睡,成人可出现体位性低血压、尿少色深,继而可出现脉速,四肢发绀、发凉和潮湿,呼吸细速,婴儿可发生昏迷、少尿或无尿。失水大于体重的 20% 时,会导致死亡。

(2) 水中毒 如果水的摄入量超过排出量,可导致体内水过多,严重的可引起水中毒。水中毒在正常人中极少见,临床上多见于肝、肾疾病和充血性心力衰竭的患者。

九、植物化学物

（一）植物化学物的概念

植物化学物由种类繁多的化学物质组成,从广义上讲,植物化学物是生物进化过程中植物维持其与周围环境(包括紫外线)相互作用的生物活性分子。目前营养学界的多数观点认为:植物化学物是指植物中存在的一类不属于已知营养素的物质,它们具有调节植物生长、代谢、防御病虫害等作用,对人体具有促进生长发育、调节代谢、抵御危害的作用。植物化学物是近年来人类一大重要发现,大量的实验研究已经证明,植物化学物是人类新的健康宝库。如番茄红素、大蒜素、玉米黄酮等,具有显著的防癌、抑制自由基、增强免疫力、调节内分泌的作用。迄今为止,天然存在的植物化学物的总数量经不完全统计,有 60000～100000 种。就混合膳食而言,每天摄入的植物化学物约为 1.5 g,而对素食者来讲可能会更高一些。

（二）植物化学物的分类与作用

植物化学物可按照它们的化学结构或者功能特点进行分类。现将几种主要的植物化学物介绍如下。

1. 类胡萝卜素

类胡萝卜素(carotenoids)是一类重要的天然色素的总称,普遍存在于动物、高等植物、真菌,以及藻类中的黄色、橙红色或红色的色素之中。类胡萝卜素可分三类。

①胡萝卜素:属羟类化合物,最常见的有番茄红素和 β-胡萝卜素、γ-胡萝卜素。②叶黄素:亦称胡萝卜醇,是胡萝卜素的非酸性氧衍生物;常见的叶黄素有隐黄质、玉米黄质、叶黄素、辣椒红、辣椒玉红素、虾青素、虾红素、海胆烯酮、蒲公英黄质、新黄质、柠黄质、紫菌红素丁等。③类胡萝卜素酸:胡萝卜素的羧酸衍生物。类胡萝卜素的主要功效如下。

(1)抗氧化作用 类胡萝卜素具有显著的抗氧化功能,其分子结构中含有多个共轭双键,能有效抵制自由基的活性,从而减少其对细胞遗传物质(DNA、RNA)和细胞膜(如蛋白质、脂质和糖类)的损伤。

(2)免疫调节作用 研究发现,类胡萝卜素能增强免疫系统中 B 细胞、CD_4 细胞的活力,增加免疫细胞嗜中性粒细胞的数目,从而提升机体免疫防御的能力;同时,还具有免疫监督的作用。体外试验结果表明,类胡萝卜素能增加自然杀伤细胞(NK)的数目,能刺激吞噬细胞的吞噬作用,从而起到消灭癌细胞、预防癌症的作用。

(3)延缓衰老 人体衰老的进程与抗氧化和免疫调节能力息息相关,类胡萝卜素兼具抗氧化和免疫调节的功效,对延缓衰老有很好的作用。在抗氧化方面,类胡萝卜素尤其是 β-胡萝卜素不但能直接清除自由基,还能增加体内超氧化物歧化酶和谷胱甘肽过氧化物酶的含量,进而强化机体自身的抗氧化能力,延缓衰老。

(4)抗癌作用 研究表明,许多类胡萝卜素能使癌症致死的危险性降低 20%～30%。流行病学、药理实验都肯定 α-胡萝卜素、β-胡萝卜素、番茄红素、叶黄素等类胡萝卜素具有抗癌作用。

(5)预防其他慢性病 随着对类胡萝卜素抗氧化认识的不断深入,其与心血管疾病的关系也引起人们的关注,类胡萝卜素尤其是 β-胡萝卜素具有预防心血管疾病的重要作用;叶黄素和玉米黄素具有抗氧化和光过滤作用,能预防老年性黄斑变性、白内障等眼科疾病;另外,类胡萝卜素的强大抗氧化作用,对一些与自由基或氧化伤害有关疾病,如白内障、关节炎、糖尿病、肾小球肾炎、肝炎、肝硬化等均具有一定的防治作用。

2. 植物固醇

植物固醇(phytosterol)是存在于高等植物中的固醇,是植物细胞的重要组成成分,不能被动物吸收利用。其含量以豆固醇和谷固醇最高。其主要功效如下。

(1)有降低血液胆固醇、防治心脑血管疾病的作用 国内外研究表明,植物固醇在肠道内可以与胆固醇竞争,减少胆固醇吸收,有效地降低高脂血症患者血液中总胆固醇和低密度脂蛋白胆固醇含量,但不影响高密度脂蛋白胆固醇的含量。据统计,膳食中植物固醇摄入量越高,人群罹患心脏病和其他慢性病的危险性越小。

(2)抑制肿瘤、调节免疫功能 植物固醇进入人体后,不仅能降低胆固醇,还可抑制癌细胞分化,促进癌细胞死亡,增强机体免疫力。

(3)具有防治前列腺肥大、抑制乳腺增生的作用。

3. 多酚

多酚(polyphenol)又称植物多酚(plant polyphenol)或植物单宁(vegetable tannins),是一类广泛存在于植物体内的多元酚化合物。植物的皮、根、叶、果中含量丰富,可达 20%。可可豆中多酚的含量特别高。多酚类化合物主要功效如下。

(1)抗氧化作用　植物中所含的多酚化合物是重要的抗氧化剂,可以保护低密度脂蛋白免受过氧化,从而防止动脉粥样硬化和体内过氧化反应的致癌作用。

(2)调节血脂作用　大豆异黄酮可以降低胆固醇,茶多酚可减少肠内胆固醇的吸收,降低血液胆固醇。

(3)血管保护作用　红葡萄酒中的多酚化合物可抑制血小板的活性,从而抑制血栓的形成。

(4)预防肿瘤作用　槲皮素可以减少组胺的释放,抑制癌细胞的分化和生长,抑制癌细胞内 DNA 的合成。

(5)类雌激素作用　大豆异黄酮具有类雌激素样作用,适量的大豆异黄酮可减少女性更年期症状。

4. 有机硫化合物

有机硫化合物(organosulfur compound)是指分子结构中含有硫元素的一类植物化学物,它们以不同的化学形式存在于蔬菜或水果中。一部分以葡萄糖异硫酸盐缀合物形式存在于十字花科蔬菜中,如西兰花、卷心菜、菜花、球茎甘蓝、荠菜和小萝卜等。另外一部分以有机硫化合物形式存在于葱、蒜中。其中,大蒜中含量非常丰富,大蒜精油内含有一系列的含硫化合物,如大蒜辣素(二烯丙基硫代磺酸酯)、二烯丙基三硫化合物、二烯丙基二硫化合物等。有机硫化合物的生物学作用如下。

(1)抑癌作用　动物实验表明,异硫氰酸盐能阻止实验动物肺、乳腺、食管、肝、小肠、结肠和膀胱等组织癌症的发生。大蒜素还可以阻断体内亚硝胺合成,抑制肿瘤细胞的生长。

(2)杀菌作用　大蒜素具有广谱杀菌作用,大蒜汁对革兰阳性菌和革兰阴性菌均有抑制或杀灭作用。在抗生素出现之前,大蒜曾广泛应用于防治急性胃肠道传染病、白喉、肺结核、流感和脊髓灰质炎等疾病。

(3)抗病作用　大蒜具有增强机体免疫力、降血脂、减少脑血栓和冠心病发生等多种生物学作用。

5. 植物雌激素

植物雌激素(phyto oestrogen)是存在于植物中的可结合到哺乳动物体内雌激素受体上的并能发挥类似于内源性雌激素作用的成分。植物雌激素主要有三类:异黄酮类(isoflavones)、木酚素类(lignans)和黄豆素类(coumestans),均分布在植物及其种子里。异黄酮主要存在于大豆和大豆制品中,木聚素在亚麻种子和粮食制品中含量较高。植物雌激素主要的生物学效应如下。

(1)参与机体内分泌的调节　植物雌激素对人体内分泌的调节具有双重作用。一方面,一定剂量的植物雌激素在体内能与雌激素受体(estrogen receptor,ER)结合,发挥雌激素样作用。另一方面,低剂量的植物雌激素与内源性雌激素竞争雌激素受体,阻止了体内雌激素分子与受体的结合,从而可有效地减弱靶细胞对雌激素的应答,起到抗雌激素样作用。

(2)防治更年期综合征　妇女绝经前后,由于卵巢功能减退,体内雌激素水平下降,引起各器官组织的功能失调,出现一系列症状,称为更年期综合征。对此,植物雌激素可以起到预防和治疗作用。

（3）预防老年性骨质疏松症　绝经后妇女，卵巢功能衰退后雌激素水平下降，骨代谢出现负平衡，骨量减少。异黄酮可与骨细胞上的雌激素受体结合，减少骨质流失，同时增加机体对钙的吸收，增加骨密度，因而可有效地预防老年性骨质疏松症。

（4）预防癌症　雌激素通过刺激细胞增生诱发癌症，植物雌激素能够通过雌激素拮抗作用减少乳腺癌和子宫癌的发生。植物雌激素对前列腺癌和结肠癌也有预防作用，这是因为植物雌激素与雌二醇竞争结合雌激素受体，从而抑制雌二醇对肿瘤细胞的促分裂作用，进而抑制肿瘤细胞的生长。此外，植物雌激素还具有一定的抗氧化作用，抑制自由基对机体细胞的损伤从而起到防癌作用。

（5）其他　植物雌激素对心血管系统具有良好的保护作用，可以降低体内胆固醇的含量，减少心血管疾病（如高胆固醇血症、动脉硬化病变等）的发生。大豆异黄酮的雌激素样作用可使女性皮肤光滑、细腻、柔嫩、富有弹性，具有一定的美容效果。但是，大剂量的植物雌激素对人体有不良影响，如它会改变妇女的月经周期。

6. 植酸

植酸又称肌醇六磷酸（IP6），是天然存在于谷类食物和豆类食物中富含磷的一种有机化合物。植酸主要存在于植物种子胚层和谷皮中。植酸的螯合能力较强，可降低某些矿物质的生物利用率。但有研究表明，植酸具有一定的抗癌、抗氧化、调节免疫功能、抗血小板凝集等作用，在预防疾病、促进健康方面具有较大的意义。

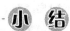

小　结

"营养学基础"这一部分主要介绍了营养与膳食的一些基本概念，阐述了人体所需的能量和六大类营养素（蛋白质、脂类、糖类、维生素、矿物质和水）的功能、来源，以及每日参考摄入水平、能量和各营养素缺乏与过量对人体健康的不良影响。还介绍了植物化学物。该部分是"营养与膳食"这门课程最基本的内容，必须全面了解，为后续学习打下坚实的基础。

能力检测

一、单项选择题

1. 评价食物蛋白质的质量高低，主要看（　　）。

A. 蛋白质的含量和消化率

B. 蛋白质的消化率和蛋白质生物学价值

C. 蛋白质含量、氨基酸含量、蛋白质生物学价值

D. 蛋白质含量、蛋白质消化率及蛋白质生物学价值

E. 氨基酸组成、蛋白质互补作用的发挥

2. 蛋白质生物学价值的高低主要取决于（　　）。

A. 各种氨基酸的含量与比值

B. 各种必需氨基酸与非必需氨基酸的含量与比值

C. 各种必需氨基酸的含量与比值

D. 各种非必需氨基酸的含量与比值

E. 限制氨基酸的含量与比值

3. 以下为人体非必需氨基酸的是（　　）。

A. 色氨酸　　B. 苏氨酸　　C. 蛋氨酸　　D. 精氨酸　　E. 赖氨酸

4. 食物中限制氨基酸的存在可使机体（　　）。

A. 蛋白质的吸收受到限制　　　　　　B. 蛋白质供应能量受限

C. 合成组织蛋白质受限　　　　　　　D. 蛋白质分解代谢受限

E. 机体氮平衡受限

5. 氮储留量/氮吸收量×100%是（　　）。

A. 蛋白质表观消化率　　　　　　　　B. 蛋白质真消化率

C. 蛋白质生物学价值　　　　　　　　D. 蛋白质净利用率

E. 蛋白质功效比

6. 植物性蛋白质的消化率低于动物性蛋白质,是因为（　　）。

A. 蛋白质含量低　　　　　B. 蛋白质被纤维包裹,不易与消化酶接触

C. 蛋白质含量高　　　　　D. 与脂肪含量有关

E. 蛋白质分子结构不同

7. 谷类食物中存在的第一限制性氨基酸是（　　）。

A. 谷氨酸　　B. 组氨酸　　C. 蛋氨酸　　D. 赖氨酸　　E. 色氨酸

8. 豆类食物中存在的第一限制性氨基酸是（　　）。

A. 谷氨酸　　B. 组氨酸　　C. 蛋氨酸　　D. 赖氨酸　　E. 色氨酸

9. 下列天然食物中蛋白质生物学价值最高的是（　　）。

A. 瘦猪肉　　B. 鸡蛋　　　C. 牛奶　　　D. 鱼　　　E. 黄豆制品

10. 按照目前我国膳食习惯,膳食中蛋白质的主要来源是（　　）。

A. 鱼、禽类　　　　　　　B. 肉类及豆制品　　　　　C. 奶类

D. 谷类　　　　　　　　　E. 蛋类

11. 脂肪摄入过多与许多疾病有关,因此,要控制膳食脂肪的摄入量,一般认为,脂肪的适宜供能比例是（　　）。

A. 10%~15%　　　　　　B. 60%~70%　　　　　　C. 20%~25%

D. 30%~40%　　　　　　E. 40%~50%

12. 必需脂肪酸与非必需脂肪酸的根本区别在于（　　）。

A. 前者是人体所必需的,而后者不是

B. 前者可以在人体合成,而后者不能

C. 前者不能在人体合成,而后者可以

D. 前者不是人体所必需的,而后者是

E. 以上都不是

13. 目前确定的最基本必需脂肪酸是（　　）。

A. 亚油酸、花生四烯酸、α-亚麻酸　　　B. 亚油酸、α-亚麻酸

C. 亚油酸　　　　　　　　　　　　　D. α-亚麻酸、花生四烯酸

E. 亚油酸、花生四烯酸

14. 以下哪种食用油中含必需脂肪酸较多？（　　）

A. 牛油　　　B. 花生油　　　C. 猪油　　　　D. 椰子油　　　E. 黄油

15. 以下不属于膳食纤维的是（　　）。

A. 纤维素　　　B. 果胶　　　C. 半纤维素　　　D. 藻类多糖　　E. 果糖

16. 人体的能量来源于膳食中蛋白质、脂肪和糖类，它们在体内的产能系数分别为（　　）。

A. 4 kcal/g、9 kcal/g、9 kcal/g　　　　　　　B. 4 kcal/g、9 kcal/g、4 kcal/g

C. 9 kcal/g、4 kcal/g、4 kcal/g　　　　　　　D. 4 kcal/g、4 kcal/g、4 kcal/g

E. 4 kcal/g、4 kcal/g、9 kcal/g

17. 为维持蛋白质代谢正常，60 kg成年男子（轻体力活动），膳食中每日需补充蛋白质75 g，其中优质蛋白质应有（　　）左右。

A. 10 g　　　B. 25 g　　　C. 40 g　　　D. 50 g　　　E. 60 g

18. 由于食物的特殊动力作用而增加的能量消耗，以何种营养素最多？（　　）

A. 脂肪　　　B. 糖类　　　C. 蛋白质　　　D. 混合膳食　　E. 酒精

19. 下列不属于无机盐的元素是（　　）。

A. 硫　　　　B. 氮　　　　C. 钙　　　　D. 硒　　　　E. 铁

20. 有利于肠道钙吸收的因素有（　　）。

A. 氨基酸、乳糖、维生素D　　　　　　　B. 脂肪酸、氨基酸、乳糖

C. 抗酸药、乳糖、钙/磷比值　　　　　　D. 乳糖、青霉素、抗酸药

E. 草酸、维生素D、乳糖

21. 用以判断储备铁缺乏期的指标是（　　）。

A. 血清铁　　　　　　B. 铁结合力　　　　　　C. 运铁蛋白饱和度

D. 血清铁蛋白　　　　E. 血红蛋白

22. 抑制膳食中非血红素铁吸收的因素有（　　）。

A. 胃酸分泌过多　　　　　　　B. 维生素C

C. 植酸、草酸和单宁酸　　　　D. 钙

E. 维生素D

23. 有关微量元素锌，不正确的是（　　）。

A. 过量铁可抑制锌的吸收

B. 缺锌的典型临床表现为食欲减退、生长发育受阻

C. 孕妇缺锌会导致中枢神经系统先天性畸形

D. 动物性食物锌的生物利用率小于植物性食物

E. 锌是许多金属酶的结构成分或激活剂

24. 参与构成谷胱甘肽过氧化物酶的营养素是（　　）。

A. 铁　　　B. 锌　　　C. 硒　　　D. 硫胺素　　E. 核黄素

25. 衡量机体维生素A缺乏的早期诊断指标是（　　）。

A. 血浆维生素A含量下降　　　　　B. 视觉暗适应能力降低

C. 血浆视黄醇结合蛋白含量下降　　D. 尿负荷试验维生素A含量下降

E. 以上都不是

26. 当血浆维生素 A 水平在正常范围时,说明(　　)。

A. 状况良好　　　　　　　　　　　　　B. 不能肯定,有可能为亚临床状态

C. 肝脏有充足的维生素 A 储存　　　　D. 肝脏维生素 A 储存量减少

E. 视黄醇结合蛋白含量偏低

27. 水溶性维生素的共同特点为(　　)。

A. 一般有前体物　　　　　B. 不易吸收　　　　　　C. 会积蓄中毒

D. 宜每日供给　　　　　　E. 以上都是

28. 脂溶性维生素的特性是(　　)。

A. 溶于脂肪和脂溶剂、疏水

B. 需脂类和胆盐协助才能吸收

C. 体内可大量储存,过量积蓄可引起中毒

D. 缺乏时症状发展缓慢

E. 以上都是

29. 下列食物中,维生素 A 含量丰富的是(　　)。

A. 鸡肝　　B. 猪肉　　C. 玉米　　D. 山药　　E. 牛肉

30. 可在体内合成的维生素是(　　)。

A. 维生素 C　B. 维生素 A　C. 维生素 E　D. 维生素 B_2　E. 维生素 D

31. 衡量机体维生素 B_2 营养状况最常用的实验室检查方法是(　　)。

A. 细胞内转酮醇酶活性测定　　　　B. 白细胞内维生素 B_2 含量测定

C. 尿负荷试验　　　　　　　　　　D. 暗适应能力测定

E. 以上都不是

32. 维生素 B_1 以辅酶形式参与(　　)。

A. 蛋白质代谢　　　　　B. 脂肪代谢　　　　　C. 赖氨酸代谢

D. 糖代谢　　　　　　　E. 钙代谢

33. 维生素 B_1 最主要的营养作用是(　　)。

A. 调节机体物质代谢和能量代谢　　　B. 促进生长发育

C. 影响 DNA 的合成　　　　　　　　D. 有利于胃肠道正常蠕动

E. 影响内分泌系统

34. 有关维生素,正确的是(　　)。

A. 维生素 A、维生素 C、维生素 D、维生素 E 为脂溶性维生素

B. 水溶性维生素不需每日供给

C. 大量摄入水溶性维生素一般不会引起中毒

D. 缺乏水溶性维生素时,症状不明显

E. 大量摄入维生素 E、维生素 A 不会引起中毒

35. 维生素 D 的儿童推荐摄入量是(　　)。

A. 10 $\mu g/d$　B. 15 $\mu g/d$　C. 20 $\mu g/d$　D. 25 $\mu g/d$　E. 30 $\mu g/d$

36. 中国居民膳食中膳食纤维的重要来源是(　　)。

A. 肉类　　B. 蛋类　　C. 奶制品　　D. 精制米面　　E. 水果、蔬菜

37. 在食品中不具有抗氧化作用的成分是（　　　）。

A. 多酚　　　　B. 维生素 C　C. 大蒜素　　　D. 膳食纤维　E. 大豆异黄酮

38. 植物性食物所含的抗氧化物,（　　　）在数量上是最多的。

A. 多酚类　　　　　　　　B. 类胡萝卜素　　　　　　C. 多糖类

D. 含硫化合物　　　　　　E. 植物雌激素

39. 既不能供热又不能构成机体组织,但又不可缺少的营养素是（　　　）。

A. 脂肪　　　B. 维生素　　C. 糖类　　　D. 蛋白质　　E. 矿物质

40. 钙的良好食物来源是（　　　）。

A. 蔬菜、水果　　　　　　B. 豆类　　　　　　　　　C. 谷类

D. 鱼、肉类　　　　　　　E. 乳类及乳制品

二、简答题

1. 简述维生素的共同特点。

2. 人体能量消耗主要有哪几个方面?

3. 营养素共有几大类? 其中,提供能量的是哪些?

4. 维生素 C 的主要生理功能是什么?

5. 糖类的生理功能有哪些?

三、讨论题

1. 试述膳食纤维是如何发挥防癌作用的?

2. 鸡蛋与馒头,哪一个蛋白质的营养价值更高? 为什么?

（胡玉华）

项目二　各类食物的营养价值

　学习任务

1. **掌握**　各类食物的营养价值和特点，以及无公害食品、绿色食品、有机食品的概念。
2. **熟悉**　强化食品和保健食品的定义、区别、意义或作用。
3. **了解**　无公害食品、绿色食品、有机食品、强化食品和保健食品的种类与要求。

食物是向人体提供能量和各种营养素的物质基础。人类的食物种类繁多，但根据其性质和来源一般可分为三类：①植物性食物，如谷类、豆类、蔬菜和水果等；②动物性食物，主要有畜禽肉类、奶类、蛋类、鱼类等；③加工食品，以动物性食物或植物性食物为原料加工而成的各种食物。不同食物所含的营养成分各有差异，因此，其营养价值也不尽相同。食物的营养价值(food nutritional value)是指食物中所含的各类营养素和能量满足人体营养需要的程度。食物的营养价值的高低取决于食物中营养素的种类是否齐全、数量的多少、相互比例是否适宜，以及是否容易消化吸收和利用。所含营养素种类齐全、数量及其相互比例适宜、易消化吸收和利用的食物，营养价值相对较高。反之，所含营养素种类不全、数量及其相互比例欠缺、不易被机体消化吸收和利用的食物，其营养价值就相对较低。

案例引导

产妇小芳，是一个非常孝顺的儿媳妇，婆媳关系甚好，产后由婆婆精心照顾。婆婆每天为小芳制作4～5顿营养餐，大部分是鸡汤、鱼汤、鸡蛋和精制的米粥、面条等，婆婆说不能吃水果，蔬菜也要少吃，原因是这些食物伤脾胃。产前小芳身体非常健康，但产后不久就患上了便秘，严重时连续五天未排便，必须到医院进行通便处理。

　　思考:1. 导致小芳便秘的主要原因可能是什么？
　　　　　2. 此种饮食除了可导致便秘外，还会引起哪些营养问题？

内容一　植物性食物的营养价值

一、谷类

谷类是人体能量最主要的食物来源。我国居民膳食中有 60%～80% 的能量和 50%～70% 的蛋白质由谷类提供,同时谷类也是无机盐及 B 族维生素的主要来源。

(一)谷类的结构与营养成分

谷类的基本结构分为四部分:①谷皮,为谷粒外部的数层被膜,占谷粒重量的 6%,主要由纤维素和半纤维素组成,并含有较高的维生素、脂肪和一定量的蛋白质;②糊粉层,位于谷皮下层,此层含有大量蛋白质、脂肪和维生素;③胚乳,占全谷粒重量的 82%,主要成分为淀粉,并含有少量的蛋白质、脂肪、矿物质和维生素;④胚芽,为谷粒发芽的部分,含有丰富的 B 族维生素,其中以维生素 B_1 含量最多,也含有大量的蛋白质、脂肪及较多的维生素 E 和矿物质。

在谷胚和谷粒周围部分还含有多种酶,最重要的是麦芽淀粉酶、蛋白酶、脂肪酶和植酸酶。所以谷类在储存时,如条件适合则容易发生变质。

(二)谷类的营养价值

(1)蛋白质　各种谷类粮食中,蛋白质含量差别很大,平均含量为 7%～10%。谷类中蛋白质主要是醇溶蛋白和谷蛋白,另外还含有少量的清蛋白和球蛋白。醇溶蛋白和谷蛋白营养价值均较低,缺乏赖氨酸、色氨酸及蛋氨酸。而麦胚和米胚中的蛋白质主要是球蛋白,含有较高的赖氨酸。为了改善谷类食物蛋白质的营养价值,目前采取的办法是强化氨基酸和改良谷物的品种,如玉米已培养出含赖氨酸高的品种 (Opaque-2 和 Floury-2,及 O_2 和 F_2)。

(2)糖类　谷类中的糖类含量非常丰富,多数在 70% 以上。其中主要是淀粉,占糖类总量的 90%,淀粉主要集中在胚乳中,其余为非淀粉类多糖(膳食纤维)。谷类中的淀粉有两种:直链淀粉和支链淀粉。直链淀粉可以被 β-淀粉酶完全水解成麦芽糖,而支链淀粉只有 54% 能被 β-淀粉酶水解,故支链淀粉较难消化。

(3)脂类　谷类中的脂类含量很低,多在 2% 以下,但在玉米、荞麦中含量较高,分别达到 4% 和 7%。谷类中的脂类含有较丰富的不饱和脂肪酸及少量的植物固醇和卵磷脂。

(4)无机盐　谷类无机盐含量一般为 1.5%～3%,大部分集中在谷皮和糊粉层,其中主要是钙和磷,由于绝大部分以植酸盐的形式存在,故吸收率较低。各种谷类含铁量不等,一般为 1.5～3 mg/100 g。

(5)维生素　谷类是 B 族维生素的重要来源,其中维生素 B_1、维生素 B_2 和烟酸含量较多,小米、黄玉米中含较多胡萝卜素,胚芽中含有丰富的维生素 E。维生素大部分集中在谷皮、糊粉层和胚芽中,精白米面中维生素含量只有全谷的 10%～30%。

(三)加工、烹调和储存对谷类营养价值的影响

(1)谷类的加工　谷类经适当的碾磨加工,可除去杂质和谷皮,改善感官性状,利

于消化吸收。但谷粒中各种营养成分分布很不均匀,外层及胚芽部分营养素含量较丰富,过度加工会使维生素、无机盐、蛋白质及脂肪等营养素严重损失。如长期食用加工过于精细的米和面,可造成维生素 B_1 大量损失,从而导致脚气病。反之,如果加工过于粗糙,会造成感官性状不佳,同时消化吸收率降低。为此,我国提出的"九五米"、"八五米"加工标准既能最大限度地保存营养素,又能保持较好的感官性状和消化吸收率。目前人们对精白米、精白面需求日益增加,对此,有关部门应根据我国的膳食构成及饮食特点制定相应措施,对米、面进行强化管理,以保证人群的健康。

(2)谷类的烹调 谷类食物经过烹调,可以改善感官性状,以促进消化吸收。但营养素在烹调过程中也受到了一定的损失,如淘米时可损失维生素 B_1 30%~60%,维生素 B_2 和烟酸 20%~25%,无机盐 70%,蛋白质 15.7%,脂类 42.6%,糖类 2%。而且搓洗次数愈多,浸泡时间愈长,水温愈高,各种营养素损失愈严重。制作捞蒸饭时,先将大米在水中浸泡加热,然后捞去米汤再蒸,比普通不去米汤的做法损失维生素、无机盐 40%左右。煮面条时,有 30%~40%的维生素 B_1、维生素 B_2、烟酸转入汤中。炸油条时因高温和加碱,可使维生素 B_1 全部破坏,维生素 B_2 和烟酸损失 45%左右。但在蒸、煮玉米面时加碱可使结合型烟酸转化为游离型烟酸,游离型烟酸易被人体吸收利用。

(3)谷类的储存 在避光、通风、干燥和阴凉的环境下,谷类可以长期储存。因为此条件可抑制谷类酶的活性,控制微生物的繁殖,减少空气中氧和日光对营养素的破坏,使其原有的营养价值得到保存。

二、豆类

豆类的品种很多,根据营养成分的含量可分为两大类:一是大豆类(包括黄豆、黑豆及青豆等);二是杂豆类(包括蚕豆、豌豆、绿豆、小豆等)。

(一)大豆营养价值与特点

(1)蛋白质 大豆蛋白质含量很丰富,平均含量为 30%~40%,且为优质蛋白质。其中赖氨酸、亮氨酸等必需氨基酸含量丰富,苯丙氨酸、蛋氨酸含量稍低。

(2)脂类 大豆脂肪含量为 15%~20%,不饱和脂肪酸含量高达 85%,其中,亚油酸含量为 51.7%~57.0%,甚至更高;亚麻酸含量为 2%~10%。另外,还有较多的磷脂和植物固醇,它们对高血压、动脉粥样硬化有一定的防治作用。

(3)糖类 大豆碳水化合物含量约为 34%,其中 1/2 为不能被人体消化吸收的棉籽糖和水苏糖(又称大豆低聚糖),但可以被肠道细菌利用,肠道细菌在繁殖过程中能产生大量气体而引起胀气。因此,不能过多使用。

(4)矿物质与维生素 大豆中矿物质含量较谷类高,约为 4%,其中钙、钾、钠含量较谷类高,但微量元素略低于谷类(铁较谷类含量高,每 100 g 大豆含铁可达 7~8 mg)。大豆中含有维生素 E、维生素 B_1、维生素 B_2、胡萝卜素、烟酸等,其中,维生素 E和胡萝卜素含量较高,维生素 B_1 含量较低,干豆中不含维生素 C。

(5)大豆中的生物活性物质 大豆中除了含有一定的营养素外,还含有多种具有保健作用的生物活性物质,如大豆低聚糖、大豆皂苷、大豆异黄酮、大豆多肽、大豆磷脂、大豆中的膳食纤维等。近年来的研究发现,大豆低聚糖、大豆皂苷、大豆异黄酮具有抗氧化、降血脂、预防肿瘤等作用。

（6）大豆中的抗营养成分　大豆中含有抗胰蛋白酶、红细胞凝集素、致甲状腺肿物质、脂肪氧化酶（豆腥味）等有害成分，但经加热即可破坏。此外，大豆中还有的皂苷、胀气因子等加热无法去除，因此，如果食用不当，对人体可造成一定的影响。

（二）杂豆类

除大豆类外，其余豆类统称为杂豆类。杂豆类的特点是糖类含量丰富，为40%～60%，蛋白质含量为20%左右，脂类含量较低，其他营养素含量近似于大豆。

（三）豆制品

常见的豆制品主要有豆腐、豆浆和豆芽等，其营养成分随加工方法不同而各有差异。其中，嫩豆腐中蛋白质含量约为8%，干豆腐中蛋白质含量为17%～45%。经加工后的大豆制品，其中的大部分抗营养因子被破坏，同时蛋白质消化吸收率大大提高，如整粒大豆蛋白质消化吸收率为65.3%，而豆腐为92%～96%，豆浆约为84.9%。但是，大豆制品中脂肪、无机盐和维生素的损失较大。干豆中不含维生素C，但黄豆芽和绿豆芽中维生素C含量较丰富，每100 g黄豆芽或绿豆芽中维生素C含量可高达17～25 mg，故常作为北方寒冷季节维生素C的良好来源。

三、蔬菜和水果

蔬菜、水果是人类膳食的重要组成部分，是无机盐、某些维生素和膳食纤维的重要来源，对维持人体健康具有重要的意义。

（一）蔬菜

蔬菜种类繁多，按其结构和可食部分不同，可将其分为叶菜类、瓜茄类、根茎类、鲜豆类和菌藻类五大类，其营养特点如下。

（1）无机盐的重要来源　蔬菜中含有钙、磷、铁、铜、碘、氟、钼等多种无机盐。许多绿叶蔬菜，如油菜、小白菜、雪里蕻、芹菜等含钙非常丰富，而且利用率也高。但有些蔬菜，如菠菜、空心菜、苋菜、笋、韭菜、茭白等含钙虽多，但同时因其含有较多的草酸，影响了钙的吸收利用。绿色蔬菜中含有一定量的铁，一般每100 g中含铁1～2 mg，但其消化吸收率均低于5%。其他各种无机盐和微量元素的含量受当地水土环境的影响较大，因此，不同地区其含量亦有较大差异。

（2）维生素的重要来源　新鲜蔬菜是维生素C、胡萝卜素、维生素B_2和叶酸的重要来源。各种蔬菜都含有一定量维生素C，特别是叶菜类和花菜类含量很高，根茎类次之。常吃的蔬菜，如油菜、花菜、菜椒、雪里蕻、苦瓜、苋菜和白萝卜等每100 g中维生素C含量多在20 mg以上。胡萝卜素的含量与蔬菜的颜色密切相关，绿色、橙黄色的蔬菜含量较多，习惯上丢弃的芹菜叶、莴苣叶、萝卜叶等中胡萝卜素的含量也很丰富，应加以利用。蔬菜中维生素B_2的含量虽不够丰富，但也是我国居民膳食的重要来源。

（3）膳食纤维的主要来源　各类蔬菜中都含有较丰富的膳食纤维，最丰富的是叶菜类和鲜豆类，菌藻类也较丰富，根茎类和瓜茄类含量略低。

（4）蛋白质、脂类和糖类的来源　蔬菜中蛋白质含量较多的有鲜豆类（2%～14%）和菌藻类（约20%），其余蛋白质含量均较低。一般蔬菜脂类含量普遍较少。糖

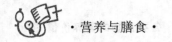

类除部分根茎类(如马铃薯、红薯和芋头等)含量较高外(约20%),其他均较少。

(5) 生物活性物质的来源　蔬菜中除含有一些营养素外,还含有具有一定生物活性的有一定保健功能的植物化学物,如多酚类、黄酮类、类胡萝卜素、有机硫化合物、植物固醇等,这些物质具有一定的抗氧化、降血脂、防癌作用,对人类的健康有重要的意义,目前被营养学界广泛关注。

(二) 水果

水果的营养价值近似于蔬菜的。糖类含量为5%～25%,主要是果糖、葡萄糖及蔗糖。某些水果维生素和无机盐含量较丰富,如鲜枣中维生素C的含量每100 g高达500 mg,山楂、柑橘、柠檬、草莓每100 g中维生素C含量为20～60 mg。一般水果中每100 g胡萝卜素含量为0.4～0.8 mg。某些水果中还含有大量的酶和有机酸,如菠萝和无花果含有蛋白酶,生食可促进蛋白质消化。水果中的柠檬酸、苹果酸和酒石酸可促进消化液的分泌,有利于食物的消化吸收。另外,野菜、野果不仅味道鲜美,而且营养价值也高。常见的野菜,如苜蓿、马齿苋、野苋菜、启明菜等含维生素C、维生素B₂和钙较普通蔬菜高数倍甚至数十倍。野果如酸枣、醋柳、猕猴桃、金樱子等,维生素C含量极为丰富,高达1%～3%。

内容二　动物性食物的营养价值

动物性食物包括畜禽肉类、奶类、鱼类和蛋类等,含有丰富的优质蛋白质、无机盐、维生素,脂类含量也较高,主要以饱和脂肪酸居多。

一、畜禽肉类营养价值及特点

畜禽肉类食品包括畜禽类的肌肉、内脏及其制品,含有丰富的优质蛋白质、无机盐和维生素,但糖类含量很低。畜禽肉类食品消化吸收率高,饱腹作用强,味道鲜美,可以加工成各种菜肴,具有很高的营养价值。

(一) 蛋白质

各种畜禽肉类食品含蛋白质随动物种类、年龄和部位不同有很大的差别,一般为10%～20%。畜禽肉类蛋白质中的氨基酸模式与人体蛋白质氨基酸接近,因此,畜禽肉类蛋白质营养价值较高。此外,畜禽肉类食品中存在的含氮浸出物(包括肌凝蛋白原、肌肽、肌酸、肌酐、嘌呤碱和氨基酸)是肉汤鲜味的主要来源,一般成年动物高于幼年动物,禽类肉类高于畜类肉类,所以老鸡肉汤较鲜美。

(二) 脂类

畜禽肉类中脂类含量平均为10%～30%,肥肉可高达50%以上,主要是甘油三酯,其中脂肪酸以饱和脂肪酸为主,必需脂肪酸含量较低。胆固醇含量在各器官中差别很大,瘦肉每100 g约含70 mg,肥肉每100 g约含109 mg,内脏更高,尤以脑组织最高,每100 g脑组织含胆固醇可达2000～3000 mg,其次为肝脏。禽类肉类脂类熔点较低,易于消化吸收,亚油酸含量占脂类总量的10%～20%。

（三）无机盐

畜禽肉类中含有多种无机盐，总含量为 0.8%～1.2%。其中铁、磷含量较高。畜禽肉类尤其是动物的肝脏和血液中含有丰富的铁，且以血红素铁的形式存在，生物利用率高，不受食物中草酸、植酸的干扰。畜禽肉类中钙的含量较低，每 100 g 含量为 7～10 mg。

（四）维生素

畜禽肉类中维生素含量比较低，内脏中的含量高于肌肉的，尤其是肝脏，维生素含量丰富。如羊肝每 100 g 含维生素 A 8970 μg，含维生素 B_1 0.42 mg，含维生素 B_2 3.57 mg，含烟酸 10.9 mg，含维生素 C 17 mg。

二、奶类和蛋类营养价值及特点

（一）奶类营养价值及特点

奶类是营养价值很高的一类食品，其营养成分齐全，且各种营养素含量比例适宜，容易消化吸收，是婴幼儿最理想的食品。常为人食用的奶类有鲜牛奶和羊奶以及各种奶制品，如奶粉、奶酪、炼乳、酸奶等。奶类的主要营养成分及组成特点如下。

（1）蛋白质　牛奶中蛋白质含量约为 3.5%，人奶和羊奶约为 1.5%，其中 85% 为酪蛋白，氨基酸模式与人体氨基酸模式接近，消化吸收率较高，生物学价值为 85%。

（2）脂类　奶类脂类含量为 3.6%～4.0%，其中低熔点的油酸占 33%，奶中脂肪颗粒很小，呈高度乳化状态，消化吸收率较高。此外，尚含有各种必需脂肪酸和少量的卵磷脂及胆固醇。

（3）糖类　奶类碳水化合物含量为 3.4%～7.4%，牛奶中糖类含量为 4.6%～4.7%，比人奶低，人奶中糖类含量为 7.0%。奶类主要含乳糖，乳糖有调节胃酸、促进胃肠蠕动和促进消化腺分泌的作用，它能促进肠道乳酸菌的生长繁殖，从而抑制肠道腐败菌的生长。有些人由于长期不食用奶类，体内缺乏乳糖分解酶，再食用时可出现腹痛、腹泻等症状，称为乳糖不耐受症。

（4）矿物质　奶类中含有多种无机盐和微量元素，总量为 0.6%～0.7%，尤以钙、磷、钾含量丰富，牛奶中含钙量可达 1 g/L，且易消化吸收。奶中含铁很少，约为 2 mg/L，故牛奶或母乳喂养的婴儿，四个月后要注意补充含铁丰富的食物。

（5）维生素　奶类中维生素种类齐全且含量丰富。其含量受饲养条件、季节和加工方法的影响较大，有青饲料的季节，牛奶中维生素 A 和维生素 C 的含量明显增加。奶中维生素 D 含量极低，且受动物光照时间的影响。

（二）蛋类营养价值及特点

常见的蛋类有鸡蛋、鸭蛋、鹅蛋等，以鸡蛋最为普遍。鸡蛋每个重 30～50 g，其中蛋黄占 32%，蛋清占 57%，蛋壳占 11%。蛋壳的颜色是由于卟啉的存在造成的，与蛋的营养价值无关。

（1）蛋白质　蛋类蛋白质含量为 13%～15%，蛋黄含量高于蛋清。其中含有人体所需的各种必需氨基酸，氨基酸模式非常接近人体需要，生物学价值达 95% 以上。全

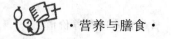

蛋蛋白质几乎能被人体完全吸收利用,是食物中最理想的蛋白质。在进行各种蛋白质营养评价时,常以全蛋蛋白质作为参考指标。

（2）脂类与糖类　蛋类脂类含量为 11％～15％,主要存在于蛋黄中。蛋类脂类除中性脂肪外,还含有丰富的卵磷脂,胆固醇的含量也很高,每个蛋黄内含胆固醇 200～300 mg。蛋类糖类含量均较低,一般为 1％～3％,蛋黄略高与蛋清,加工后含量会提高。

（3）无机盐　蛋类是无机盐的良好来源,含钙、磷、铁均较多,主要存在于蛋黄中。钙、磷吸收率高,铁的吸收率低,仅为 3％。

（4）维生素　蛋类中维生素绝大部分存在于蛋黄中,维生素 A、维生素 D、维生素 B_1、维生素 B_2 含量均很丰富。另外,生蛋清中含有抗生物素和抗胰蛋白酶,能影响生物素的吸收和抑制胰蛋白酶的活力,但当加热煮熟后,二者即被破坏。

三、鱼类营养价值及特点

（一）蛋白质

鱼类蛋白质含量为 15％～20％,其肌纤维短,肌肉组织疏松,水分含量高,故肉质细嫩,消化吸收率可达 87％～98％,是蛋白质的良好来源。

（二）脂类与糖类

鱼类脂类含量低,一般为 3％～5％,且多为不饱和脂肪酸,尤其海鱼不饱和脂肪酸含量高达 70％～80％。鱼类脂类熔点较低,消化吸收率较高,约为 95％。某些海鱼脂肪中含有丰富的 DHA（二十二碳六烯酸）和 EPA（二十碳五烯酸）。因此,常食海鱼对于防治动脉粥样硬化和冠心病有较明显的效果。每 100 g 鱼类中含有胆固醇 60～114 mg;但鱼子、蟹黄等中胆固醇含量较高,每 100 g 中含有胆固醇 470～940 mg。鱼类糖类含量均较低,一般为 1.5％。

（三）无机盐

鱼类无机盐含量一般为 1％～2％,含钙高于畜禽肉类,虾皮中含钙较多,高达 2％。海产鱼类含碘丰富,牡蛎富含丰富的铜、锌、硒。

（四）维生素

鱼肝脏中含有丰富的维生素 A 和维生素 D,是生产药用鱼肝油的原料。鱼体内维生素 B_1、维生素 B_2 和烟酸含量也较多,而维生素 C 含量很低。鱼体内含有硫胺素酶和可催化维生素 B_1 降解的蛋白质,其特点是活鱼体内该酶没有活性,一旦鱼死亡,该酶立刻发挥作用,使维生素 B_1 遭到破坏,故鱼类应尽可能在新鲜时加工烹调,同时少吃生鱼制品。

内容三　安　全　食　品

长期以来,随着工业化、现代化的迅速发展,在农业及农副产品的生产中,化肥、农药及各种现代技术得到了大量应用,从而有力地促进了农业的增产和丰收,但同时也出现了一系列环境污染和食品安全问题。随着人们物质文化生活水平的不断提高,人们对饮食营养和食品安全卫生问题更加重视,生产安全健康食品已是世界范围内人们的普遍需求。无公害食品、绿色食品、有机食品是三类有着不同的产品质量要求和相应的产品生产、加工标准的新品质安全食品,生产、加工和食用无公害食品、绿色食品、有机食品是世界范围内食品消费的需要,也是社会发展和人们物质文化生活不断提高的必然结果。

一、无公害食品

(一)定义

无公害食品是指在良好的生态环境中,通过应用无公害技术进行生产,将有毒、有害物质含量限制在安全允许范围之内;能符合通用卫生标准,并经有关部门认定的农林牧渔产品及其加工产品。无公害食品具有安全性、优质性和高附加值三个明显特征。

(二)无公害食品的要求

(1)产地生态环境质量必须达到农产品安全生产要求。

(2)必须按照无公害食品管理部门规定的生产方式进行生产。

(3)产品必须对人体安全,符合有关卫生标准。

(4)必须取得无公害食品管理部门颁发的标志或证书。

(5)必须使用无公害食品标志(图 2-1(a))。

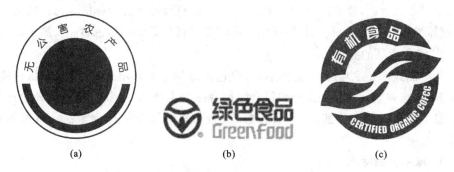

(a)   (b)   (c)

图 2-1 无公害食品、绿色食品、有机食品标志

无公害食品是指无污染、安全、优质、有营养并通过管理部门认证的使用无公害标志的食品。严格地讲,无公害是对食品的一种基本要求。

当前,随着我国农业和农村经济发展进入新的阶段,农产品质量安全问题已成为农业发展的一个主要矛盾。农药、兽药、饲料添加剂、动植物激素等的使用,为农业生产和农业产品数量的增长发挥了积极的作用。同时也给农产品质量安全带来了隐患,加之环境污染等其他方面的原因,我国农产品污染问题日渐突出。农产品因农药残留、兽药残留和其他有毒或有害物质超标造成的餐桌污染和引发的中毒事件时有发生。

为了从根本上解决农产品污染和安全问题,提高我国农产品质量安全水平,国家采取了一系列提高农产品质量和安全的措施,2002 年 4 月 29 日颁布了《无公害农产品管理办法》。2003 年 5 月 7 日颁布了《无公害农产品标志管理办法》,农业部启动了

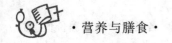

"无公害食品行动计划",并开始制定《农产品质量安全法》,在开展试点的基础上,在全国范围内以全面提高农产品质量安全为核心,以"菜篮子"产品为突破口,以市场准入为切入点,从产地和市场两个方面入手,对农产品实行"从农田到餐桌"全过程质量安全控制。用8~10年的时间,基本实现主要农产品生产和消费无公害。

二、绿色食品

(一)概述

1989年农业部在研究制定农业企业经济和社会发展的"八·五"规划和2000年设想时,对提高农业企业经济改善的突破口问题,组织有关专家及各方面的实际工作者进行多次研究讨论,并根据农垦系统的特点,经济和社会发展需求,提出发展"无污染食品"的规划,并赋予它一个形象的、有生命力的名称——绿色食品。我国从1990年正式实施绿色食品工程。1991年农业部颁布了《农业部"绿色食品"标志管理暂行办法》,1992年负责组织、引导、支持和协调全国绿色食品工程的管理机构"中国绿色食品发展中心"正式成立,1993年5月该中心被"有机农业运动国际联盟"接纳为正式会员,从此,中国的绿色食品及有关生态农业活动与国际接轨。十多年来,我国的绿色食品生产开发取得了令人瞩目的成就。

1. 绿色食品的概念

绿色食品(green food)并非指绿颜色的食品,而是指遵循可持续发展原则,按照特定的生产方式生产,经专门机构认定,许可使用绿色食品标志商标的无污染的安全、优质、营养类食品。目前,我国认定绿色食品的专门机构是中国绿色食品发展中心。

2. 绿色食品的要求

①产品或产品原料的产地必须符合绿色食品的生态环境标准;②农作物种植、畜禽饲养、水产养殖及食品加工必须符合绿色食品的生产操作规程;③产品必须符合绿色食品的质量和卫生标准;④产品的包装、储藏和运输必须符合绿色食品包装储运标准。

3. 绿色食品标志

为了与一般的食品区别开,绿色食品由统一的标志来标识。绿色食品标志是由中国绿色食品发展中心在国家工商行政管理局正式注册的质量证明商标。绿色食品标志由特定的图形来表示(图2-1(b))。

4. 绿色食品的特征

绿色食品与普通食品相比有如下三个显著特征。

(1)强调产品出自最佳生态环境 绿色食品生产从原料产地的生态环境入手,通过对原料产地及其周围的生态环境严格监测,判断其是否具备生产绿色食品的基础条件,而不是简单地禁止在生产过程中化学物质的使用。

(2)对产品实行全程质量控制 绿色食品生产实施"从土地到餐桌"全程质量控制,而不是简单地对最终产品的有害成分含量和卫生指标进行测定,从而在农业和食品生产领域树立全新的质量观。

(3)对产品依法实行标志管理 政府授权专门机构管理绿色食品标志,这是一种将技术手段和法律手段有机结合起来的生产组织和管理行为。

（二）绿色食品的质量标准

为了保证绿色食品无污染、安全、优质、营养的特性,开发绿色食品有一套较为完整的质量标准体系。绿色食品标准包括产地环境质量标准、生产技术标准、产品质量和卫生标准、包装标准、储存和运输标准以及其他相关标准。这些标准构成了绿色食品完整的质量标准体系。依据质量标准,我国从 1996 年开始在绿色食品的申报及审批过程中将绿色食品分为 A 级绿色食品和 AA 级绿色食品两个级别。

（1）A 级绿色食品　这是指在生态环境质量符合规定标准的产地,生产过程中允许限量使用限定的化学合成物质,按特定的操作规程生产、加工,产品质量及包装经检测、检验符合特定标准,并经专门机构认定,许可使用 A 级绿色食品标志的产品。

（2）AA 级绿色食品　这是指在环境质量符合规定标准的产地,生产过程中不使用任何有害化学合成物质,按特定的操作规程生产、加工,产品质量及包装经检测、检验符合特定标准,并经专门机构认定,许可使用 AA 级绿色食品标志的产品。AA 级绿色食品标准已经达到甚至超过有机农业运动国际联盟的有机食品的基本要求。

实际上,A 级绿色食品是作为向 AA 级绿色食品过渡的一个过渡期产品,它不仅在国内市场上有很强的竞争力,在国外普通食品市场上也有很强的竞争力。它们的区别如表 2-1 所示。

表 2-1　A 级绿色食品与 AA 级绿色食品的区别

	AA 级绿色食品	A 级绿色食品
环境评价	采用单项指数法,各项数据均不得超过有关标准	采用综合指数法,各项环境监测的综合污染指数不得超过 1
生产过程	生产过程中禁止使用任何化学合成肥料、化学农药及化学合成食品添加剂	生产过程中允许限量、限时、限定方法使用限定品种的化学合成物质
产　品	各种化学合成农药及合成食品添加剂均不得检出	允许限定使用的化学合成物质的残留量仅为国家或国际标准的 1/2,不得检出其他禁止使用的化学物质残留
包装标识、标志编号	标志和标准字体为白色,底色为绿色,防伪标签底色为绿色,标志编号以单数结尾	标志和标准字体为绿色,底色为白色,防伪标签底色为蓝色,标志编号以双数结尾

三、有机食品

1. 有机食品的定义

有机食品(organic rood)是有机农业的产物,在国外也称作生态食品或生物食品。根据有机农业协调与统一国际组织的定义,有机食品是指来自于有机农业生产体系,根据有机农业运动国际联盟的生产要求和相应的标准生产加工的并通过独立的有机食品认证机构认证的一切农副产品,包括粮食、蔬菜、水果、奶制品、禽畜产品、蜂蜜、水产品、调料等。除有机食品外,还有有机纺织品、化妆品、林产品、生物农药、有机肥料等,它们被统称为有机产品。根据美国农业部的定义,有机农业是一种完全不用人工合成的化肥、农药、生长调节剂和饲料添加剂的生产制度。有机农业在可靠范围内尽量依靠作物轮作、牧畜粪肥、豆科作物、绿肥、场外有机废料、含有矿物养分的矿石等维持养分平衡,利用生物措施、物理措施防治病虫害。有机食品是有机农业的产物,因此,它是一类源于自然、富有营养、高品质、无污染的环保型安全食品,我国的 AA 级绿色食品在标准上等效采用有机农业运作的有机食品标准。

2. 有机食品的要求

有机食品的要求如下:①原料必须来自于已建成的有机农业生产体系,或采用有机方式采集的野生天然产品;②产品在整个生产过程中严格遵循有机食品的加工、包装、储藏、运输标准;③生产者在有机食品生产和流通过程中,有完善的质量控制和跟踪审查体系,有完整的生产和销售记录档案;④必须通过独立的有机食品认证机构认证;⑤使用有机食品标志。

总之,生产有机食品比生产其他食品难度要大,需要建立全新的生产体系和监控体系,采用相应的病虫害防治、地力保持、种子培育、产品加工和储存等替代技术。

四、无公害食品、绿色食品、有机食品的区别与联系

(一) 区别

(1) 有机食品在生产加工过程中绝对禁止使用农药、化肥、激素等人工合成物质,并且不允许使用基因工程技术;其他食品(如 A 级绿色食品)则允许有限使用这些物质,且不禁止使用基因工程技术。如绿色食品对基因工程技术和辐射技术的使用未作规定。

(2) 有机食品在土地生产转型方面有严格规定。它考虑到某些物质在环境中会残留相当一段时间,土地从生产其他食品到生产有机食品需要 2~3 年的转换期,而生产绿色食品和无公害食品则没有转换期的要求。

(3) 有机食品在数量上进行严格控制,要求定地块、定产量,而生产其他食品没有如此严格的要求。

(4) 目标定位不同:

① 无公害农产品的目标定位是规范农业生产,保障基本安全,满足大众消费。

② 绿色食品的目标定位是提高生产水平,满足更高需求,增强市场竞争力。

③ 有机食品的目标定位是保持良好生态环境,使人与自然和谐共生。

(5) 质量水平不同:

① 无公害农产品符合中国普通农产品质量水平。

② 绿色食品达到发达国家普通食品质量水平。

③ 有机食品达到生产国或销售国普通食品质量水平。

(二) 联系

(1) 无公害食品、绿色食品、有机食品都是经质量认证的安全食品。

(2) 无公害食品是绿色食品和有机食品发展的基础,绿色食品和有机食品是在无公害食品基础上的进一步提高。

(3) 无公害食品、绿色食品、有机食品都注重生产过程的管理,无公害食品和绿色食品侧重对影响产品质量因素的控制,有机食品侧重对影响环境质量因素的控制。

内容四　保健食品与营养强化食品

一、保健食品

随着经济的发展和人类文明的进步,人们对健康的认识和追求也在不断提高。为了满足人类对健康的追求和促进,自 20 世纪 80 年代末和 20 世纪 90 年代初具有改善和调节人体功能的保健食品(health food)相继在许多国家开始研制和生产,并得到了快速发展。

(一) 概述

1. 保健食品的定义

我国卫生部在 1996 年 3 月 15 日颁布的《保健食品管理办法》中将保健食品定义为:表明具有特定保健功能的食品,即适宜于特定人群食用,具有调节机体功能,不以治疗疾病为目的的食品。

2. 保健食品的基本特征

保健食品应具备如下三个最基本的特征。

(1) 保健食品必须保证食用安全性　保健食品必须是食品,符合食品所应当具有的无毒无害、有一定营养价值、感官性状良好的要求。保健食品的形态既可以是传统食品的属性,也可以是胶囊、片剂、口服液等形式。

(2) 保健食品要有保健功能　保健食品必须带给食用者某种特定的健康利益或体现特定的保健功能,这种特定的健康利益或保健功能不属于已知营养素的营养作用,并可用现代科学方法(最好在人体)验证。

(3) 保健食品不是药品　保健食品不以治疗为目的,不追求短期临床疗效,不需医生处方,对适用人群无严格剂量限制,正常情况下食用安全。

3. 对保健食品的要求

我国《保健食品管理办法》规定,保健食品必须符合以下要求。

(1) 经必要的动物和人群功能试验证明其具有明确、稳定的保健作用。

(2) 各种原料及其产品必须符合食品卫生要求,对人体不产生任何急性、亚急性或慢性危害。

(3) 配方的组成及用量必须有科学依据,具有明确的功效成分,如在现有技术条件下不能明确功效成分,应确定与保健功能有关的主要原料名称。

(4) 标签、说明书及广告不得有宣传疗效的作用。

4. 我国保健食品的发展

保健食品的出现是人们温饱问题基本解决后,对食品功能提出的一种新需求,也是对健康的一种渴望。改革开放前,全国多数地区温饱问题没有得到解决,保健食品作为一种珍贵奢侈品仅为少数人享用。20 世纪 80 年代初全国保健食品生产厂家不到 100 家,只生产蜂王浆等少数产品。80 年代后,国民经济飞速发展,人民生活水平快速提高,保健食品生产迅速发展。至 1994 年,保健食品已有 3000 余种,总产值超过 300 亿元人民币。许多保健食品已进入广大群众的生活之中。但是,由于管理没有及时跟上,不少企业急功近利,为了获得高额利润,一些粗制滥造的伪劣产品涌入市场;加上有些厂家夸大的虚假宣传,使人们对保健食品失去了信任。1995 年开始,其销售额减少了 100 亿元人民币。为了规范管理,1996 年 3 月,《保健食品管理办法》出台,这一举措使我国保健食品的研、产、销走上了一条健康且规范的发展道路。

(二)保健食品的功能

不同的保健食品由于产品原料和所含功效成分的不同,各有其针对适宜人群的保健功能。至 2003 年 5 月,卫生部同意审批并已经提出验证方法的保健功能共有 22 项,它们是:免疫调节;调节血脂;调节血糖;延缓衰老;改善记忆;改善视力;促进排铅;清咽润喉;调节血压;改善睡眠;促进泌乳;抗突变;抗疲劳;耐缺氧;抗辐射;减肥;促进生长发育;改善骨质疏松;改善营养性贫血;对化学性肝损伤有辅助保护作用;美容(祛痤疮、祛黄褐斑、改善皮肤水分和油分);改善胃肠道功能(调节肠道菌群、促进消化、润肠通便、对胃黏膜有辅助保护作用)。卫生部还规定:同一配方的保健食品,申报和审批功能不超过 2 项。不再受理已获"保健食品批准证书"的保健食品增补功能的申请。

对于进口保健食品转入境内生产必须提交相关的政府文件、证书以及根据《保健食品管理办法》规定必须提交的保健食品生产审查材料。若产品原料、配方、生产、工艺和质量标准中的任何一项有改变时,必须作为另一种新的保健食品,按国产保健食品申报的程序和要求重新申报。

(三)保健食品的使用原则

为了有效地发挥保健食品的作用,在使用保健食品时,应遵循以下几项原则。

(1)饮食为主的原则 正常情况下,人们应该按平衡膳食的理论,科学地安排自己的饮食生活,这是维持人体良好营养水平和健康状态的基础。如能做到这一点,大多数人是不需要食用保健食品的。当受到环境、饮食习惯、机体状态和某些条件的限制,出现营养不足、营养过剩、代谢异常等情况(如缺铁、缺锌、缺钙、维生素缺乏、肥胖、高血压、高血脂、抵抗力下降、功能失调等)时,食用保健食品才能起到一定的作用;而这些作用也是建立在营养学基础上的,是针对某一特定原因所采取的措施。

(2)有的放矢原则 保健食品并不是供全民使用的食物,也不是必需的营养素,而是针对某些特殊的人群而采取的保健措施。在众多的保健食品中,有一定的适应对象,决不能不管对象,一概服用,这样不仅造成浪费,也会对机体带来一定的损伤。因此,有的放矢是使用保健食品的原则之一。如防止动脉粥样硬化、消除自由基的保健食品,对中老年人具有积极作用,而对儿童来说就毫无意义。

(3)预防为主的原则 保健食品是针对某些营养问题所采取的措施,在更多的情况下是为预防某些疾病发生所采取的对策。如为了预防动脉粥样硬化的发生,可服用儿茶素或葡多酚。服用某些抗自由基和抗衰老的药物,是为了预防肿瘤发生和延缓衰老;如果已经发生了肿瘤或已经过早衰老,服用这些保健食品不会有治疗作用,更不能作为药物使用。

（4）区别药物的原则　保健食品是食物的营养成分,能参与体内的正常代谢,维持人体的正常生理功能,对人体的健康有促进作用。对一些营养缺乏的人而言,通过补充,也会起到一定的作用。但保健食品绝不是药品,把保健食品看成药物或宣传成药物都是错误的。目前,市场上许多厂家将保健食品与药品混淆是十分错误的,应及时给予纠正。

（5）专家指导的原则　保健食品的使用,尽管与药物不同,但也需专业人员进行指导。应根据使用者的生理、心理和经济状况,选择相应的保健食品,并对使用种类、剂量、时间进行指导,在使用的过程中还需进行必要的监测。盲目地滥用保健食品,不仅没有好处,甚至还会损害健康。

（6）经济允许的原则　保健食品一般价格比较昂贵,对一些收入较低的人群来说,应该考虑经济承受能力,不能一概地追求高消费,而应根据自己的条件选择合适的保健食品。有些情况下,可用食品取代保健食品,如深海鱼油有预防动脉粥样硬化的作用,可以用多吃鱼来替代,多吃洋葱和饮茶也能起到较好的预防作用。核酸对婴幼儿十分重要,通过食用肝泥、菜泥不仅可以得到核酸,同时还补充了维生素、铁、锌等重要的营养素。又如,为了补充钙元素,增加奶制品的摄入和补充普通钙片,也可起到与补钙食品相同的作用。

（7）长期服用的原则　保健食品的使用效果是很难直接看到的,需要长期服用才能体现出来。尤其是在个体身上,由于缺乏对照,对保健食品的效果进行判断几乎是不可能的。尽管如此,也不应该怀疑保健食品的功能。只有长期坚持服用保健食品才能有保护作用,尤其是用于预防动脉粥样硬化或抗衰老的保健食品更是如此。

（四）保健食品的适用对象

保健食品的适用对象应以特殊生理状况下的人群和代谢异常的人群为主。这些人需要营养支持,通过保健食品的摄入可使其恢复到正常的营养水平,纠正其代谢异常,从而有利于健康,防止发生疾病。表 2-2 列出了不同人群适用的保健食品种类,可供选择时参考。

表 2-2　不同人群适用的保健食品种类

人　　群	保健食品的种类
婴幼儿	牛磺酸、核酸、鱼类
儿童	膳食补充剂
中老年人	鱼油、乳酸菌、类黄酮、低聚糖、膳食纤维、膳食补充剂
糖尿病患者	膳食纤维、大蒜素
妊娠期妇女	膳食补充剂
肝炎患者	低聚糖、乳酸菌
高血脂患者	鱼油、膳食纤维、类黄酮

二、营养强化食品

（一）概述

（1）营养强化食品的概念　人们为了提高天然食品的营养价值或补充某些营养

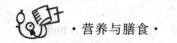

成分的不足,将一种或多种营养素添加到食品中去,这种经过添加营养素的食品称为营养强化食品(nutritional fortified food)。加工生产营养强化食品的过程称为食品强化。进行食品强化时,被强化的食品通常称为载体,所添加的营养素称为食品营养强化剂。

(2)食品强化的意义 在天然食品中,没有一种食品可以满足人体对各种营养素的需要,食品在加工、运输、储存和烹调等过程中往往会造成某些营养素的损失。为了满足不同人群合理营养的需要,达到膳食营养平衡的目的,在食品储运、加工、制造过程中不仅要尽可能减少或防止营养素的损失,而且还应根据不同消费人群的营养需求,在加工食品中添加某些营养素,即进行食品强化,以提高食品的营养价值。

食品强化是文明社会人类饮食营养发展进步的结果,是食物资源合理利用的一个重要方面,是食品加工领域在研制生产满足不同人群营养食品中的一场革命,是发展我国公共营养事业,增进民族体质,提高人民健康水平的重要任务和有效手段。

(二)营养强化食品的管理

1. 食品强化的目的

食品强化是为了给不同需要的人群提供营养较全面的食品,以满足人体的营养需要并防止营养缺乏病,其主要目的可概括为四个方面。

(1)弥补食品中某些营养素天然含量不足的缺陷,如向谷类及其制品中添加必需氨基酸和钙等。

(2)补充食品加工过程中损失的营养素,如向精米、精面中添加B族维生素及钙、铁、锌等无机盐。

(3)使某种食品达到特定目的的营养需要:使一种食品尽可能满足食用者对营养的全面需求而添加某种营养素,如配方奶粉、航天食品和患者用的药膳等。

(4)特殊人群的预防需要,如对寒带地区人群的食品中补充维生素C,对从事铅、苯、高温作业人员的饮食中添加水溶性维生素等。

2. 营养强化食品的载体和食品营养强化剂

(1)营养强化食品的载体 营养强化食品的对象称为载体食品。载体食品一般主要选用食用范围广、消费量大、食用量相对稳定的食品,且载体食品的消费覆盖面越大越好。在我国特别要考虑营养素缺乏最普遍的农村人口和贫困人群,而且是便于强化剂加入和不易破坏的食品。目前,世界各国均以粮食、儿童食品、乳及乳制品、饮料、食用油、调味品及各种疗效食品作为强化食品的载体。

(2)食品营养强化剂 目前我国允许使用的食品营养强化剂主要有氨基酸及含氮化合物、维生素、无机盐及其制品,如赖氨酸、牛磺酸、维生素A、β-胡萝卜素、维生素D、维生素E、维生素B、维生素C、叶酸、生物素、钙、铁、镁、多烯脂肪酸等。此外,还有天然食品及其制品,如大豆粉、大豆蛋白及其他植物性蛋白质、骨粉、酵母、谷胚、野果等。

3. 对食品强化的基本要求

(1)食品强化要有明确的针对性 食品强化必须要有明确的针对性,而且要有足够的理论和调查研究论据,要确认食品强化对改善和加强食用人群营养状况和健康水平是必需的、可行的,即强化目的要明确,并本着缺什么补什么的原则,切忌求多、求全、滥补、滥加。

（2）食品强化要符合营养学原理　食品强化是为了消除人群对某些食物营养素需要量与食物营养素供给量之间的差距。添加的营养素不仅数量要科学合理，还要注意营养素的质量，应尽量选用易被机体吸收、利用的物质，即生物利用率高的品种。食品强化还要保证食用者摄入食物后体内各营养素之间的平衡，即各营养素之间的适宜比例，如必需氨基酸之间的平衡，蛋白质、脂肪、糖类三大产能营养素提供能量的比例等均应符合营养学需要。食品强化后不应影响人体对各种营养素的吸收和利用。

（3）保证营养强化食品的食用安全性　营养强化食品也是一种市销食品，其质量必须符合中华人民共和国食品卫生法和国家食品卫生标准的有关规定。营养强化食品中的营养强化剂，虽然都是营养素，但大多数食品营养强化剂是人工生产的化学物，必然存在质量、纯度不合格，残留有害或不良的副产品和污染物等问题。因此，对食品营养强化剂的使用也必须按食品卫生法和国家有关食品卫生标准进行监督管理。同时，为了保证使用食品营养强化剂的安全性、合理性和有效性，除使用种类必须依据国家规定外，对添加使用量，既要规定上限，也要规定下限。

（4）提高强化食品质量　提高强化食品质量最主要的就是提高食品营养强化剂的保存率，使其在食品加工、保存过程中不被分解破坏，特别是容易被光、热、氧化所分解破坏的维生素类，可采用改变食品营养强化剂的化学结构、添加稳定剂及改进加工工艺等方法来提高食品营养强化剂的保存率，在进一步烹调加工过程中营养素不发生明显损失，使添加的食品营养强化剂达到预期的营养效应。

（5）适应消费者的要求　营养强化食品作为一种商品能否广泛被人们接受，是营养强化食品能否取得营养效果的重要方面，因此，生产的营养强化食品应不改变食品原有的色、香、味、形等感官性状，食品强化后不应过多地提高价格，应适合消费者经济水平。政府有关部门、企业、商场也应采取多种形式进行食品强化知识的广泛、深入宣传，教育群众正确认识并合理选购营养强化食品。

4. 营养强化食品的管理

随着社会的发展，我国营养强化食品的种类和食用范围也在不断扩大，因此，我国会进一步加强对营养强化食品科学化、规范化管理。中华人民共和国国家卫生标准《食品营养强化剂使用卫生标准》GB14880—1994 和《食品添加剂使用卫生标准》GB2760—1996 以及在 1997—2002 年间增补的内容中规定了食品营养强化剂的种类、品种、使用范围和最大使用量等。使用食品营养强化剂必须符合这些标准的要求。食品营养强化剂加入剂量一般以膳食营养素推荐摄入量的 1/3～1/2 为宜，载体食品的原有成分中含有的营养素的含量达到食品营养强化剂最低标准 1/2 者，不得进行强化。生产营养强化食品，必须经省、自治区、直辖市食品卫生监督检验机构批准才能销售，并在该类食品标签上标注食品营养强化剂的名称和含量，在保存期内不得低于标志含量。进口食品中的食品营养强化剂必须符合我国规定的使用卫生标准。不符合标准的需报卫生部批准后方可进口。

（三）营养强化食品的应用

全国营养调查表明，我国存在着不同程度的各种微量营养素缺乏，以铁、钙、锌、维生素 A、维生素 B_2 为主,其中尤以铁和钙的缺乏最为突出。食品强化是控制微量营养素缺乏的一种有效措施。它既可以覆盖众多的消费者,又有见效快的优点。1995 年联合国世界粮农组织(FAO)食物营养强化专家咨询会议呼吁各国将食物营养强化作为当前控制微量营养素缺乏的一项重要政策,特别是在发展中国家。1997 年 12 月 5 日我国颁布的《中国营养改善行动计划》中也明确提出:尽快改善我国居民的营养状况,增加生产符合国家标准的富含微量营养素的粮食加工品和营养强化食品。目前,国内、国外的营养强化食品主要有以下几类。

(1) 谷类强化食品　谷类强化食品包括面、米及其制品,如面包、饼干等。精制米、精制面容易造成多种维生素缺乏,许多国家对大米、面粉及面包等都进行强化。我国规定在谷类面粉中可强化维生素 B_1、维生素 B_2、铁、钙、锌等,玉米粉中可强化烟酸;在加工面包、加工饼干和加工面条的面粉中强化赖氨酸。目前,我国正在进行面粉和方便面强化的研制,不久相应产品将会走向市场。

(2) 乳与乳制品　乳与乳制品含有丰富的蛋白质,但缺乏某些维生素和无机盐,我国规定在乳制品中可强化维生素 A、维生素 D、铁、锌等。目前,许多城镇所供应的鲜奶中都进行了维生素 A、维生素 D 和其他营养素的强化。

(3) 人造奶油与植物油　我国规定人造奶油可强化维生素 A、维生素 D 或在植物油中强化维生素 A 和维生素 E。

(4) 婴儿配方食品　我国已制定婴儿配方乳粉Ⅰ、婴儿配方乳粉Ⅱ等配方食品的国家标准,在婴儿配方食品中须添加多种维生素和无机盐,并尽量和母乳成分相近。

(5) 食盐　为防治碘缺乏病,有效预防措施是提供强化碘的食盐,即在食盐中加入碘化钾或碘酸钾。我国自 1993 年开始实施全民补碘,方法是在每吨食盐中加入 50 g 碘酸钾,如每日平均摄入 10 g 食盐,则可获取 0.2～0.6 g 碘。全民补碘的方法在我国控制、消除碘缺乏病中取得了良好的效果,也是我国应用营养强化食品,提高人群健康水平的成功范例。

内容五　转基因食品

基因工程技术自 20 世纪 70 年代产生至今虽只有几十年的时间,但从研究开发新技术到实际生产应用已得到了迅速发展。转基因食品具有产量高、品质优、抗病性好等优点,正日益受到许多国家的重视。但是,作为一类新的食品资源,其食品安全问题和环境安全问题仍没有得到解决,对转基因食品卫生和安全管理的研究和立法有待于进一步深入。

(一) 概述

基因工程技术的基本方法是采用体外核酸技术(包括 DNA 重组技术或将核糖直接注入细胞或细胞器)将供体基因植入受体植物、受体动物、受体微生物中,从而形成新的转基因生物。由于基因工程技术使外源性 DNA 分子与受体基因形成新的组合,打破了物种间的界限,使带有外源基因的新生物能够具有与固有遗传性状完全无关的新特性,由此取得预期的有益特性,如获得抗虫、抗病、抗除草剂和抗逆境的转基因植物种子。

1. 转基因食品的概念

转基因食品(genetically modified foods,GMF)又称基因修饰食品,是指以利用基因工程技术改变基因组构成的动物、植物和微生物而生产的食品。转基因食品包括三种形式。

(1) 转基因动物、转基因植物、转基因微生物产品,如转基因大豆。

(2) 转基因动物、转基因植物、转基因微生物直接加工品,如由转基因大豆加工的豆油。

(3) 以转基因动物、转基因植物、转基因微生物或者其直接加工品为原料生产的食品,如用转基因大豆油加工的食品。

以转基因动物、转基因植物、转基因微生物生产的食品添加剂虽不属于食品,但因其含有转基因成分,也应当按转基因食品进行管理。

2. 转基因食品的发展现状

截至 2000 年全球共有 13 个国家种植了转基因农作物,种植面积接近 4500 万公顷。美国、加拿大、阿根廷、中国是四个种植面积最大的国家,主要作物有大豆(抗除草剂)、土豆、玉米(抗虫)、棉花(抗虫)、油菜子(抗除草剂)等。美国是转基因技术采用最多的国家。自 20 世纪 90 年代初将基因改制技术实际投入农业生产领域以来,美国的农产品的产量中 55% 的大豆、45% 的棉花和 40% 的玉米已逐步转化为通过基因改制技术生产。目前,大约有 20 多种转基因农作物的种子已经获准在美国播种,包括玉米、大豆、油菜、土豆和棉花。另外,阿根廷、加拿大也是转基因农业生产发展迅速的国家。我国的转基因研究也有较大的发展,但真正进入商业化生产的则较少,就农作物而言,目前,只有抗虫棉、矮牵牛花、抗病毒甜椒、抗病毒番茄和延熟番茄等。随着基因工程的发展和进步,转基因作物的增多和转基因食品的大量上市,一些负面影响也开始显现。人们都在进行深入思考:转基因农作物和依此为原料制造的转基因食品对人体是否有害?基因移植、改变生物学性状工作可以进行到什么程度?安全性如何?各国政府也对此高度重视。美国国家科学院已经就转基因食品安全性问题展开调查。我国对转基因作物和转基因食品进行了严格的管理。

(二) 转基因食品的类型

自 1993 年世界上第一种转基因食品(西红柿)投放美国市场以来,在短短十几年内,转基因食品发展非常迅速,各种类型转基因食品应运而生。转基因的食品主要有以下几种类型。

(1) 增产型   农作物增产与其生长分化、肥料、抗逆、抗虫害等因素密切相关,故可转移或修饰相关的基因达到增产效果。

(2) 控熟型   通过转移或修饰与控制成熟期有关的基因可以使转基因生物成熟期延迟或提前,以适应市场需求。最典型的特征是延熟速度慢,不易腐烂,好储存。

(3) 高营养型   许多粮食作物缺少人体必需的氨基酸,为了改变这种情况,可以从改造种子蛋白质基因入手,使其表达的蛋白质具有合理的氨基酸组成。现已培育成功的有转基因玉米、转基因土豆和转基因菜豆等。

（4）保健型　通过转移病原体抗原基因或毒素基因至粮食作物或果树中，人们吃了这些粮食或水果，相当于在补充营养的同时服用了疫苗，起到预防疾病的作用。有的转基因食物可以防止动脉粥样硬化和骨质疏松。一些防病因子也可由转基因牛奶得到。

（5）新品种型　通过不同品种间的基因重组可形成新品种，由其获得的转基因食品可能在品质、色、香、味方面具有新的特点。

（6）加工型　由转基因作物做原料加工制成，花样最为繁多。

（三）转基因食品的优点

（1）提高作物产量　转基因作物将大大提高单位面积产量，以保障食品、饲料和多种作物的供给。

（2）减少传统杀虫剂的使用，避免环境污染　通过转基因作用可以使作物不再被害虫侵害，从而减少了农药的使用，提高了食品的质量，减少了环境污染，使环境更安全。

（3）改变农作物品质　如油菜子的芥酸含量问题，一直困扰着油脂业，并影响到油脂质量，给人体健康带来危害。降低或去掉芥酸一直是食品科学的攻关项目。通过转基因作用，可生产出低芥酸油菜子，从而解决了存在多年的菜油的质量问题。

（4）提高农作物质量　如通过转基因技术可以改善谷类食品的蛋白质质量，生产出含维生素 A 的谷类等。

（四）转基因食品可能的危害

事物都是一分为二的，转基因食品的安全性问题一直被人们所关注。目前对转基因食品的安全性主要从两个方面进行评价：一方面是环境安全性；另一方面是食品安全性。

（1）环境安全性方面　①转基因作物演变成农田杂草的可能性。②基因漂移到近缘野生物种的可能性。③对整个生物种群的影响。

（2）食品安全性方面　尽管目前还没有发现转基因食品与传统食品有明显的不同，但仍有一些问题应引起人们的重视：①转基因可能会出现毒性特征或过敏反应；②转移的基因进入人体后，可能对人体造成影响，如转移的基因被肠道细菌整合，可能会出现生物学性状的改变；③转基因作物营养成分改变或出现抗营养因素。

（五）转基因食品的卫生和安全管理

从世界范围看转基因食品并不是随意推向市场的，国际、国内对转基因食品的管理主要包括食用安全性评估和标识管理。我国对转基因食品的研究和开发是在保证人民健康和环境资源的基础上进行的。对转基因食品的管理和监控要有法可依、有章可循。1993 年原国家科学技术委员会发布了《基因工程安全管理办法》，1996 年农业部又发布了《农业生物基因工程安全管理实施办法》，2001 年国务院发布了《农业转基因生物安全管理条例》，2002 年农业部发布了《农业转基因生物安全评价管理办法》、《农业转基因生物进口安全管理办法》、《农业转基因生物标识管理办法》，2002 年卫生部发布了《转基因食品卫生管理办法》。

目前，我国对转基因食品食用安全性和营养质量评价采用危险性评估、实质等同、个案处理等原则。国内已经拥有较为完善的与国际接轨的转基因食品安全性评价实验室和评价与检测方法,对转基因食品的标签管理则由农业部和卫生部根据上述法规和规章具体实施。

小 结

食物的营养价值是指食物中所含各类营养素和能量满足人体营养需要的程度。不同食物其营养价值也不尽相同。了解各类食物的营养价值是进行合理配餐和平衡膳食的基础。本章主要介绍了我国居民较常食用的植物性食物,如谷类、豆类、蔬菜、水果以及动物性食物,如畜禽肉类、奶类、蛋类、鱼类等的营养价值和特点。同时还介绍了无公害食品、绿色食品和有机食品的概念、要求与应用;还介绍了保健食品、营养强化食品以及转基因食品。通过本章的学习,对人类的各种食品有了一定的认识,从而能更好地利用营养学知识防治疾病,促进健康。

能力检测

一、单项选择题

1. 牛乳中的糖类是( )。

A. 葡萄糖　　　B. 果糖　　　　C. 乳糖　　　　D. 蔗糖　　　　E. 棉籽糖

2. 谷类蛋白质的特点是( )。

A. 麦胶蛋白含量高而白蛋白含量低　　　B. 白蛋白和球蛋白含量均高

C. 麦胶蛋白含量低而谷蛋白含量高　　　D. 麦胶蛋白和谷蛋白含量均低

E. 麦胶蛋白含量高而谷蛋白含量低

3. 以下哪种食物中蛋白质属于优质蛋白质? ( )

A. 大米　　　B. 马铃薯　　　C. 筋腱　　　D. 大豆　　　E. 苹果

4. 长期以玉米为主食的地区易发生( )。

A. 脂溢性皮炎　　　　　B. 癞皮病　　　　　　C. 脚气病

D. 佝偻病　　　　　　　E. 白内障

5. 亚油酸、脂肪酸的主要食物来源是( )。

A. 奶油　　　B. 豆油　　　C. 猪油　　　D. 牛油　　　E. 黄油

6. 我国居民维生素 B_1 的主要食物来源是( )。

A. 肉类　　　B. 豆类　　　C. 谷类　　　D. 叶菜类　　　E. 水果类

7. 含维生素 A 最多的食物是( )。

A. 肝脏　　　B. 猪肉　　　C. 鱼　　　D. 奶　　　E. 鸡蛋

8. 含较多不饱和脂肪酸的动物性食物是( )。

A. 牛奶　　　B. 鸡蛋　　　C. 猪肉　　　D. 海鱼　　　E. 猪油

9. 下列哪一种谷物中所含烟酸为结合型,不能被人体吸收利用? ( )

A. 大米　　　B. 小麦　　　C. 玉米　　　D. 小米　　　E. 高粱

10. 谷类中富含的维生素是( )。

A. B 族维生素　　　　　　B. 维生素 A　　　　　　　C. 叶酸

D. 维生素 E　　　　　　　E. 维生素 C

11. 有关牛奶，叙述正确的是(　　)。

A. 牛奶蛋白质为优质蛋白质　　B. 牛奶为钙的良好来源

C. 牛奶属贫铁食品　　　　　　　D. 牛奶中含有人体需要的多种维生素

E. 以上都对

12. 蔬菜、水果中不能提供的维生素是(　　)。

A. 叶酸　　　B. 维生素 D　C. 维生素 C　D. 维生素 B_1　E. 维生素 B_2

13. 豆类加工后可提高蛋白质消化吸收率,下列何种食物的蛋白质消化吸收率最高?(　　)

A. 豆腐　　　　　　　　B. 豆浆　　　　　　　　C. 豆芽

D. 整粒熟大豆　　　　　E. 豆粉

14. 鱼类食品具有一定的预防动脉粥样硬化和冠心病的作用,这是因为鱼类食品中含有(　　)。

A. 优质蛋白质　　　　　B. 较多的钙　　　　C. 较多的不饱和脂肪酸

D. 丰富的铁　　　　　　E. 维生素 A 和维生素 D

15. 大豆与以下哪种食物搭配食用最好?(　　)

A. 大米　　B. 鸡蛋　　C. 肉类　　　D. 鱼类　　　E. 花生

二、简答题

1. 简述有机食品的要求。

2. 简述食品强化的基本要求。

3. 我国《保健食品管理办法》规定,保健食品必须符合哪些要求?

三、讨论题

1. 试述无公害食品、绿色食品、有机食品的区别和联系。

(周理云　胡玉华)

平衡膳食与膳食指导

Pingheng shanshi yu shanshi zhidao

项目三 平衡膳食

 学习任务

1. 掌握 膳食结构的概念;平衡膳食的概念与要求;《中国居民膳食指南》的具体内涵。
2. 熟悉 平衡膳食宝塔的结构及其应用。
3. 了解 各种膳食结构的特点。

随着人们的生活水平不断进步,膳食营养科学知识的普及,人们对膳食的营养保健意识也日益增强。在现代家庭生活中,日常膳食的营养与保健作用日趋受到人们的关注。讲究食物营养的科学搭配,追求平衡膳食,正是为了能更好地获得食物营养,促进健康。合理膳食、适量运动、良好行为和健康心态,作为 WHO 所提倡的健康的四大基石,越来越受到人们的普遍认可,并积极付诸实践。而如何通过合理的平衡膳食实现合理营养,正是本项目所要探讨的主要问题。

案例引导

2003 年以来,安徽省阜阳市人民医院、妇幼保健院等多家医院收治了不少重度营养不良,被称为"大头娃娃"的患婴,这些患婴多数是在 6 个月以下、来自农村的婴儿。由于严重缺乏营养,这些患婴多已停止生长,有的甚至越长越轻、越长越小。多数患婴表现为头发脱落、不吃不喝、头脸肥大、全身水肿、低烧不退、时常呕吐,最后往往医治无效,不幸身亡。经查,这些患婴都是喝了蛋白质超低含量的劣质奶粉所致。根据我国现行的产品质量标准,0~6 个月的婴儿奶粉蛋白质含量应为 12%~18%,而这些劣质婴儿奶粉主要是以各种廉价的食品原料(如淀粉、蔗糖等)全部或部分替代乳粉,再用奶香精等添加剂进行调香、调味制成的,并没有按照国家有关标准添加婴儿生长发育所必需的维生素和矿物质。其蛋白质含量极低,仅为 1%。

思考:从营养学的角度出发,该案例说明怎样的问题?

内容一 膳食结构

食物是人类为了生存从外界所摄入的物质,是生命的物质基础。人类摄入的食物

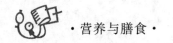

包括未经特殊加工制作的天然原料,如大米、蔬菜等;和经过加工制作后的具体食物,如面条、奶粉等。食物具有三大功能:提供能量和营养素;提供食物美味;提供社会功能。膳食俗称饮食,是指以充饥、保健或治疗为目的,由多种食物经调配与烹调加工处理而制成的食品。食物可视为营养素的载体,膳食可视为含有多种营养素的多种食物的混合体。

一、膳食结构的概念

膳食结构(dietary structure),又称食物结构或膳食模式,是指居民消费的食物种类和数量的相对构成,它与社会生产、经济、文化、科学知识水平及各地区的自然环境条件、食物资源供应等诸多方面因素有关,主要取决于人体对营养的生理需求和社会生产供应条件决定的提供食物资源的可能性。

二、膳食结构的类型

不同历史时期、不同国家或地区、不同社会阶层的人们,其膳食结构往往会有较大的差异。膳食结构是衡量一个国家和地区经济发展水平、社会文明程度和膳食质量的重要标志。解决好正确引导人们构建合理的膳食结构这个问题,是关系个人和家庭防病、保健和安排生计的大事,而对于国家和地区则是涉及诸多方面的发展战略问题。

(一) 人类膳食结构的种类及特点

将膳食中动物性食物和植物性食物所占比重,以及能量、蛋白质、脂类和糖类的摄入量作为划分膳食结构的标准,全世界各地的主要膳食结构可分为以下四种类型。

(1) 以植物性食物为主的膳食结构 这是温饱型膳食模式,大多数发展中国家属于此模式,人类在社会生产力水平低下时基本上属于此模式。该膳食结构以植物性食物为主,动物性食物为辅。其膳食特点是谷类、根茎类等植物性食物消费量大,人均年消费量为 200 kg;肉、蛋、奶等动物性食物消费量小,人均年消费量仅为 10~20 kg;动物性蛋白质占蛋白质总量的 10%~20%,甚至不足 10%;植物性食物提供的能量占总能量的 90%。该类型的膳食能量基本能满足人体需要,但蛋白质、铁、钙、维生素 A 等易摄入不足,营养素缺乏是该类人群的主要营养问题。另一方面,这种膳食结构一般膳食纤维摄入充足,动物性脂肪较低,有利于冠心病和高血压等心血管疾病的预防。

(2) 以动物性食物为主的膳食结构 该类膳食结构即为富裕型膳食模式,多见于欧美经济发达国家。其膳食特点是以能提供高能量、高蛋白质、高脂肪、低膳食纤维的动物性食物为主。谷类食物消费量较小,人均年消费量为 60~75 kg;动物性食物及糖类的消费量较大,人均年消费动物性食物达 270 kg 左右,糖类为 40~60 kg,结果人均每日能量达 14.7 MJ(3500 kcal),蛋白质和脂肪分别达 100 g 以上和 130~150 g,易出现严重的营养过剩,以致肥胖症、冠心病、高脂血症、高血压、糖尿病一类"文明病"显著增加,因而这些国家的政府官员和营养专家不得不大声疾呼,制定针对本国国民的居民膳食指南,劝导人们减少膳食中能量和动物性食物的比例,增加植物性食物消费量。

(3) 动物性食物与植物性食物平衡的膳食结构 这是营养型膳食模式,膳食中动物性食物和植物性食物的比例比较恰当。该类型以日本为代表。其膳食特点是既有以粮食为主食的东方饮食传统特点，又吸收了欧美国家膳食结构的长处：谷类、根茎类等植物性食物消费量人均年消费约 94 kg；动物性食物消费量人均年消费 63 kg，其中，海产品所占比例达到 50%，动物性蛋白质占蛋白质总量的 42.8%；三大产能营养素供能比例为蛋白质 16.0%，脂肪 26.3%，糖类 57.7%。这种膳食结构较合理，有利于预防营养缺乏病和营养过剩性疾病，心脑血管疾病发病率较低。

(4)地中海膳食结构　这是居住在地中海地区的居民所特有的，以意大利、希腊等国家为代表的膳食模式。其特点是：膳食中富含植物性食物，食物的加工程度较低、新鲜度较高，居民以食用当地、当季生产的食物为主，橄榄油是主要的食用油；食用大量新鲜蔬菜、海鲜食品；每周食用适量鱼、禽、少量蛋，每月食用几次红肉；经常饮红葡萄酒。这种膳食能满足人体能量需要，蔬菜、水果摄入量较高，饱和脂肪酸摄入量较低，心脑血管疾病发病率很低。

(二)我国居民膳食结构

我国居民传统膳食结构以植物性食物为主，谷类、薯类和蔬菜的摄入量较高，肉类、奶类摄入量较低。改革开放以来，随着我国经济实力的飞速发展，我国居民膳食结构发生了很大变化。2002 年 8—12 月我国进行的营养与健康综合性调查显示：我国城乡居民的膳食、营养状况发生了显著改善，城乡居民能量及蛋白质摄入量基本上能得到满足，肉、蛋、奶等动物性食物消费量明显增加，优质蛋白质比例上升。与 1992 年调查相比，农村居民膳食结构趋于合理，营养不良和营养缺乏症患病率继续下降。由于我国地域辽阔，人口众多，又是个多民族国家，各地区经济发展不平衡，存在多种饮食文化，造成不同地区和不同人群间膳食结构和营养状况存在较大差异。在一些贫困地区存在着营养不良问题；在城市和经济发达的农村地区，存在的主要问题是营养失衡或者营养过剩。总体上看，我国居民膳食结构仍不尽合理，具体表现在以下几个方面。

(1)畜禽肉类及油脂消费过多，谷类食物消费偏低。2002 年城市居民每人每天油脂消费量从 1992 年的 37 g 增加到 44 g，脂肪供能比达到 35%，超过世界卫生组织推荐的上限 30%。城市居民谷类食物供能比仅为 47%，明显低于 55%~65% 的合理范围。

(2)奶类、豆类制品摄入过低，钠盐摄入过高仍是全国普遍存在的问题。

(3)儿童营养不良在农村地区仍然比较严重。2002 年营养与健康综合性调查显示，5 岁以下儿童生长迟缓率和低体重率分别为 17.3% 和 9.3%，贫困农村分别高达 29.3% 和 14.4%。生长迟缓率以 1 岁组最高，农村平均为 20.9%，贫困农村地区高达 34.6%，这说明农村地区婴儿辅食添加不合理的问题仍十分突出。

(4)钙、铁、维生素 A 等微量营养素缺乏是我国城乡居民普遍存在的问题。2002 年我国居民贫血患病率平均为 15.2%，维生素 A 边缘缺乏率为 45.1%，其中，城市为 29.0%，农村为 49.6%。全国城乡钙摄入量仅为 391 mg，相当于推荐摄入量的 41%。

(5)慢性非传染性疾病患病率上升迅速。2002 年全国调查结果表明，我国城市和经济发达的农村地区，营养问题主要表现为营养失衡。膳食高能量、高脂肪和少体

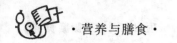

力活动与超重、肥胖、糖尿病和血脂异常的发生密切相关。与 1992 年相比,成人高血压患病率为 18.8％,患病率上升了 31％;成人糖尿病患病率为 2.6％,成人超重率为 22.8％,成人肥胖率为 7.1％,儿童肥胖率达 8.1％,成人血脂异常患病率为 18.6％。

根据上述原因综合考虑,中国营养学会建议我国居民要适当调整膳食结构,在保持以植物性食物为主的传统膳食结构和经常吃适量的鱼、蛋、瘦肉等动物性食物的同时,增加蔬菜、水果、奶类和大豆及其制品的消费量,降低食盐的摄入量,使膳食中植物性食物与动物性食物保持平衡状态,并充分利用各地的自然食物资源,因地制宜,制定出满足各地区、各民族的不同层次要求的膳食结构,达到平衡膳食、合理营养的目的。

内容二　平　衡　膳　食

"民以食为天"、"人是铁,饭是钢,一顿不吃饿得慌",这些浅显易懂的俗语,道出了食物是维持人类生存和构筑健康大厦的基础。而不注意食物的合理选择与搭配,不讲究合理营养,就有可能吃出病来。在现实生活中,由于各地经济发展的不平衡和人们缺乏相应的营养知识,使得人群中既有营养素供给不足所致的营养缺乏病,也有营养素摄入过多和营养失调带来的"富贵病"。只有饮食营养适当,膳食结构合理、平衡,符合合理营养的要求,才能满足机体生理或治疗的需要,以提高机体免疫力,预防疾病,促进健康。

一、平衡膳食的概念

平衡膳食(balanced diet)又称合理膳食或健康膳食,是指膳食中的食物种类齐全、数量充足、营养素之间的比例适当合理,并与机体消耗的能量和营养素保持相对的平衡。平衡膳食是合理营养的物质基础,是合理营养的唯一手段。具体而言,平衡膳食主要包括两方面的内容:一是满足人体健康所需要的营养素种类及其数量;二是各种营养素之间应保持科学、合理、适当的比例。

二、平衡膳食的基本要求

1. 提供适量的能量及种类齐全、数量充足、比例适当的营养素

(1) 食物多样化,以达到营养素种类齐全　除了母乳能满足 6 个月内的婴儿营养所需以外,没有一种天然食物能够完全满足人体所需要的各种营养素,也没有任何一种单一的营养素具有全面的营养功能。"没有不好的食物,只有不合理的膳食结构"。只有将食物进行合理的主副食搭配、荤素搭配、粗细搭配和多样化搭配来优化食物组合,才能让人体获得所需要的各种营养素。营养学家将人们每天需要的食物分为五大类:谷类及薯类(包括米、面、杂粮、马铃薯、甘薯、木薯等);动物性食物(包括肉、鱼、蛋、奶及奶制品等);豆类及其制品(包括大豆和其他干豆类及其制品,如豆腐、豆浆等);蔬菜水果类(包括鲜豆、叶菜、根菜、茄果瓜菜类等及各种水果);纯能量食物(包括动植物油、淀粉、食用糖、酒类等)。建议每天膳食都应该包含这五大类食物,做到食物多样化,每类食物中选 2～4 种,每天至少要吃到 10～20 种食物,争取能达到 30 种以上。

（2）提供数量充足的能量和各种营养素 平衡膳食有助于维持人体的正常新陈代谢和各种生理功能，防止营养素缺乏或过剩对机体产生的危害。不同年龄、性别、生理或病理状态、劳动负荷的个体对各种营养素的生理需要量有不同的适宜范围，应以能满足膳食营养素参考摄入量标准（DRIs）为宜。

（3）营养素之间要以适当的比例摄入 各种营养素在机体内的代谢、功能及需要量是互相关联、彼此影响的。它们之间有一种平衡关系，如果这种平衡被打破，将会给人体健康带来不利影响。比如三大产能营养素之间的平衡、必需氨基酸之间的平衡、饱和脂肪酸与不饱和脂肪酸的平衡、糖类中可消化成分与不可消化成分的平衡、能量与 B 族维生素的平衡、钙磷等矿物质之间的平衡、主副食间的平衡、酸性食物与碱性食物的平衡、谷肉果蔬的搭配平衡、荤素搭配平衡、五味平衡、寒热平衡、四季平衡、食量与体力活动的平衡、就餐前后动与静的平衡、三餐平衡、进食前后的情绪平衡、就餐速度的快慢平衡等。中国营养学会建议：每天膳食中的糖类应占全日总能量的55%～65%，脂肪占 20%～30%，蛋白质占 10%～15%，其中，动物性食物供给的能量为摄入总能量的 10%左右，蛋白质中应有 1/3 以上数量来源于优质蛋白质，以提高蛋白质的生物学价值。膳食中饱和脂肪酸（SFA）、单饱和脂肪酸（MUFA）、多饱和脂肪酸（PUFA）摄入量各占每日总能量的 7%～10%，SFA、MUFA 与 PUFA 质量比为1:1:1，PUFA:SFA为 14:1，n-6 系列多不饱和脂肪酸与 n-3 系列多不饱和脂肪酸的摄入量之比以（4～6）:1 为宜。膳食中铁、维生素 A 至少有 1/3 来源于动物性食物的供给。只有保持各种营养素的适当比例，才能使每种营养素在人体内充分发挥作用。

2. 科学加工、烹调食物

不合理的加工、烹调方法可能会使食物中的营养成分丢失，从而造成人体某些营养素的缺乏。比如，大米经过 2～3 次淘洗后，维生素 B1 丢失 30%～60%，维生素 B2 丢失 20%～25%，蛋白质可损失 15%左右，矿物质损失大约 70%。因此，科学的加工、烹调技术就显得十分重要，这样既能减少营养素的丢失，又可提高食物的消化吸收率。比如，煮骨头汤时应适当加点醋，这样有助于钙质溶于汤水中，促进人体对钙的吸收和利用；煮粥时不应加碱以免破坏维生素 B1 和维生素 B2；面食应尽量用酵母发面，而不用碱或小苏打；蔬菜要新鲜，先洗后切，切后要热火快炒，现炒现吃。

3. 合理的膳食制度和良好的进餐环境

膳食制度是指将全天的食物定时、定质、定量地分配给进餐者的一种制度，包括食物种类、数量、进餐时间、频率和地点等。制定合理膳食制度应全面考虑进餐者的工作性质、年龄、生理状况和季节、气候等诸多因素。

构建合理膳食制度的原则是：要规律进餐，每餐饥饱适度，定时定量，质量平衡。餐次和食物的质量分配必须与生活、学习、工作劳动、体力活动需要和特殊需要（如妊娠、哺乳、生长发育等需要）相适应。我国人民通常每日进食三餐，两餐间隔 5～6 h，如按每天三餐进食的能量分配，早餐应占 25%～30%、午餐占 30%～40%、晚餐占 30%～40%，体重超重或肥胖者晚餐的能量应更低些，控制在 30%以内，早餐和午餐的能量比可适当提高，要养成"早餐吃好、午餐吃饱、晚餐吃少"的良好习惯。合理的膳食制度一旦经过较长时间的实施，就会形成良性条件反射，从而能够促进食欲和消化

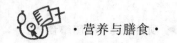

液定时分泌,促进食物充分消化、吸收与利用。同时,进餐前和进餐中保持平静愉快的情绪有利于消化功能的正常进行,对健康有益。《素问·举痛论》就提到:怒则气上,喜则气缓,悲则气消,恐则气下,惊则气乱,思则气结。民间俗语"气恼勿食,忧郁慢用"强调的就是进食过程中一切反常的情绪都应尽力排除。音乐对于消化吸收功能有很大的帮助,《寿世保元》一书提到:脾好音声,闻声即动而磨食。在进食时放点柔和舒缓的轻音乐,有利于改善心情,促进消化吸收。

4. 食物要新鲜、讲究饮食卫生

在食物的选购、加工处理和烹调过程中必须确保食品安全、无毒、无害。

内容三 《中国居民膳食指南》及平衡膳食宝塔

膳食指南又称膳食指导方针或膳食目标,是营养学家根据营养科学的原理,结合各国居民的实际情况,针对本国人群存在的营养问题而提出的一组以食物为基础的陈述性建议,目的在于优化膳食结构,达到平衡膳食、合理营养、减少与营养失衡有关的疾病发生的目的。它是由早期的食物目标,历经膳食供给量、膳食阶段目标演变而来的。膳食指南的意义在于它能更好地运用营养知识指导居民合理用餐,预防膳食相关疾病,防止营养缺乏病与营养过剩,以营养指导食品消费,以食品消费指导工农业生产,从而保证充足的食品供应。膳食指南具有针对性、科学性、通俗性、预见性的特点。瑞典1968年首次颁布膳食目标,美国1980年根据本国国情颁布了第一个膳食指南。

我国营养学的发展历史悠久。在古代医书《黄帝内经·素问》中就提出了五谷为养、五果为助、五畜为益、五菜为充,气味合而服之,以补精益气的饮食原则,被认为是世界上最早的膳食指南。我国政府于1989年首次发布了《中国居民膳食指南》,以简明通俗的语言概括为:①食物要多样;②饥饱要适当;③油脂要适量;④粗细粮要搭配;⑤食盐要限量;⑥甜食要少吃;⑦饮酒要节制;⑧三餐要合理。

1997年卫生部委托中国营养学会根据我国的经济社会的转变将《中国居民膳食指南》修改为:①食物多样,谷类为主;②多吃蔬菜、水果和薯类;③常吃奶类、豆类或其制品;④经常吃适量鱼、禽、蛋、瘦肉,少吃肥肉和荤油;⑤食量与体力活动要平衡,保持适宜体重;⑥吃清淡少盐的膳食;⑦如饮酒应限量;⑧吃清洁卫生、不变质的食物。近10年来,我国居民的膳食结构、饮食习惯及生活方式都发生了显著变化,与之相关的慢性非传染性疾病,如肥胖、高血压、心脑血管疾病、糖尿病、血脂异常、恶性肿瘤等患病率上升,成为威胁国民健康的突出问题。

为了给我国居民提供最根本、最准确的健康膳食信息,指导居民合理营养,平衡膳食,遏制我国营养相关疾病的发展,进而将全民营养改善工作深入开展,中国营养学会受卫生部委托于2006年成立了《中国居民膳食指南》修订专家委员会,对1997年发布的《中国居民膳食指南》进行修订,最终形成了《中国居民膳食指南(2007)》。

《中国居民膳食指南(2007)》以最新的科学证据为基础,论述了当前我国居民的营养需要及膳食中存在的主要问题,建议实践平衡膳食获取合理营养的行动方案,对我国广大居民具有普遍指导意义。该指南由一般人群膳食指南、特定人群膳食指南和平衡膳食宝塔三部分组成。

（一）一般人群膳食指南

一般人群膳食指南适用于 6 岁以上正常人群,根据该人群的生理特点和营养需要,并结合我国居民膳食结构特点而制定,共有 10 条。

1. 食物多样,谷类为主,粗细搭配

人类的食物多种多样,各种食物所含的营养成分不完全相同,但每种食物都至少可提供一种营养物质。平衡膳食必须由多种食物组成,才能满足人体各种营养需求,达到合理营养、促进健康的目的,因此,提倡人们广泛食用多种食物。

谷类食物是中国传统膳食的主体,是人体主要的能量来源,也是最经济的能量来源。坚持谷类为主是为了保持我国膳食的良好传统,避免高能量、高脂肪和低糖类膳食。一般成年人每天应保持摄入谷类食物 250～400 g 为宜。另外,还要注意食物的粗细搭配,适当多吃一些粗杂粮等,最好每天能吃 50～100 g。小麦、稻米不要研磨得太精细,以避免其所含维生素、矿物质和膳食纤维的流失。

2. 多吃蔬菜、水果和薯类

新鲜蔬菜、水果是人类平衡膳食的重要组成部分,也是我国传统膳食重要特点之一。蔬菜、水果所含能量低,水分多,是维生素、矿物质、膳食纤维和植物化学物的重要来源。薯类含有丰富的淀粉、膳食纤维以及多种维生素和矿物质。富含蔬菜、水果和薯类的膳食对保持肠道正常功能,保持身体健康,提高免疫力,降低患肥胖疾病、糖尿病、高血压等慢性疾病风险具有重要作用。推荐我国成年人每天吃蔬菜 300～500 g（深色蔬菜最好占一半）,水果 200～400 g,蔬菜和水果不能互相替换,并注意适当增加薯类的摄入。

3. 每天吃奶类、大豆或其制品

奶类营养成分齐全,组成比例适宜,容易消化吸收。各年龄人群适当饮奶有利于增加骨密度或减少骨质丢失,维护骨健康,建议每人每天饮奶 300 mL 或相当量的奶制品。对于有高血脂和超重肥胖倾向者应选择低脂奶、脱脂奶及其制品。

大豆含有丰富的优质蛋白质、不饱和脂肪酸、钙、多种维生素和膳食纤维等营养素,且含有低聚糖、磷脂,以及异黄酮、植物固醇等多种植物化学物。应适当多吃大豆及其制品,建议每人每天摄入 30～50 g 大豆或相当量的豆制品。

4. 常吃适量的鱼、禽、蛋和瘦肉

鱼、禽、蛋和瘦肉均属于动物性食物,是人类优质蛋白质、脂类、脂溶性维生素、B族维生素和矿物质的良好来源,是平衡膳食的重要组成部分。鱼类脂肪含量一般较低,且含有较多的多不饱和脂肪酸;禽类脂肪含量也较低,且不饱和脂肪酸含量较高;蛋类富含优质蛋白质,各种营养成分比较齐全,是经济的优质蛋白质的来源;畜类瘦肉中脂肪含量较低,铁含量高且利用率好;肥肉含脂肪高,应该少吃。

动物性食物一般都含有一定量的饱和脂肪酸和胆固醇,摄入过多有增加患心血管病的危险性。目前,我国部分城市居民食用动物性食物较多,尤其是猪肉过多。应适

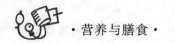

当多吃鱼、禽肉,减少猪肉摄入。此外,相当一部分城市和多数农村居民平均吃动物性食物的数量还不够,应适当增加。

5. 减少烹调油用量,吃清淡少盐膳食

脂肪是人体能量的重要来源之一,并可提供必需脂肪酸,有利于脂溶性维生素的消化吸收,但是,脂肪摄入过多是引起肥胖、高血脂、动脉粥样硬化等多种慢性疾病的危险因素之一。膳食中盐的摄入量过高与高血压的患病率密切相关。食用油和食盐摄入过多是我国城乡居民共同存在的营养问题。为此,建议我国居民养成吃清淡少盐膳食的习惯,以每人每天烹调用油不超过 25 g、食盐不超过 6 g 为宜。

6. 食不过量,天天运动,保持健康体重

进食量和运动是保持健康体重的两个主要因素,食物提供人体能量,运动消耗能量。如果进食量过大而运动量不足,多余的能量就会在体内以脂肪的形式积存下来,增加体重,造成超重或肥胖;相反,若进食量不足,可由于能量不足引起体重过低或消瘦。正常生理状态下,食欲可以有效控制进食量,保持健康的体重,不过有些人食欲调节不敏感,满足食欲的进食量常常超过实际需要,食不过量对他们意味着少吃几口,不要每顿饭都吃到十成饱。由于生活方式的改变,目前,我国大多数成年人体力活动不足或缺乏体育锻炼,超重和肥胖的发生率逐渐增加,应改变久坐少动的不良生活方式,养成天天运动的习惯,坚持每天多做一些消耗能量的活动,以保持健康体重。建议成年人每天进行累计相当于步行 6000 步以上的身体活动。

7. 三餐分配要合理,零食要适当

健康的饮食行为是保证充足、均衡营养摄入的前提,因此,一日三餐的时间及食量应该合理安排,进餐应定时定量。早餐、午餐及晚餐提供的能量分别占全天总能量的 25%～30%、30%～40% 及 30%～40%,并可根据职业、劳动强度和生活习惯进行适当调整;就餐时间最好安排在 6:30～8:30、11:30～13:30 及 18:00～20:00。要天天吃早餐并保证其营养充足,午餐要吃好,晚餐要适量。不暴饮暴食,不经常在外就餐,尽可能与家人共同进餐,并营造温馨愉快的就餐氛围。零食作为一日三餐之外的食物,可以合理选用,但来自零食的能量应计入全天能量摄入之中。

8. 每天足量饮水,合理选择饮料

水是膳食的重要组成部分,是一切生命必需的物质,在生命活动中发挥着重要作用。进入体内和排出体外的水基本处于动态平衡。饮水不足或过多都会对人体健康带来危害。在温和气候条件下生活的从事轻体力活动的成年人每日最少饮水 1200 mL,最好选择白开水,并应少量、多次、主动饮水,不要感到口渴时再饮水。

饮料多种多样,应该合理选择,例如,乳饮料和纯果汁饮料含有一定量的营养素和有益成分,适量饮用可以作为膳食的补充。有些饮料添加了一定的矿物质和维生素,适合热天户外活动和运动后饮用。有些饮料只含糖和香精香料,营养价值不高。多数饮料都含有一定量的糖,大量饮用会造成体内能量过剩。有些人尤其是儿童和青少年,每天喝大量含糖的饮料代替喝水,是一种不健康的习惯,应当改正。

9. 如饮酒应限量

在节假日、喜庆以及交际等场合,人们饮酒是一种习俗。高度酒能量含量高,白酒基本上是纯能量食物,不含其他营养素。无节制的饮酒,会造成食欲下降,食物摄入量减少,以致发生多种营养素缺乏、急慢性酒精中毒、酒精性脂肪肝,严重时还会造成酒精性肝硬化。过量饮酒还会增加患高血压、中风等疾病的危险;并可导致事故及暴力的发生,对个人健康和社会安定都是有害的。若饮酒应尽可能饮用低度酒,并控制在适当的限量以下,建议成年男性一天饮酒的酒精量不超过 25 g,成年女性不超过 15 g。孕妇、儿童、青少年应禁酒。

10. 吃新鲜卫生的食物

食物放置时间过长就会引起变质而对人体有害。另外,食物中还可能含有或混入各种有害因素,如致病微生物、寄生虫和有毒化学物等。吃新鲜卫生的食物是防止食源性疾病、实现食品安全的根本措施。要做到这一点,应该学会正确采购食物,保证食物新鲜卫生;不吃烟熏食物、加色素食物以及可能含有苯并芘或亚硝酸盐等有害成分的食物;学会合理储藏食物,避免受到污染,如果冷藏食物温度为 4～8 ℃,则只适于短期储藏,冻藏温度低达 −23～−12 ℃,才能较长时间储藏;学会合理烹调加工食物;注意保持良好的个人卫生以及食物加工环境和用具的洁净,避免交叉污染。

有一些动物性食物或植物性食物含有天然毒素,为了避免误食中毒,一方面要学会鉴别这些食物,另一方面应了解对不同食物进行浸泡、清洗、加热等去除毒素的具体方法。

(二)特定人群膳食指南

特定人群膳食指南是根据各人群的生理特点及其对营养需要而制定的。特定人群包括孕妇、乳母、婴幼儿、学龄前儿童、青少年和老年人。其中 6 岁以上各特定人群的膳食指南是在一般人群膳食指南的基础上进行增补形成的。

1. 中国孕期妇女和哺乳期妇女膳食指南

由于怀孕不同阶段胚胎的发育速度不同,孕妇的生理状态、机体的代谢变化和对各种营养素的需求也不同。根据妊娠的生理过程及对营养需要的特点,孕期妇女膳食指南可分为孕前期(孕前 3～6 月)妇女膳食指南,孕早期(1～12 周)妇女膳食指南,孕中期(13～27 周)、孕末期(28 周～分娩)妇女膳食指南三个部分。

(1)孕前期妇女膳食指南 ①多摄入富含叶酸的食物或补充叶酸:孕期缺乏叶酸会引起胎儿神经管畸形,因此,孕前期妇女应该适当多摄入富含叶酸的动物肝脏、深绿色蔬菜及豆类食物。②常吃含铁丰富的食物:贫血妇女怀孕容易导致早产、分娩低体重儿等,故孕前期妇女应该多摄入含铁丰富的食物,如动物血、肝脏、瘦肉、黑木耳及红枣等。③保证摄入加碘食盐,适当增加海产品的摄入:围孕期缺碘可导致后代智力和体格发育障碍。④戒烟、禁酒:孕妇吸烟、饮酒可严重威胁胎儿健康。

(2)孕早期妇女膳食指南 ①膳食清淡、适口:清淡、适口的膳食可增进食欲、易于消化,并有利于降低孕早期的妊娠反应。②少食多餐。③保证摄入足量富含糖类的食物。④多摄入富含叶酸的食物并补充叶酸。⑤戒烟、禁酒。

(3)孕中期、孕末期妇女膳食指南 ①适当增加鱼、禽、蛋、瘦肉、海产品的摄入:优质蛋白质对胎儿脑和视网膜发育非常重要。②适当增加奶类的摄入:奶及奶制品富含蛋白质,对孕期蛋白质来源补充具有重要意义,同时也是钙的良好来源。③常吃含铁丰富的食物:孕中期开始血容量和血红蛋白增加,孕妇成为缺铁性贫血的高危人群。此外,从孕中期开始增加铁的摄入量,有利于胎儿铁的储备。④适量进行身体活动,维持体重的适宜增长:适量的身体活动有利于维持体重的适宜增长和自然分娩,户外活动还有助于改善维生素 D 的营养状况,对胎儿骨骼发育和母体自身的骨骼健康都有益处。⑤禁烟戒酒,少吃刺激性食物。

(4) 哺乳期妇女膳食指南　①增加鱼、禽、蛋、瘦肉及海产品的摄入:乳母营养不足将影响乳汁的质与量,因此,应保证乳母摄入充足的优质蛋白质。②适当增饮奶类,多喝汤水:乳母要增加奶类、小鱼、小虾等含钙丰富的食物摄入,必要时在医生的指导下适当补充钙制剂。此外,鱼、禽、畜类等动物性食物宜采用煮或煨的烹调方法,促使乳母多饮汤水,以便增加乳汁的分泌量,并保证乳汁的营养素含量。③产褥期食物多样,不过量:产褥期膳食应该是多样化的平衡膳食,以满足营养需要为原则,无须特别禁忌,这有利于乳母健康,保证乳汁的质与量和持续地进行母乳喂养。④禁烟、禁酒,避免喝浓茶和咖啡:乳母吸烟(包括间接吸烟)、饮酒对婴儿健康不利,喝浓茶、咖啡也可能通过乳汁影响婴儿的健康。⑤科学运动和锻炼,保持健康体重:哺乳期妇女进行一定强度的、规律性的身体活动和锻炼,可促进机体复原,保持健康体重,同时减少产后并发症的发生。

2. 中国幼儿及学龄前儿童膳食指南

幼儿及学龄前儿童膳食指南分为:0～6 月龄婴儿喂养指南、6～12 月龄婴儿喂养指南、1～3 岁幼儿喂养指南、学龄前儿童膳食指南四部分。

(1) 0～6 月龄婴儿喂养指南　①纯母乳喂养:母乳是 6 月龄之内婴儿最理想的天然食品。母乳喂养也有利于增进母子感情,使母亲能悉心照护婴儿,并可促使母体的复原。同时,母乳喂养经济、安全、方便,不易发生过敏反应。应按需哺乳,每天 6～8次,并最少坚持完全纯母乳喂养 6 个月。②产后尽早开奶,初乳营养最好:分娩后 7 天内分泌的乳汁呈淡黄色,质地黏稠,为初乳,其中蛋白质含量高,含有丰富的免疫活性物质,对婴儿防御系统及初级免疫系统的建立非常重要,而且初乳中微量元素、长链多不饱和脂肪酸等营养素比成熟乳中要高得多。初乳也有通便的作用,可以清理初生儿的肠道和胎粪。尽早开奶可减轻婴儿生理性黄疸、生理性体重下降和低血糖的发生。③尽早抱婴儿到户外活动或者适当补充维生素 D:母乳中维生素 D 含量较低,家长应尽早抱婴儿到户外活动,适宜的阳光可促进皮肤维生素 D 的合成;也可适当补充富含维生素 D 的制剂,尤其在寒冷的北方冬春季节和南方的梅雨季节,补充维生素 D 对预防维生素 D 缺乏尤为重要。④给新生儿和 1～6 月龄婴儿及时补充适量维生素 K:母乳中维生素 K 含量较低,为了预防新生儿和 1～6 月龄婴儿维生素 K 缺乏而引起相关的出血性疾病,应在医生指导下注意及时给新生儿和 1～6 月龄婴儿补充维生素 K。⑤不能用纯母乳喂养时,宜首选婴儿配方食品喂养:婴儿配方食品是以母乳结构为模式对动物乳进行加工调配,调整了其营养成分的构成和含量,添加了多种微量营养素,使其产品的性能成分及含量基本接近母乳。⑥定期监测生长发育状况:身长和体重等生长发育指标反映了婴儿的营养状况,父母在家里对婴儿进行定期(出生后前 6 个月每半月一次)测量,不仅可以了解婴儿的生长发育速度是否正常,也可以及时提醒父母其喂养婴儿的方法是否正确。

(2) 6～12 月龄婴儿喂养指南　①奶类优先,继续母乳喂养:奶类是 6～12 月龄婴儿营养需要的主要来源,每天 600～800 mL 的奶量,可保证婴儿正常体格和智力发育。如母乳不能满足婴儿需要时,可使用较大婴儿配方奶予以补充。②及时合理添加辅食:从 6 月龄开始,为补充母乳中营养素的不足,需要逐渐给婴儿添加一些辅助食品,包括果汁、菜汁、米粉、果泥、菜泥等液体、糊状食物,以及软饭、烂面等固体食物。添加顺序为谷类食物(如婴儿营养米粉)、菜汁菜泥、果汁果泥、动物性食物。添加原则是从一种到多种、由少量到多量、由稀到稠、从细到粗循序渐进。③尝试多种多样的食物,膳食少糖、无盐、不加调味品:从 6 月龄开始,应让婴儿逐渐开始尝试和熟悉多种多样的食物,以逐渐过渡到除奶类外由其他食物组成的单独餐。为预防儿童时期的龋齿、挑食以及成年后的高血压,辅助食品要少糖、无盐,不加调味品。④逐渐让婴儿自己进食,培养良好的进食行为:对 7～8 月龄婴儿,可允许其自己用手握或抓食物吃,到 10～12 月龄时应鼓励婴儿自己用勺进食,以锻炼婴儿手-眼协调功能,促进精细动作的发育。⑤定期监测生长发育状况:每个月对婴儿的体重和身长进行定期的测量,以监测其生长发育和营养状况。⑥注意饮食卫生:严把"病从口入"关,预防食物中毒。

(3) 1～3 岁幼儿喂养指南　①继续给予母乳喂养或其他乳制品,逐步过渡到食物多样:可继续母乳喂养直到 2 岁,或每日给予不少于相当于 350 mL 液体奶的幼儿配方奶粉。如果幼儿不能摄入适量的奶制品,可通过其他途径补充优质的蛋白质和钙质。满 2 岁时,可逐渐停止母乳喂养,但应该继续提供幼儿配方奶粉或其他乳制品。同时,应根据幼儿牙齿的发育情况,适时增加细、软、碎、烂的膳食,不断丰富种类,不断增加数量,逐渐向食物多样化过渡。②选择营养丰富、易消化的食物:应充分考虑幼儿能量和蛋白质的需要,选择营养全面、易消化的食物,以保证幼儿的生长发育;增加铁的供给,以避免铁缺乏和缺铁性贫血的发生;适当多选用鱼虾类食物,尤其是海鱼类,以利于幼儿神经系统的发育。坚硬的食物、容易误吸入气管的硬壳果类、腌腊食品和油炸类食品不宜选用。③采用适宜的烹调方式,单独加工制作膳食:幼儿膳食应该单独加工、烹制,应将食物切碎煮烂,以利于幼儿咀嚼、吞咽和消化。如皮、骨、刺、核等应完全去除;硬果类食物应先磨碎,制成泥糊状;烹调方式上,宜采用蒸、炖、煨等,不宜采用油炸、烤、烙等方式。口味以清淡为好,尽可能少用或不用味精、鸡精、糖精等调味品,并注意花样品种的交替更换,以保持幼儿进食的兴趣。④在良好的环境下有规律进餐,重视良好饮食习惯的培养:幼儿饮食宜每日 5～6 餐,两主餐间可加奶类、水果等,晚饭后也可加餐或加零食,但睡前禁止喂甜食,以预防龋齿。饮食安排上要做到定时、定量,有规律地进餐,不随意改变幼儿的进餐时间和进食量。进餐环境要安静愉悦、温度、光线适宜,桌椅、餐具可适当儿童化,鼓励、引导和教育幼儿使用勺、匙、筷等进行自主进餐。培养幼儿集中精力进食,切忌让幼儿边看电视边吃饭。家长应该以身作则,用良好的饮食习惯影响幼儿。⑤鼓励幼儿多做户外游戏或活动,合理安排零食,避免过瘦与肥胖:每日 1～2 h 的户外活动与游戏,既可使幼儿接受日光照射,促进皮肤中维生素 D 的形成和钙质的吸收,又可以通过体力活动实现对幼儿体能、智能的锻炼培养和维持能量平衡。正确选择零食品种,以奶制品、水果等营养丰富的食物为主;合理安排零食的数量和时机,控制糖果、甜饮料等含糖量高的食物,以有利于保持幼儿合理体重增长,避免过瘦与肥胖。⑥每天足量饮水,少喝含糖高的饮料:幼儿对水的需要量高于成人,每日应均匀足量饮水,宜饮用白开水,不宜饮用含糖饮料和碳酸饮料,以免影响幼儿食欲及发生龋齿。⑦定期监测生长发育情况:应每2～3个月测量身长和体重等生长发育指标一次。⑧确保饮食卫生,严格进行餐具消毒:幼儿餐具应彻底加热消毒,不食隔夜饭和不洁变质的食物,并养成饭前、便后洗手等良好的卫生习惯,以减少肠道感染的机会。

(4) 学龄前儿童膳食指南:①食物多样,谷类为主:任何一种天然食物都不能满足人体所需要的所有营养素。而谷类食物是人体能量的主要来源,可提供儿童蛋白质、糖类、膳食纤维和B族维生素等。因此,儿童的膳食应该是以谷类为主的多种食物组成的平衡膳食。②多吃新鲜蔬菜和水果:应鼓励儿童多吃新鲜的蔬菜和水果,并注意制备时将蔬菜切细、切小以利于儿童的咀嚼和吞咽,并注意品种、颜色和口味的变化,以提高儿童多吃蔬菜和水果的兴趣。③经常吃适量的鱼、禽、蛋、瘦肉:鱼、禽、蛋、瘦肉等是优质蛋白质、脂溶性维生素和矿物质的良好来源,尤其鱼、禽、兔肉等含蛋白质较高,饱和脂肪酸较低,可建议儿童经常吃这类食物。④每天饮奶,常吃大豆及其制品:奶类是一种营养成分齐全的天然食品,也是钙质的极好来源,儿童时期充足的钙有助于增加骨密度,可延缓成年后发生骨质疏松症的年龄。大豆营养成分近似于奶类,所以,应鼓励儿童每日饮奶,常吃大豆及其制品。⑤膳食清淡少盐,正确选择零食,少喝含糖高的饮料:为保护儿童较敏感的消化系统,避免干扰或影响儿童对食物本身的感知和喜好,为儿童烹制加工食物时,应尽可能保持食物的原汁原味,少油、少盐、清淡,避免辛辣等刺激性调味品。餐次安排以"三餐两点"制为宜,并辅以合理的零食,饮料以白开水为主,尽量少喝含糖高的饮料。⑥食量与体力活动要平衡,保证正常体重增长:进食量与体力活动是控制体重的两个主要因素,对于消瘦的儿童应适当增加进食量和油脂的摄入,超重和肥胖的儿童应控制总进食量,适当增加活动强度及持续时间,以保证儿童营养素充足供给,体重正常增长。⑦不挑食,不偏食,培养良好的饮食习惯:学龄前是培养儿童良好饮食行为和习惯的最重要和最关键的阶段。此期应注意合理安排儿童饮食,饭前不让其吃糖果、不饮汽水等饮料,养成饭前洗手、饭后漱口、自己吃饭、细嚼慢咽、不挑食、不偏食等良好习惯。家长不宜用食物作为奖励,更不能采用威逼利诱等方式,应以身作则,帮助孩子养成良好的饮食习惯和行为。⑧吃清洁卫生、未变质的食物:合理营养是建立在食品安全基础之上的,因此,选购食物时应当选择外观好,无泥污、杂质,没有变色、变味并符合国家卫生标准的食物,尽量选择信誉好的食品生产企业的产品,严防病从口入。

3. 中国儿童青少年膳食指南

①三餐定时定量,保证吃好早餐,避免盲目节食:三餐不规律,不吃早餐或早餐质量差,不仅影响儿童青少年的学习成绩和体能,还会影响消化系统的功能,不利于儿童青少年的健康成长。此外,盲目节食有可能导致体重明显降低,甚至神经性厌食,严重危害儿童青少年的健康成长,故儿童青少年不应该盲目节食减肥。②吃富含铁和维生素C的食物:儿童青少年生长迅速,铁需要量增加,女孩还有月经来潮后的生理性铁丢失,更容易发生贫血,影响儿童青少年的发育和健康。故应注意饮食多样化,经常摄

入含铁及维生素 C 丰富的食物。③每天进行充足的户外运动:充足的户外运动不仅能提高机体的柔韧性和协调性,增强体质和耐力,还可保持健康体重,预防肥胖和慢性病的发生。此外,还应该鼓励儿童青少年参与家务劳动,以培养其责任感、交往能力、独立生活能力等。④不抽烟,不饮酒:儿童青少年处于生长发育阶段,身体各器官、系统还未成熟,功能尚不稳定,抽烟、饮酒对其的不利影响远超于成年人,甚至还直接关系到成年后的行为,因此,儿童青少年应该养成不抽烟、不饮酒的好习惯。

4. 中国老年人膳食指南

①食物要粗细搭配、松软、易于消化吸收:老年人消化功能减退,易发高血压、糖尿病、便秘等疾病,因此,老年人的食物选择应注意粗细搭配,食品烹制宜松软,易于消化吸收,以保证其均衡营养,促进健康,预防慢性病。②合理安排饮食,提高生活质量:合理安排老年人的饮食,让其和家人一起进餐,保持健康的进食心态,愉悦的进餐环境,不仅能增加老年人享受食物的乐趣,而且还会增进食欲、促进消化,使其得到丰富的食物,保证其营养素的需要,同时,促进老年人身心健康,减少疾病,延缓衰老,提高生活质量。③重视预防营养不良和贫血:老年人随着年龄的增长,可出现不同程度的老化,并可能存在不同程度和不同类别的慢性疾病。另外,生理、心理和社会经济情况的改变,有可能使老年人因食欲减退、摄入食物量减少等而导致营养不良与贫血,从而使老年人增加疾病的易感性,骨折发生率增高,应激能力、抗寒能力等下降。因此,应该重视预防老年人营养不良和贫血。④多做户外活动,维持健康体重:老年人适当多做户外活动,如步行、慢跑、打门球等能延缓老年人体力、智力和各器官功能的衰退,维持健康体重,还可接受充足的紫外线照射,有利于皮肤合成维生素 D,预防或推迟骨质疏松症的发生。

（三）平衡膳食宝塔结构及应用

中国居民平衡膳食宝塔(以下简称膳食宝塔)是根据《中国居民膳食指南(2007)》的核心内容,结合中国居民膳食的实际情况,把平衡膳食的原则转化成各类食物的重量,便于人们在日常生活中实行。中国居民平衡膳食宝塔(图 3-1)提出的是一个比较理想的膳食模式,同时注意了运动的重要性,并以直观的宝塔形式表达出来。但其所建议的食物量可能与大多数人当前的实际摄入量有一定的距离。

1. 中国居民平衡膳食宝塔的结构

膳食宝塔共有五层,包含我们每天应吃的主要食物种类。膳食宝塔各层位置和面积不同,这在一定程度上反映了各类食物在膳食中的地位和应占的比重,膳食宝塔中所标示的各类食物的建议量是指食物可食部分的生重,其下限和上限分别相当于膳食 7550 kJ(1800 kcal)和 10900 kJ(2600 kcal)的能量水平建议的食物摄入量。

(1)底层 底层包括谷类、薯类及杂豆类,是膳食中能量的主要来源,建议每日摄入 250～400 g。薯类和杂豆类可代替部分粮食。建议每周 5～7 次,每次 50～100 g 粗粮或全谷类制品。

(2)第二层 第二层包括蔬菜、水果,是膳食中维生素、矿物质和膳食纤维的主要来源。蔬菜、水果还含有比较丰富的植物化学物,有多种保健功能。建议每日摄入 300～500 g 新鲜蔬菜,其中深色蔬菜最好占一半以上,每日摄入新鲜水果 200～

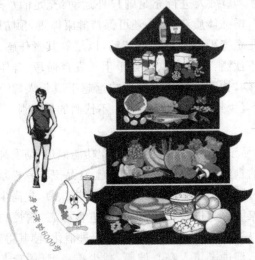

烹调油25~30 g
食盐6 g

奶类及奶制品300 g
大豆类30~50 g
坚果类5~10 g

畜禽肉类50~75 g
水产品50~100 g
蛋类25~50 g

蔬菜300~500 g
水果200~400 g

谷类、薯类及杂豆类
250~400 g
水1200 mL

图 3-1　中国居民平衡膳食宝塔

400 g。蔬菜与水果各有优势,不能完全相互替代。

　　(3) 第三层　第三层包括除奶类之外的动物性食物,主要提供优质蛋白质、脂类、维生素与微量元素。畜禽肉类建议每日摄入 50~75 g,并尽量选择瘦肉,少食用肥肉、内脏。水产品包括鱼类、甲壳类和软体类动物,建议每日摄入 50~100 g,有条件的可以多吃一些。蛋类营养价值较高,建议每日摄入 25~50 g,约半个至一个鸡蛋的量。

　　(4) 第四层　第四层包括奶类、大豆类和坚果类,它们都含有丰富的蛋白质、钙和维生素。建议每天吃相当于鲜奶 300 g 的奶类及奶制品,有条件的可以多吃一些。世界卫生组织确定每日摄入 25 g 大豆蛋白可预防心脏病,故我国推荐每日摄入大豆类 30~50 g。按提供蛋白质的量来计算,40 g 干大豆相当于 80 g 豆腐干、120 g 北豆腐、240 g 南豆腐、650 g 豆浆。有条件的居民可吃 5~10 g 坚果替代相应量的大豆。

　　(5) 顶层　顶层包括烹调油和食盐。近二十年我国居民动植物油的摄入量逐年增加,从而导致了肥胖以及与其相关的慢性病的迅速上升,限制烹调油的摄入量已是我们调整膳食结构、预防疾病、促进健康的迫切任务。每日烹调油的建议摄入量以不超过 25 g 或 30 g 为宜,烹调油也应多样化,并经常更换种类。建议健康成年人一天食盐摄入量不超过 6 g,包括酱油和其他食物中的食盐。一般 20 mL 酱油中含食盐 3 g,10 g 黄酱中含食盐 1.5 g,如烹调菜肴用酱油或酱类时应按比例减少食盐的用量。

　　(6) 其他　其他主要是指饮水与运动,强调足量饮水和增加身体活动的重要性。水在体内是一切代谢反应的介质,是膳食的重要组成部分,其需要量受年龄、环境温度和身体活动等因素的影响。在温和的气候条件下,从事轻体力活动的成年人每日应最少饮水 1200 mL(约 6 杯)。在高温环境下或从事强体力活动时,饮水量应适当增加,同时鉴于大量出汗,饮水中应含 0.1% 的食盐,以弥补汗液中丢失的盐分。

　　目前,大多数成年人身体活动不足或缺乏体育锻炼,建议成年人每日进行累计相当于步行 6000 步以上的活动量。如果身体条件允许,最好进行 30 min 的中等强度的运动。

2. 中国居民平衡膳食宝塔的应用

（1）适宜食物摄入量及能量水平　膳食宝塔建议的每人每日各类食物适宜摄入量范围适用于一般健康成年人，实际应用时应该根据个人年龄、性别、身高、体重、劳动强度、季节等情况适当调整。对于正常成年人，体重是判断能量平衡的最好指标，每个人应该根据自身体重及变化适当调整食物的摄入量，主要调整含能量较高的食物。膳食宝塔建议的各类食物摄入量是一个平均值，它按照 7 个不同能量水平提出了 10 类食物的摄入量建议，具体见表 3-1。每日膳食中应该尽量包含膳食宝塔所列的各类食物，但无须每日都严格按照膳食宝塔建议的各类食物的量进行。重要的是一定要经常遵循膳食宝塔各层中的各类食物的大体比例。在一段时间内，比如一周，各类食物摄入量的平均值应当符合膳食宝塔建议量。

表 3-1　按照 7 个不同能量水平建议的食物摄入量　　　　　　　　　单位：g/d

能量水平	6700 kJ (1600 kcal)	7550 kJ (1800 kcal)	8350 kJ (2000 kcal)	9200 kJ (2200 kcal)	10050 kJ (2400 kcal)	10900 kJ (2600 kcal)	11700 kJ (2800 kcal)
谷类	225	250	300	300	350	400	450
大豆类	30	30	40	40	40	50	50
蔬菜	300	300	350	400	450	500	500
水果	200	200	300	300	400	400	500
肉类	50	50	50	75	75	75	75
奶类	300	300	300	300	300	300	300
蛋类	25	25	25	50	50	50	50
水产品	50	50	75	75	75	100	100
烹调油	20	25	25	25	30	30	30
食盐	6	6	6	6	6	6	6

（2）同类互换，合理调配　人们摄入多种多样的食物，不仅为获得均衡的营养，同时也享受了丰富多彩的饮食。因此，应用膳食宝塔时应当把营养与美味结合起来，按照同类互换、多种多样的原则调配一日三餐。同类互换就是以粮换粮、以豆换豆、以肉换肉。尽管同类食物中每一种都与另一种不完全相同，但其所含营养成分大体近似，在膳食中可以互相替换。多种多样就是选用品种、形态、颜色、口感多样的食物。变换加工烹调方法、科学合理地搭配食物，既可提高食物的营养价值，又能增加食欲。

（3）合理分配三餐食量　一日三餐食物量的分配及间隔时间应与个体的作息时间和劳动状况相匹配。一般是早餐、晚餐各占 30%，午餐占 40% 左右为宜，特殊情况则可以适当调整。营养不足会影响到学习和工作效率，尤其是早餐。早餐除主食外还要至少包括奶、大豆制品、蛋、肉中的一种，并搭配适量蔬菜或水果。

（4）因地制宜，充分利用当地资源　我国幅员辽阔，各地的饮食习惯及物产不尽相同，只有因地制宜充分利用当地资源才能有效地应用膳食宝塔。如牧区奶类资源丰富，可适当提高奶类的摄入量。在某些情况下，由于地域、经济或物产所限无法采用同

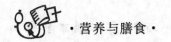

类互换时,也可暂用豆类代替乳类、肉类;或用蛋类代替鱼、肉等。

(5)养成习惯,长期坚持　膳食因素对健康的影响是长期的结果。应用膳食宝塔需要自幼养成习惯,并长期坚持,只有这样才能充分体现其对健康的重大促进作用。

小　结

本章主要阐述了膳食结构、平衡膳食及膳食指南等概念;介绍了各种类型膳食结构的特点;分析了我国居民膳食结构的不合理之处及改善建议;提出了平衡膳食的具体基本要求;还详细介绍了《中国居民膳食指南》的组成,系统阐述了一般人群膳食指南和特定人群膳食指南的具体内容,解释说明了中国居民平衡膳食宝塔的结构及其应用。

能力检测

一、单项选择题

1. 下列膳食结构中容易发生营养素缺乏疾病的是(　　)。

A. 以植物性食物为主的膳食结构　　　　B. 以动物性食物为主的膳食结构

C. 动物性食物与植物性食物平衡的膳食结构　　D. 地中海膳食结构

E. 以上都不是

2. 下列关于当前我国居民膳食结构的描述,错误的是(　　)。

A. 畜肉类及油脂消费过多　　　　　　　B. 谷类食物消费偏低

C. 奶类、豆类制品摄入过低　　　　　　D. 钠盐摄入过高常见于北方地区

E. 城乡居民普遍缺钙

3. 中国营养学会建议我国居民要适当调整膳食结构,做到(　　)。

A. 经常吃适量的鱼、禽、蛋、瘦肉

B. 增加蔬菜、水果、奶类和大豆及其制品的消费量

C. 降低食盐的摄入量

D. 充分利用各地的自然食品资源

E. 以上都是

4. 下列属于科学加工、烹调食物的是(　　)。

A. 煮骨头汤时不能加醋　　　　　　　　B. 煮粥时不应加碱

C. 制作面食要用碱发面　　　　　　　　D. 蔬菜要新鲜,先切后洗

E. 炒菜要多加水,文火慢炒

5. 下列不属于《中国居民膳食指南(2007)》的具体内容的是(　　)。

A. 食物多样,谷类为主,粗细搭配　　　　B. 多吃蔬菜、水果和薯类

C. 吃新鲜卫生的食物　　　　　　　　　D. 少吃肥肉和荤油

E. 三餐分配要合理,零食要适当

6. 下列不属于孕早期妇女膳食指南的是(　　)。

A. 膳食清淡、适口　　　　　　　　　　B. 少食多餐

C. 适当增加奶类的摄入 D. 多摄入富含叶酸的食物并补充叶酸

E. 戒烟、禁酒

7. 下列不属于老年人膳食指南的是（　　）。

A. 不吸烟、不饮酒 B. 食物要粗细搭配、松软、易于消化吸收

C. 重视预防营养不良和贫血 D. 合理安排饮食，提高生活质量

E. 多做户外活动，维持健康体重

8. 下列不属于6～12月龄婴儿喂养指南的是（　　）。

A. 奶类优先，继续母乳喂养 B. 及时合理添加辅食

C. 定期监测生长发育状况 D. 注意饮食卫生

E. 采用适宜的烹调方式，单独加工制作膳食

9. 中国居民平衡膳食宝塔的第二层包括（　　）。

A. 谷类、薯类及杂豆类 B. 蔬菜、水果

C. 动物性食物 D. 奶类、大豆类和坚果类

E. 烹调油和食盐

10. 应用中国居民平衡膳食宝塔要做到（　　）。

A. 适宜食物摄入量及能量水平 B. 同类互换，合理调配

C. 合理分配三餐食量 D. 因地制宜，充分利用当地资源

E. 以上都是

二、简答题

1. 什么是平衡膳食？平衡膳食有哪些基本要求？

2. 一般人群膳食指南10条经典建议的具体内容是什么？

三、讨论题

1. 当前我国居民膳食结构有哪些不合理之处？中国营养学会提出了哪些建议？

（林斌松）

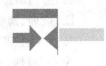

项目四 不同生理情况人群的营养及膳食指导

 学习任务 ....

1. **掌握** 孕妇、乳母营养需要及供给；婴幼儿的营养需要及幼儿、学龄前儿童膳食特点。
2. **熟悉** 孕妇和乳母营养的重要性；儿童与青少年的营养需要及供给；中老年人的营养需要和供给。
3. **了解** 儿童与青少年的膳食特点。

　　人群的健康受多方面因素的影响，而营养状况则起到举足轻重的作用，营养素摄入不足或过多都会影响人们的健康。当前我国城乡居民膳食结构尚不够合理，经济欠发达地区儿童的营养不良和发达地区儿童的营养过剩同时存在，妊娠期妇女缺铁性贫血等常见病时有发生，老年人高血压、肥胖症等慢性疾病发病率呈上升趋势。由于不同生理状况的人群每日对营养素的需要量不同，所以针对不同生理情况的人群采取不同的营养及膳食指导措施就尤其重要。

案例引导

　　张女士，46岁，体格瘦弱，平日并无运动的习惯，7天前在家里做家务时，不慎跌坐在地上，顿觉腰部疼痛剧烈，像脊椎已经跌断了似的，很久都无法自行站起来，赶紧电话通知正在上班的儿子回来，勉强搀扶至某医院骨科门诊。腰椎磁共振成像显示第三腰椎压迫性骨折，骨密度扫描显示骨质疏松。张女士日常饮食多以五谷杂粮和蔬菜为主，十多年前经医院检查有轻度骨质疏松症，但没做有计划的医疗性防治措施。医生最后诊断张女士为骨质疏松症。

　　思考：老年人如何通过合理膳食防治骨质疏松症？

┃内容一　孕妇、乳母的营养及膳食指导┃

　　妊娠是一个复杂的生理过程，经过约40周的孕期，孕妇的生理状态及代谢都有较大的改变，孕妇吸收营养的目的就是适应妊娠期孕育胎儿的需要，增加营养素的吸收和利用，以支持胎儿的发育，保证妊娠的成功。因此，在怀孕期间母亲不仅要保证自身的营养需要，还要提供胎儿发育所需求的营养。孕妇一旦分娩结束，由于催乳素的升高,引起乳汁的分泌,这一时期母乳是婴儿营养的唯一来源。因此,乳母的营养既要满足自身的需要,更要适应乳汁分泌的需要,防止乳母营养不良而造成缺乳。

一、孕期妇女的生理特点及营养

(一) 孕妇的生理特点

(1) **基础代谢的变化** 妊娠期因为激素分泌的改变,母体合成代谢增强,且需要一定物质来支持,所以,孕妇能量需要量增加。

(2) **消化系统的改变** 由于孕激素与代谢的改变,孕妇往往出现恶心、呕吐、食欲减退、消化不良等现象,即早孕反应。孕妇因子宫增大而导致肠的蠕动减慢引起便秘。怀孕后胎盘分泌绒毛膜促性腺激素抑制胃酸的分泌,可影响消化功能,而酸性食物可刺激胃腺分泌胃酸,增加消化酶的活性,从而提高食欲。

(3) **机体许多器官的负荷增大** 孕妇血容量从妊娠的第 6 周开始增加,到后期血容量增加 40% 左右;随着血容量的增加,心排出量增加,可致心脏负荷增大;由于孕妇和胎儿代谢产物的增多,肾脏负荷增大,肾功能也有所改变,故肾小球的滤过率和肾血流量增加,尿中排出的氨基酸、水溶性维生素、葡萄糖等增加。此外,肺脏、肝脏等器官的负荷也有所增大。

(4) **体重增长** 孕妇体重在妊娠足月时增重 10～12 kg,妊娠期孕妇体重增长过少或过多对母体和胎儿均不利。研究发现,理想的体重增长范围与妊娠前孕妇的体重、身高有关,以体质指数(BMI)作为指标来判断,正常 BMI 在 19.8～26 时推荐的总体重增长值为 11.5～16.0 kg。

(二) 孕期的营养需要

1. 适当增加能量

在整个妊娠期,孕妇除满足自身的能量需求外,还要为胎儿的生长发育提供能量,故妊娠期能量的供给平均每日增加 0.84 MJ(200 kcal);三大营养素供能比例为:蛋白质供能占 10%～15%,脂肪供能占 20%～30%,糖类供能占 60%～65%。

2. 充足的蛋白质

孕妇必须摄入足够数量的蛋白质以满足自身及胎儿生长发育的需要。中国营养学会建议,在孕早期蛋白质增加 5 g/d,孕中期蛋白质增加 15 g/d,孕晚期增加 20 g/d,优质蛋白质应占 1/3 以上。

3. 脂肪

孕妇需要摄入适量的脂肪食物,以保证胎儿的正常发育。在胎儿的脑和神经系统发育过程中,一旦缺乏必需脂肪酸,会推迟胎儿脑细胞的分裂与增殖。整个妊娠期孕妇在体内需储存脂肪 2～4 kg。但脂肪摄入过多会引起非生理性体重增加。

4. 糖类

由于胎儿在母体内消耗的葡萄糖较多,妊娠期孕妇对糖的需求是增加的。一般以糖类提供的能量占总能量的 60% 为宜。糖类摄入过多会使孕妇发胖,过少又不能满足孕妇和胎儿的需要,若长期的糖类摄入不足,脂肪被氧化供能,还会增加蛋白质的消

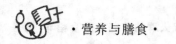

耗,从而影响胎儿的正常发育。

5. 丰富的无机盐与微量元素

(1)钙 钙是孕妇需要补充的重要营养素之一,钙除了构成胎儿的骨骼和牙齿外,对孕妇自身也非常重要。故妊娠全过程都要补充钙,补充钙有利于胎儿从母体摄取大量的钙以供生长发育。我国营养学会推荐孕妇每日钙供给量:孕早期 800 mg,孕中期 1000 mg,孕晚期 1200 mg,奶类摄入少者,宜增服钙制剂。孕妇膳食钙摄入不足时,会引起母体血钙浓度下降,发生手足抽搐,产生骨质软化症,胎儿也可能产生先天性佝偻病及低钙惊厥。

(2)铁 铁是人体重要的微量元素之一,母体和胎儿都需要储备相当数量的铁,以补偿分娩时由于失血造成铁的损失和胎儿出生后 6 个月之内的消耗。我国营养学会建议孕妇每天铁的供给量:孕早期为 15 mg,孕中期为 25 mg,孕晚期为 35 mg。孕妇铁摄入量不足会影响胎儿铁的储备,使婴儿期较早出现铁缺乏及缺铁性贫血。孕妇重度贫血可引起早产或死胎,甚至发生贫血性心脏病等。

(3)锌 锌也是人体重要的微量元素,动物试验发现,缺锌会导致胎儿畸形,但孕妇缺锌对胎儿是否有影响尚不明确。我国营养学会建议孕妇每日锌的摄入量在孕早期为 11.5 mg,孕中期、孕末期为 16.5 mg。锌主要来源为鱼及海产品、肉类。

(4)碘 碘是合成甲状腺素所必需的微量元素,甲状腺素与蛋白质合成有关,能促进胎儿生长发育。孕期缺碘,孕妇易发生甲状腺肿大,并影响胎儿的发育,严重时发生克汀病。我国营养学会建议孕妇每日碘的供给量标准为 200 μg。含碘丰富的食物有海产品,如海带、紫菜、海鱼等。

6. 维生素

孕期的妇女对维生素的需要量增加,既有利于胎儿的生长发育,又有利于母体代谢活动的增强。母体的维生素可通过胎盘进入胎体,母体的脂溶性维生素可储存在肝内,水溶性维生素在体内不能储存,必须及时供给。膳食中各种维生素之间要注意保持平衡。

(1)维生素 A 除维持母体自身的健康外,维生素 A 对胎儿的上皮组织和骨骼的生长发育起着非常重要的作用,也对保持嗅觉和视觉功能有重要的作用,另外,还可增强孕妇对传染病的抵抗力。但摄入过少或摄入过多都可以引起胎儿畸形。我国营养学会建议孕妇每日推荐摄入量为 800～900 μg 视黄醇当量。

(2)维生素 D 与钙、磷的代谢有关,而钙、磷对胎儿的牙齿和骨骼的形成极为重要。在妊娠期对维生素 D 的需要量增加,除多晒太阳外,还应适当地补充富含维生素 D 的食物或维生素 D 制剂,如动物肝脏、禽蛋、鱼肝油等;但维生素 D 不宜长期过量应用,否则会蓄积中毒。我国营养学会建议孕妇在孕中期、孕末期每日推荐摄入量为 10 μg。

(3)维生素 B_1、维生素 B_2 和烟酸 这是机体中许多重要辅酶的组成成分,这些辅酶与物质代谢有密切关系。妊娠期对维生素 B_1 的需要量增加,维生素 B_1 可提高食欲,促进产后乳汁分泌以及分娩时子宫收缩。我国营养学会建议孕妇每日应摄入维生素 B_1 1.5 mg,应多食用酵母、粗粮、豆类、硬壳果类、瘦肉、蔬菜等富含维生素 B_1 的食物。

维生素 B₂ 每日推荐摄入量为 1.7 mg,烟酸为 15 mg。

（4）叶酸 促进胎儿的生长发育,防止发生巨幼红细胞性贫血,孕妇缺乏叶酸,胎儿发生神经系统缺陷的危险性增高。叶酸补充应在孕前至少 1 个月至怀孕后 3 个月。故我国营养学会建议孕妇每日推荐摄入量为 600 μgDFE,富含叶酸的食物有绿叶蔬菜、水果、动物肝、动物肾等。

（5）维生素 C 维生素 C 不仅能增强机体的抵抗力,而且对胎儿骨骼、牙齿的正常发育、造血系统的健全等都有促进作用,孕妇缺乏维生素 C 时易出现贫血、出血等症状,也可引起早产、流产,新生儿有出血倾向。我国营养学会建议孕妇维生素 C 每日推荐摄入量:孕中期、孕末期为 130 mg。

（三）孕妇的营养及膳食指导

（1）妊娠早期（0～3 个月） 这是胎儿生长发育至关重要的时期,也是胎儿最易致畸的时期。这一时期孕妇会出现妊娠反应,如恶心、呕吐、食欲不振等。在膳食调配上应多样化,营养要丰富全面,以清淡少油腻为主,少食多餐。不要吃太凉、生冷、含有刺激性、油腻的食物。要戒烟、禁酒,避免饮用浓茶和咖啡等刺激性饮料。

（2）妊娠中期（4～6 个月） 孕妇妊娠反应基本消失,胎儿发育加快,因此,食物的品种应更加多样化,应增加主食的摄入量,保证能量的供给;每日应进食牛奶、豆类与豆制品、蛋类、虾皮、绿叶蔬菜和水果等。如果缺钙,要及时补充钙剂。

（3）妊娠晚期（7 个月以后） 这是胎儿生长发育最迅速的时期,也是胎儿大脑细胞增殖最快的时期。营养素的供给量要达到或超过中期的水平,孕妇每天除了食用上述食物外,此时应适当补充对胎儿大脑发育有好处的食物,如核桃、虾、菌类（如蘑菇等）,同时补充含碘的食物,如海带、紫菜等。饮食以少食多餐为原则。同时要保持体内的酸碱平衡,这一时期的孕妇易出现水肿,膳食中应控制盐的摄入量。

二、乳母的生理特点及营养

（一）乳母的生理特点

一旦分娩,母体的内分泌会出现明显的改变,雌激素和孕激素、胎盘催乳激素数量急剧下降,催乳素（prolactin）升高,导致乳汁的分泌。乳汁分泌受两个反射所控制。一是催乳反射,当婴儿开始吸吮乳头时,刺激垂体产生催乳素,引起乳腺腺泡分泌乳汁,并存积于乳腺导管内。二是射乳反射,婴儿吸吮乳头的同时还刺激垂体产生催产素（oxytocin）,引起腺泡周围的肌肉收缩,促使乳汁沿乳腺导管流向乳头而出现排乳。同时,催产素还作用于子宫,引起子宫肌肉收缩,从而可帮助停止产后出血,促进子宫复原。

（二）乳母的营养需要

乳母对营养的需要是能保证乳汁的正常分泌并维持乳汁质量的恒定。乳汁中各种营养成分全部来自母体,如果乳母长期营养不良,乳汁分泌量将减少,而乳汁成分除蛋白质含量可降低外,其余基本保持恒定。乳汁分泌主要受三个因素影响:①内分泌因素;②哺乳期母亲的营养状况;③哺乳期母亲的情绪状态。

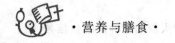

1. 能量

为了满足泌乳和哺乳消耗的能量,乳母对能量的需要量增加。在授乳早期每日约分泌 500 mL 的乳汁,故乳母的膳食只需供给适当能量,到 4 个月以后每日泌乳量可增加达 850 mL,因此,对能量的需求增加。我国营养学会推荐乳母膳食能量供给量为每日增加 3.3 MJ(800 kcal)。

2. 蛋白质

乳母蛋白质摄入量的多少,对乳汁分泌的质和量有很大的影响。人乳蛋白质平均含量为 12 g/L,母体膳食蛋白质转变为乳汁蛋白质的有效率为 70%,以每日泌乳约 850 mL 计算,所含蛋白质的量则为 10 g 左右,故 850 mL 乳汁需消耗膳食蛋白质 14 g。每日需额外补充 20～30 g 蛋白质以保证乳汁中蛋白质的含量。我国营养学会推荐乳母每日膳食中蛋白质供给量应比一般妇女增加 20 g,以动物性蛋白质为主。

3. 脂肪

膳食中脂肪的种类可影响乳汁的脂肪成分,人乳的脂肪含量在一天之内和每次哺乳期间均有变化,乳汁中脂肪的含量正常,有助于婴儿的中枢神经系统发育及脂溶性维生素的吸收,还可促进乳汁的分泌。我国营养学会推荐乳母每日膳食脂肪供给量为总能量的 20%～25%。

4. 矿物质

(1) 钙　人乳钙含量为 35 mg/100 mL。当乳母膳食摄入钙不足时可消耗母体的储存钙,以维持乳汁中钙含量的恒定。我国营养学会推荐乳母每日钙摄入量为 1200 mg。钙的最好食物来源为牛奶,可多晒太阳有利于钙的吸收。

(2) 铁　由于乳汁中铁含量极少,仅为 0.05 mg/100 mL。由于每日由哺乳提供的铁为 0.3 mg,不能满足婴儿的需要,故 4 个月后应给婴儿及时添加辅食,以补充乳汁中铁含量的不足。我国营养学会推荐乳母每日膳食铁供给量由一般妇女的 18 mg 增加至 28 mg。

5. 维生素

(1) 脂溶性维生素　乳母维生素 A 的摄入量可以影响乳汁维生素 A 的含量,因为少量维生素 A 可通过乳腺进入乳汁,维生素 E 能促进乳汁的分泌,维生素 D 几乎不能通过乳腺,所以母乳中维生素 D 含量很低。我国营养学会推荐维生素 A 的每日适宜摄入量为 1200 μgRE。维生素 D 每日适宜摄入量为 10 μg,维生素 E 每日适宜摄入量为 14 mg。

(2) 水溶性维生素　多数水溶性维生素均可通过乳腺进入乳汁,故乳母膳食中各种水溶性维生素的供给量和摄入量都应增加。

(三) 乳母的合理膳食

母乳是婴儿最理想的食物,能满足婴儿生长发育的需要并与其消化能力相适应。特别是初乳富含抗体蛋白,抗体蛋白对预防婴儿消化道和呼吸道感染具有积极意义。故乳母的合理膳食提供的营养,不仅能保证自身需要,而且对乳汁正常分泌、分泌量的维持有重要作用。乳母长期营养不良势必会导致泌乳量的减少。因此,乳母的合理膳食应具有以下特点:①摄入充足的能量;②膳食多样化,粗细粮搭配;③保证供给充足的优质蛋白质;④多食含钙丰富的食物;⑤重视蔬菜和水果的摄入;⑥注意补充流质食物及汤类,以利泌乳。

内容二　婴幼儿的营养及膳食指导

一、婴儿生长发育特点

婴儿(infant)期是指从出生到满 1 周岁前。其发育有以下特点:①完全依赖母乳营养或母乳外食物营养的母体外过渡期;②生长发育的第一个高峰期,即 12 月龄时,体重为出生时的 3 倍,身高为出生时的 1.5 倍;③脑细胞的高峰增殖期,6 月龄时脑重为出生时的 2 倍(600~700 g),1 岁时脑重(900~1000 g)接近成人的 2/3;④婴儿消化器官功能不完善,不适当的喂养易导致消化功能紊乱、营养不良。

二、婴儿营养需要的特点

(1) 能量　婴儿的能量需要包括各种活动、能量储存以及生长发育所需。以单位体质量计算,0~0.5 岁婴儿需要的能量是成年人的 3 倍。我国营养学会推荐婴儿能量摄入量为 0.4 MJ/(kg·d)(95 kcal/(kg·d))。

(2) 蛋白质　婴儿生长快,所需的蛋白质多,需要的必需氨基酸的种类也比成人多,除了 8 种必需氨基酸外,组氨酸、半胱氨酸、酪氨酸也是婴儿所必需的。母乳中必需氨基酸的比例最适合婴儿的生长需要。对于蛋白质的摄入量,母乳喂养者为 2.0 g/(kg·d)。蛋白质摄入过多会加重肾脏的负担。

(3) 脂类和糖类　婴儿期脂肪的主要来源是乳类及合理的代乳品。人乳与牛乳的脂肪能满足婴儿的需要,尤其是人乳的脂肪容易被婴儿消化吸收。婴儿在 3 个月后才有淀粉酶的产生,所以多糖类食物要等到 4~6 个月后才开始慢慢添加。

(4) 矿物质与维生素　钙、铁、锌、碘是婴儿期容易缺乏的矿物质,因此,4~6 个月后,应及时添加含铁辅助食品。各类维生素对婴幼儿的生长发育极为重要,除了母乳可提供外,还必须通过食物的补充以满足需要。

三、婴儿喂养特点

婴儿喂养有母乳喂养、人工喂养、混合喂养三种方式,以母乳喂养为佳。

(一) 母乳喂养

母乳是婴儿天然最佳食物,其营养成分最适合婴儿的需要,最易消化吸收与利用。与人工喂养比较,母乳喂养的婴儿发病率和死亡率均较低,过敏性疾病亦较少发生。

(二) 母乳喂养的优点

(1) 母乳的营养成分齐全,最适合婴儿消化和需要　人乳蛋白质中以乳清蛋白为主,在胃中可形成较小凝块,易为婴儿消化。人乳脂肪球较小,含不饱和脂肪酸高;糖类中大部分为乳糖;含丰富的脂酶;钙、磷比例适宜且容易吸收。

(2) 母乳中含有免疫因子等多种生物活性物质,能增强婴儿的抗病能力　来自初

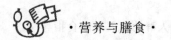

乳中母体抗体,如免疫球蛋白、各种溶菌酶等,具有抗感染、抗病毒等作用。

(3)母乳喂养可增进母子间的感情,有利于产后母体的恢复。

(4)母乳喂养温度适宜、经济、方便、卫生。

(三)人工喂养

由于各种原因母乳完全不能喂养时,采用牛奶或其他代乳品喂养,称为人工喂养。代乳品的要求:营养成分和能量应与母乳相似或接近;易于消化吸收;清洁卫生,安全无菌;调配时干稀比例要适当,按容量比为1∶4,按重量比为1∶8。

代乳品种类有牛奶、羊奶、豆制代乳粉、配方奶粉、米面糊等。其中,动物性代乳品优于植物性代乳品。

(四)混合喂养

用部分母乳加牛奶或奶粉补充。混合喂养的原则是先喂母乳,再喂牛乳或代乳品。每天必须喂乳3次以上。让婴儿按时吸吮乳头,刺激乳汁分泌。

(五)添加辅食

随着婴儿的生长,单独母乳喂养已不能满足其生长发育的需要,必须添加辅助食品。一般8个月后,减少喂奶次数,用牛奶或其他辅助食品替代;10~12个月应完全断奶。断奶应是一个过程,是在逐渐添加辅食过程中逐渐断奶,逐渐减少母乳的喂哺次数直至以其他食品全部替代母乳而最终自然断奶。

辅食添加原则为:①从少到多,从细到粗,从稀到稠;②从单一食物品种开始,过渡到多种食物;③在婴儿健康时添加辅食应选择粗纤维含量较少、脂肪含量较低、容易消化吸收的食物;④避免含高盐或辛辣调味品的食物;⑤辅食应用小匙喂给婴儿,并以渐进式从流质食物过渡到半流质食物、半固体食物、固体食物。

(六)常见的营养问题

(1)佝偻病 佝偻病(rickets)是婴幼儿常见的多发病。由于体内维生素D缺乏引起钙、磷代谢紊乱,导致骨质缺钙而引发佝偻病。为预防佝偻病的发生,新生儿自2周起从添加1滴鱼肝油开始,逐渐增加到6滴。注意添加辅食,多吃维生素D丰富的食物如肝、蛋黄、牛奶等,并要多做户外运动、多晒太阳。

(2)缺铁性贫血 由于母乳中铁含量极少,胎儿期储存的铁只能满足4~6个月胎儿的需要。为预防缺铁性贫血发生,4个月后应给婴儿补充富含铁的食物如肝泥、肉末等,以及含维生素C丰富的食物以促进铁的吸收。

(3)锌缺乏症 缺锌可导致婴幼儿生长发育迟缓、味觉减退、异食癖等。其主要原因是膳食中锌摄入不足或吸收不良。

(4)其他营养缺乏症 如维生素A、维生素B_1缺乏等也是婴幼儿常见的营养问题。

四、幼儿的合理营养

幼儿期是孩子成长过程饮食习惯形成的关键时期。为了能满足生长发育所需的均衡营养,必须为婴幼儿安排合理饮食以获取全面营养。饮食以谷类为主,奶、鱼、蛋及水果、蔬菜为辅的混合膳食。谷类主要提供能量；蛋白质才是小儿生长发育所必需的物质，主要由豆类或动物性食物提供。人体必需的 20 种氨基酸主要来自蛋白质，每日膳食中豆类和不同的动物性食物要适当搭配才能有丰富的氨基酸。蔬菜和水果提供矿物质和维生素。烹调的食物，除了要有一定香味外，还要做到细、碎、烂、软，避免油炸、酸、辣等有刺激性的食物。并养成不挑食、不偏食、不乱吃零食，定时定量进食的好习惯。

┃内容三　儿童与青少年的营养及膳食指导┃

一、学龄前儿童的营养及膳食指导

学龄前是指 3 周岁后至 6 岁的入小学前的孩子。与婴幼儿时期相比，此期生长速度减慢，各器官持续发育并逐渐成熟。但正处在生长发育阶段，新陈代谢旺盛，对各种营养素的需要量相对高于成人，合理营养不仅能保证他们的正常生长发育，也可为其成年后的健康打下良好基础。因此，供给其生长发育所需的足够营养，帮助其建立良好的饮食习惯，为其一生建立健康膳食模式奠定坚实的基础，是学龄前儿童膳食的关键。

（一）学龄前儿童营养需要

1. 能量

学龄前儿童生长速度较婴幼儿时期减慢，能量需要相对较少。但活泼好动的儿童所需能量比安静的儿童高些。我国营养学会推荐 3～6 岁儿童总能量范围为 5439～7113 kJ/d(1300～1700 kcal/d)。

2. 糖类

谷类食物是人体能量的主要来源，学龄前儿童的膳食也应该以谷类食物为主体，不宜摄入过多的纯能量食物，糖类的需要量为每日每千克体重 15 g，占总能量的 50%～60%。谷类食物可为儿童提供糖类、蛋白质、膳食纤维和 B 族维生素等，但应适当注意粗细粮的合理搭配。

3. 蛋白质

学龄前儿童蛋白质的需要量较婴儿期稍低，但此期的蛋白质摄入主要是满足组织、细胞的增长，故对蛋白质的需要量不仅有数量上的要求，还要有质量上的要求，特别是必需氨基酸要占一定的比例，以满足儿童智力和身体发育的需要。动物性蛋白质的氨基酸模式更适合人体需要，且赖氨酸含量较高，有利于补充植物性蛋白质中赖氨酸的不足。一般认为，动物性蛋白质的摄入量占 50%。

4. 脂肪

脂肪的摄入量应占总能量的 25%～30%，尤其是必需脂肪酸的摄入量要充足，这对神经细胞的发育至关重要。建议每天膳食中食用含必需脂肪酸较多的植物油，动物性食物可选择鱼类，特别是海产鱼。海产鱼所含的不饱和脂肪酸有利于儿童神经系统的发育。

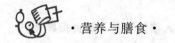

5. 矿物质

对矿物质中钙、铁、锌、碘等的摄入量,按照体重计算应比成人高。

(1)钙　奶及奶制品钙含量丰富,吸收率高,是儿童最理想的钙来源。儿童摄入充足的钙有助于增加骨密度,对处于快速生长发育阶段的学龄前儿童,应鼓励每日饮奶。我国营养学会推荐学龄前儿童钙的适宜摄入量为 800 mg/d。每日饮用 300~600 mL 牛奶,可保证学龄前儿童钙摄入量达到适宜水平。此外,豆类及其制品、芝麻、鱼虾类等也含有一定的钙。

(2)铁　儿童生长发育快,需要的铁较多,与成人不同,内源性可利用的铁较少,其需要的铁更多依赖食物铁的补充。膳食中奶类食物仍占较大比重,而其他富含铁的食物较少,因此易发生铁缺乏和缺铁性贫血。学龄前儿童铁的适宜摄入量为 12 mg/d,动物肝脏、动物血、瘦肉是铁的良好来源,膳食中丰富的维生素 C 可促进铁的吸收。

(3)锌　锌缺乏会出现发育迟缓、食欲不振、味觉减退等表现。学龄前儿童锌的推荐摄入量为 12 mg/d。锌最好的食物来源是贝类食物,如牡蛎等,其次是动物的内脏、坚果类和豆类等。

(4)碘　儿童缺碘对生长和发育都有影响,学龄前儿童碘的推荐摄入量为 50 μg/d,用食盐烹调的食物是碘的重要来源,含碘较高的食物主要是海产品,如海带、紫菜、海鱼、海虾、海贝类,建议学龄前儿童每周应至少吃一次海产品。

6. 维生素

维生素 A 可促进儿童的生长,提高机体的抵抗力。动物肝脏不仅含维生素 A 极为丰富,还富含维生素 B$_2$、叶酸等。学龄前儿童推荐摄入量,维生素 A 为 500~600 μgRE,维生素 B$_1$ 为 0.7 mg/d,维生素 B$_2$ 为 0.7 mg/d。

(二)学龄前儿童膳食指导

(1)食物多样,谷类为主,合理搭配,均衡膳食　每天餐桌上要做到荤素搭配、粗细粮搭配、颜色搭配、品种搭配、口味变化,以促进食欲。蔬菜和水果所含的营养成分不能相互替代。动物性食物是优质蛋白质、脂溶性维生素和矿物质的良好来源,建议儿童可经常吃这类食物。只有平衡膳食,才能满足其各种营养素的需要。

(2)合理加工、烹调,易于儿童消化　膳食清淡少盐、少油脂,并避免添加辛辣等刺激性物质和调味品。尽可能保持食物的原汁原味,让孩子首先品尝和接纳各种食物的自然味道。

(3)以一日“三餐两点”制为宜　各餐营养素和能量合理分配,早餐提供的能量约占 30%,午餐提供的能量约占一日的 40%,晚餐提供的能量约占一日的 30%。

(4)不挑食、不偏食,培养良好的饮食习惯　学龄前时期是培养良好饮食行为和习惯的最重要和最关键阶段。模仿能力强、兴趣增加、饮食无规律、注意力不集中等都是这一阶段儿童的行为特点。要特别注意培养儿童良好的饮食习惯,不挑食,不偏食,合理安排一日三餐的饮食。

(5)吃清洁卫生、未变质的食物　平衡膳食、合理营养的实现建立在食品安全、卫生的基础上。要注意儿童的进餐卫生,幼儿园集体用餐要提倡分餐制,以减少疾病传染的机会。

二、学龄儿童的营养及膳食指导

学龄儿童指的是 6～12 岁进入小学阶段的孩子。此期儿童体格维持稳步的增长，可以接受成人的大部分饮食。少数孩子饮食量大而运动量少，以及饮食不平衡容易出现超重和肥胖现象。此现象在学龄儿童时期比较突出。

（一）学龄儿童营养需要

学龄儿童应该合理食用各类食物，取得平衡膳食。应引导孩子吃粗细搭配的多种食物，同时富含优质蛋白质的鱼、禽、蛋、肉、奶类及豆类应该丰富一些，以提供足够的能量及较多的 B 族维生素。充足的能量及丰富营养素的供给除满足儿童生长发育的需要外，也可提高其学习训练的效率、保证智力发展及大脑活动的特殊消耗。少吃零食，饮用清淡饮料，控制精制糖的摄入，同时应重视户外活动。

（二）学龄儿童膳食指导

（1）食物多样、主副食物合理搭配，满足食欲　鼓励孩子吃粗细搭配的多种食物，含优质蛋白质的鱼、禽、蛋、肉、奶类等，谷类及豆类食物可提供足够的能量及较多的 B 族维生素。

（2）建立合适的膳食制度，重视早餐的质量和供给　早餐提供的能量相当于全日总量的 1/3，若早餐达不到要求，就要增加课间餐，以利于孩子的身体健康和学习效率的提高。

（3）培养良好生活习惯和卫生习惯　少吃零食，不偏食、不挑食、不暴饮暴食，饮用清淡饮料，控制精制糖的摄入。

（4）应重视户外活动，消耗多余的能量，避免发胖。

（5）对学龄儿童，学校应提倡营养午餐。

三、青少年的营养及膳食指导

青少年期一般指的是 12～18 岁，相当于初中和高中阶段。这个时期正是体格和智力发育的关键时期。第二性征逐步出现，脑力劳动和体力劳动需要消耗大量的能量。因此，充足的能量和营养是此期体格及性征迅速生长发育、增强体魄、获得知识的物质基础。同年龄男生和女生在儿童时期对营养素需要的差别很小，但从青春期生长开始，男生和女生的营养需要出现较大的差异。

（一）青少年营养需要

（1）能量　其能量应超过轻体力劳动者或中等体力劳动者。这时期既要避免能量长期供给不足而导致疲劳、消瘦、抵抗力降低而影响学习效率，也要防止因能量摄入过多而导致肥胖。

（2）蛋白质　青少年期蛋白质供给量应超过成年人。而且膳食中有 1/2～2/3 的蛋白质来自动物性蛋白质。我国营养学会推荐每日蛋白质摄入量为 1.68 g/kg。

（3）维生素和微量元素　青少年期对维生素的需要，一方面满足参与高能化合物的合成，另一方面对骨骼的快速生长有影响。同时应注意铁、锌、碘摄入，铁的需要量

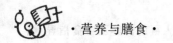

增加;锌与生长和性发育有关;缺碘可引起青春期甲状腺肿。

(4)青少年在参加体育运动训练时,应按照运动项目的营养需要给予特殊补充。

(二)青少年膳食指导

(1)食物多样,谷类为主,供给充足的能量和各种营养素 谷类膳食是能量和B族维生素的主要来源,每天需要量为400～500 g。应粗细搭配,适当选择杂粮及豆类。

(2)保证足量的鱼、禽、蛋、肉、奶、豆类和新鲜蔬菜、水果的摄入,以提供优质蛋白质和含有钙、铁丰富的食物,避免缺铁、缺钙。

(3)鼓励青少年参加体力活动,要平衡膳食,避免盲目节食。

(4)加强营养健康教育,养成良好的饮食习惯。

内容四 中老年人的营养及膳食指导

人类平均寿命的延长已成为总的趋势,根据地域、民族、社会经济状况、个体间的自身情况构成了人口现状。我国对中老年人的年龄划分是:35～44岁为中年期,45～59岁为老年前期,60～89岁为老年期,90岁以上为长寿期。

一、中年人的营养与膳食指导

1. 中年人的生理特点

中年人随着年龄的增加基础代谢率逐渐下降,脂肪组织会逐渐增加,视力、听力等开始降低,容易出现消化系统、循环系统等的疾病。女性易出现内分泌紊乱、骨质疏松等。

2. 中年人的营养需要

(1)能量 中年人的饮食在能量的摄入与消耗上要基本保持一致,脑力劳动与轻体力劳动者能量为2200～2400 cal/d,根据体力消耗的强度可适当调整,能量过多易形成肥胖。

(2)蛋白质 应补充优质蛋白质,适应高强度的体力与脑力劳动。蛋白质供能占全天总能量的12%。

(3)糖类和脂肪 脂肪的摄入量不宜过多,否则会导致肥胖、高血脂、高血压等疾病。胆固醇的摄入量不能超过300 mg/d。糖类不宜过多,主食不宜过精,保证膳食纤维和维生素的摄入。

(4)维生素与矿物质 膳食中注意钙、硒、铁以及维生素A、维生素E和B族维生素的摄入,防止骨质疏松症和缺铁性贫血的发生,保持体内的抗氧化状态,增强免疫力,预防过早衰老。

3. 中年人的膳食指导

(1)主食粗细搭配,增加膳食蛋白质,尤其是动物性蛋白质、豆类和鱼类蛋白质的摄入。

(2)多吃新鲜蔬菜、水果,增加膳食纤维和维生素的摄入,将体重控制在理想的范围内。

（3）合理安排一日三餐，食盐的摄入量不超过 6 g/d。每天喝牛奶或豆浆，补充钙质。

（4）劳逸结合，注重体育锻炼，保持良好的心态。

二、老年人的营养与膳食指导

1. 影响老年人营养状况的因素

（1）生理因素　老年人的感觉功能（如味觉、嗅觉、视觉、听觉和触觉）均随年龄增高而减退；消化系统功能减退出现唾液分泌减少、牙齿松动脱落、胃肠道蠕动降低；代谢能力的影响有葡萄糖耐量下降、基础代谢率降低等，营养素的消化吸收、利用和排泄均受到影响。

（2）心理因素与饮食习惯　情绪抑郁等不良心理因素会影响食欲，导致消化腺分泌减少。长期偏食或挑食等不良习惯可造成某些营养素摄入过多或不足。

（3）环境因素　食品的质量与烹调方法不当、进食环境差，会影响老年人的食欲与消化吸收能力。如果再缺少体力活动，会造成能量过剩而引起肥胖或体重增加。

2. 老年人的营养需要

（1）能量　老年人由于基础代谢率降低和活动减少，使每天所需的能量减少，60岁以上的可减少 20%，70 岁以上的可减少 30%。多食可使身体发胖，但也不应过度限食而导致营养不良。应根据实际情况维持理想的体重。

（2）蛋白质　老年人由于消化功能不足，且分解大于合成，故膳食中蛋白质的供给量不能因能量减少而减少，蛋白质和氨基酸的供给应能维持正氮平衡，故应补充优质蛋白质，但也不宜过多，以免增加肾的负担，应保证每千克体重每天供给 1 g 蛋白质。

（3）糖类　老年人由于葡萄糖耐量下降，胰岛素分泌减少对血糖的调节作用减弱，故糖类应随能量供给相应地减少。除淀粉外，应以果糖为主，这是因果糖在体内转变成脂肪的可能性较葡萄糖小。

（4）脂肪　老年人由于对脂肪的消化能力降低，故脂肪的摄入量不宜过多。应以植物性脂肪为主，可占能量的 20%～25%。胆固醇与心血管疾病有一定的关系，老年人应少吃含胆固醇高的食物，如动物的内脏、奶油等，每日胆固醇应控制在 300 mg以内。

（5）维生素　维生素在调节和控制代谢、推迟衰老方面极为重要，故老年人每天需供给足够的维生素。维生素 A、维生素 D、维生素 B_1、维生素 C 等对增强老年人的健康，提高免疫力，延缓衰老等有重要意义。

（6）矿物质　老年人应供给足够的钙和硒。钙可防止骨质疏松症，但体内含钙量也不宜过高，以免发生钙化。硒是重要的抗氧化剂，且对保护心肌有重要的作用。

3. 老年人的膳食指导

（1）制定合理的膳食制度　少食多餐，清淡为主；饮食饥饱适中，维持理想体重，防止肥胖；控制总能量摄入。

（2）选择合理的食物搭配　食物搭配要多样化，注意粗细粮的搭配、荤素搭配；蛋

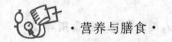

白质以优质蛋白质为主,提倡多吃奶类蛋白质、豆类蛋白质和鱼类蛋白质;多吃新鲜蔬菜水果,多食抗氧化的营养素,如β-胡萝卜素、维生素E、维生素C和硒等,还可多吃膳食纤维。

(3) 合理的加工与烹调　烹调上多采用蒸、煮、炖等方式,做到清淡少盐、易咀嚼、易消化;注意色、香、味、柔软,不吃油炸、烟熏、腌制的食物。

(4) 养成良好的膳食习惯　不暴饮暴食;饭后适当进行体力活动或运动。

小　结

本章重点讨论了孕妇、乳母、婴幼儿、儿童、青少年、中老年人等不同人群的营养与膳食。孕妇营养及膳食的指导原则是:①妊娠早期,营养要丰富全面,清淡为主,少食多餐;②妊娠中期,食物多样化,保证能量,及时补充钙剂;③妊娠晚期,少食多餐,保持酸碱平衡。乳母的合理膳食应具有以下特点:①摄入充足的能量;②膳食多样化,粗细粮搭配;③保证供给充足的优质蛋白质;④多食含钙丰富的食物;⑤重视蔬菜和水果的摄入;⑥注意补充流质食物及汤类,以利泌乳。婴儿喂养有母乳喂养、人工喂养、混合喂养三种方式。以母乳喂养为佳,及时添加辅助食品。幼儿是成长的关键时期,为了能满足其生长发育所需的均衡营养,应做到合理饮食,养成不挑食、不偏食、不乱吃零食、定时定量进食的习惯。青少年时期正是体格和智力发育的关键时期,充足的能量和营养是此期体格及性征迅速生长发育的保证,因此,其膳食要求是食物多样、谷类为主、平衡膳食、避免盲目节食。中年人随着年龄的增加基础代谢率逐渐下降,消化系统、循环系统等容易发生疾病,所以应合理地安排一日三餐,应清淡少盐、补充钙质。老年人膳食要合理搭配,选择易消化的食物。

能力检测

一、单项选择题

1. 胎儿出生时体内储备的铁,一般可满足多长时期内婴儿对铁的需要量?(　　)

A. 1个月　　　B. 2个月　　　C. 4个月　　　D. 6个月　　　E. 8个月

2. 母乳喂养的婴幼儿添加辅食,从第几个月开始最好?(　　)

A. 1个月　　　　　　B. 2～3个月　　　　　　C. 4～6个月

D. 7～8个月　　　　E. 12个月后

3. 儿童生长发育迟缓、食欲减退或有异食癖,最可能缺乏的营养素是(　　)。

A. 蛋白质和能量　　　B. 钙　　　　　　C. 维生素D

D. 锌　　　　　　　　E. 维生素B_1

4. 母亲妊娠期间严重缺碘,对胎儿发育影响最大的是(　　)。

A. 中枢神经系统　　　B. 骨骼系统　　　C. 循环系统

D. 内分泌系统　　　　E. 呼吸系统

5. 下列哪种营养素不易通过乳腺输送到乳汁中?(　　)

A. 铁   B. 维生素 D   C. 维生素 A   D. 维生素 C   E. 维生素 E

6. 提倡婴儿母乳喂养的原因是（   ）。

A. 人乳中的蛋白质容易消化   B. 人乳中的脂肪球小,吸收好

C. 人乳中含丰富的免疫活性物质   D. 人乳中的钙吸收率高

E. 以上都对

7. 老年人保证充足的维生素 E 供给量是为了（   ）。

A. 抗疲劳   B. 增进食欲   C. 增强机体的抗氧化功能

D. 降低胆固醇   E. 防止便秘

8. 有关母乳喂养,不正确的说法是（   ）。

A. 6 个月后开始添加辅助食品

B. 6 个月起,应添加饼干,训练幼儿咀嚼食物的能力

C. 8 个月后,减少喂奶次数,用牛奶或其他辅助食品代替

D. 10～12 个月应完全断乳

E. 2～4 周起添加鱼肝油

9. 老年人的膳食（   ）。

A. 应少食多餐   B. 应含有大量的脂肪   C. 维生素越多越好

D. 没必要补钙   E. 应食用动物油

10. 有关母乳喂养,错误的说法是（   ）。

A. 营养丰富,是婴儿最合适的食物   B. 乳糖是母乳中最主要的糖分

C. 钙、磷比例适当,钙的吸收利用率就高   D. 蛋白质含量高,含清蛋白就多

E. 具有提高免疫力的多种因子

二、简答题

1. 母乳喂养有哪些优点?

2. 孕妇的营养需要特点有哪些?

3. 婴儿添加辅食的原则有哪些?

4. 影响老年人营养状况的生理因素有哪些?

5. 学龄前儿童膳食指导是什么?

6. 青少年的配膳原则有哪些?

三、案例分析题

1. 李某,46 岁,目前为一企业的中级主管,身高 170 cm,体重 70 kg,平时血压测定结果经常在 180/100 mmHg。请分析案例,并且设计一个合理的饮食计划。

（梁金香）

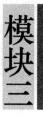

模块三

基本技能

Jiben jineng

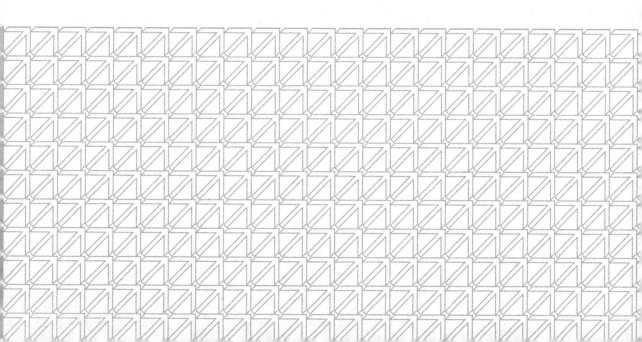

基本技能

jīběn jìnéng

项目五 营养调查与评价

 学习任务

1. 掌握　膳食能量及营养素的计算方法。
2. 熟悉　营养状况的评价。
3. 了解　膳食调查的方法及其优缺点。

　　营养调查是为了全面了解某一人群或个体的营养状况,按照一定的方案和内容进行的调查研究工作。通过营养调查可以了解不同人群的膳食结构和营养状况,发现与膳食、营养素相关的营养问题;评价居民膳食结构和营养状况的发展,预测发展趋势;为修订膳食营养素参考摄入量、制定政策法规及社会发展规划提供科学依据。

　　全面的营养调查包括膳食调查、体格检查、临床体征检查、营养水平实验室检查等。在对人群进行营养评价时可综合上述四方面的内容对被调查者营养状况进行综合评定,发现调查人群存在的营养问题,提出解决措施。

案例引导

　　患儿,男,3岁,家住农村。于1981年9月7日入院。患儿近一年半来,食欲减退、嗜食泥土。经多方面治疗,反复检查大便均未查到钩虫卵,经多次驱虫治疗均未见效。近四个月常有感冒发病,余无其他病史。患儿主要喂以谷类及蔬菜,荤肉食类较少。体检:智能发育正常,营养欠佳,发育中等,神经系统检查无病理反射引出。于住院第十天给予0.2%硫酸锌,每日10 mL口服,一周后异嗜癖消失(主动给他泥土也不再要),食欲增强。

　　思考:请了解该患儿的膳食情况,并指出其存在的营养问题。

内容一　膳食调查及评价

一、膳食调查

　　膳食调查是营养调查的重要组成部分。通过膳食调查可以确定群体或个人在一定时间内通过膳食摄取的能量、营养素的数量和质量,发现被调查人员膳食中存在的问题,提出科学合理的营养改善措施或建议,为人群合理营养提供科学的参考依据。

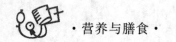
二、膳食调查的方法

膳食调查通常有四种方法:称量法、询问法、记账法、化学分析法。在实际调查时可根据调查目的和可行性选择单一或混合的方法进行。

(一) 称量法

调查人员用天平将被调查对象在调查期间每日摄入的食物(烹调前、烹调后)逐一称量,通过计算被调查者实际膳食摄入量,得到每人每日能量及营养素的摄入量的一种膳食调查方法。称量法调查时间一般为 1 周左右,最短不少于 3 天。其具体步骤如下。

1. 称重

用天平将每餐食用的食物,烹调前的、烹调后的及用餐结束后剩余的食物全部称量后记录,求出各种熟食物的实际摄取重量,即

$$某种熟食物实际摄取重量 = 熟食物重量 - 熟食物剩余重量$$

2. 计算生熟折合率

根据每餐选用食物的生重(即生食物重量)和烹调后的熟重(即熟食物重量)计算生熟折合率(即生熟比)。

$$生熟折合率 = \frac{熟食物重量}{生食物重量}$$

3. 计算实际食用生食物重量

将调查期内所消费的食物分类、综合,相同食物叠加,根据生熟折合率,计算出实际食用的生食物的重量,即

$$实际食用生食物重量 = \frac{实际食用熟食物重量}{生熟折合率} = \frac{烹调后熟食物重量 - 剩余熟食物重量}{生熟折合率}$$

4. 计算出总人日数

将就餐人数按不同类别(如年龄、劳动强度等)分别登记,统计出每日每餐的就餐人数,然后根据每餐主食的消耗量计算出总人日数。

例如,某食堂某日的早、中、晚的就餐人数与主食的食用量分别是 120 人 23.5 kg、150 人 53 kg,145 人 44.5 kg,则

$$该日的总人日数 = 120 \times \frac{23.5}{23.5 + 53 + 44.5} + 150 \times \frac{53}{23.5 + 53 + 44.5}$$
$$+ 145 \times \frac{44.5}{23.5 + 53 + 44.5}$$

也可以根据我国的膳食习惯,按一日三餐食物消耗量的比例(早 25%、中 40%、晚 35%)计算该日的总人日数,即

$$该日的总人日数 = 120 \times 25\% + 150 \times 40\% + 145 \times 35\%$$

当被调查单位人员的劳动强度、性别、年龄等组成不同时,须采用混合系数(又称折合系数)的折算方法才能算出相应"标准人"的每人每日营养素的摄入量。

5. 平均每人每日能量和营养素的计算

得到食物平均每人每日摄入量后,根据食物营养成分表或专门的计算机软件进一

步计算出平均每人每日能量和各种营养素的摄入量。

称量法的优点是能准确反映被调查对象的食物摄入情况。适用于团体、个人和家庭的膳食调查。缺点是费时费力,不适合大规模的营养调查。

（二）询问法

询问法也称 24 h 回顾法,是一种简便、常用的膳食调查方法。其做法是由经过培训的调查人员询问被调查者近 24 h 内摄取的所有食物（包括点心、水果、饮料等）,然后根据食物营养成分表计算得出每日各种营养素的摄入量。询问法常用于家庭、个人、医院门诊及病房患者的调查。询问法的优点是简单易行,可通过面对面、电话等方式进行调查,不改变被调查者的个人饮食习惯;缺点是食物用量难以量化,准确性差。对记忆力有一定要求,不适用于年龄小于 7 岁的儿童或大于 75 岁的老人。

（三）记账法

记账法又称查账法,是根据记录和查阅被调查单位在一段时期内购买的各种食物的账目、消耗食物的总量及用餐人数,计算出调查期间被调查对象每人每日能量及各种营养素的摄入量。记账法是最早、最经常使用的方法,也是其他膳食调查方法的发展基础。其具体步骤如下。

（1）调查期间各种食物消耗量的计算 在开始调查前先将食堂库存的各种食物进行登记,再将调查期限内食堂每天购进食物的种类和数量逐一记账。调查结束后将相同的食物累加,扣除调查结束时食物的剩余量和调查者记录到的就餐现场丢弃的食物总量即为某种食物的总消耗量。

（2）总人日数的计算 根据调查期间所记录的就餐人数及各餐主食的消耗量折算成总人日数。方法如称量法中所述。将调查阶段内每天的总人日数求和就可得到总人日数。

（3）平均每人每日能量和营养素的计算 调查期间实际消耗的某种食物总量/调查期间总人日数,即可求得该种食物的平均每人每日需要量。再按照食物成分表中的食物营养成分含量求出平均每人每日各种营养素的摄入量。

记账法较为简单可行,节省人力,但调查结果不够准确。主要适用于有详细账目的家庭和集体食堂。

（四）化学分析法

收集调查对象一日膳食摄入的所有主副食品,通过实验室化学分析方法来测定其能量和营养素含量。因该方法实验技术条件要求高,分析过程复杂,一般只用于特殊需要的营养研究。

三、膳食调查结果与评价

根据膳食调查的目的,对膳食调查结果进行计算和分析,并作出相应的评价,一般采取以下步骤。

（一）能量和营养素摄入量

（1）数据统计 根据调查得到的每人每日各种食物摄入量及根据食物营养成分

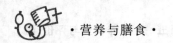

表算出每日能量与营养素的摄入量。

（2）评价能量与营养素的满足程度　将计算得到的每日能量与营养素摄入量与参考摄入量对比，即得到能量与营养素的满足程度。

$$能量与营养素供给的满足程度=\frac{摄入量}{参考摄入量}\times100\%$$

一般认为，能量摄入量能够满足参考摄入量的 90% 以上为正常；低于 90% 为不足，低于 80% 为严重不足。

其他营养素供给量在 80% 以上一般可以满足大多数人对营养素的需求；长期低于这个水平可能使一部分人体内储存降低，有些人可能会出现营养缺乏症；低于 60% 可认为严重不足。维生素 A 的供给中，来源于动物性食物的维生素 A 供应量应占总量的 1/3，其余可由胡萝卜素和类胡萝卜素提供。微量元素铁的供应应以动物性食物来源的铁为主，至少应占到总供应量的 1/3。

（二）产能营养素的分配比例

通过下述公式，计算每日膳食中三大产能营养素各所占的比例情况。

$$糖类(\%)=\frac{糖类摄入量(g)\times4(kcal/g)}{能量摄入量(kcal)}\times100\%$$

$$脂肪(\%)=\frac{脂肪摄入量(g)\times9(kcal/g)}{能量摄入量(kcal)}\times100\%$$

$$蛋白质(\%)=\frac{蛋白质摄入量(g)\times4(kcal/g)}{能量摄入量(kcal)}\times100\%$$

根据我国居民的饮食习惯，兼顾营养素之间的平衡，多数主张糖类供给的能量应占总能量的 55%~65%；脂肪供给的能量应占总能量的 20%~30%；蛋白质供给的能量应占总能量的 10%~15%。

（三）能量食物的来源分配

能量食物来源分配是指膳食中的谷类、豆类、动物性食物和纯能量食物所供给的能量各占总能量的百分比。当谷类食物所供给的能量比例较高时，维生素 A、核黄素、维生素 C 的供给量将必然减少。目前认为，合理的能量食物来源分配比应是：谷类占 60%~65%；豆类及动物性食物不低于 20%。

（四）蛋白质来源分布

膳食蛋白质因食物来源不同其营养价值差别很大。在进行膳食调查时，膳食蛋白质来源为重要的评定内容。

$$膳食蛋白质来源(\%)=\frac{某类食物蛋白质摄入量(g)}{食物蛋白质总摄入量(g)}\times100\%$$

目前认为比较合理的蛋白质来源分布是：动物性蛋白质和豆类蛋白质的摄入量至少应占到蛋白质总供应量的 1/3 以上。

（五）膳食组成

根据《中国居民膳食指南》及平衡膳食宝塔的指导方针，日常饮食中应尽可能地做到食物多样化，比例适宜，以满足不同生理状况和不同劳动条件下各类人群的营养需要。如果一日的膳食包括 5 大类食物，品种多达 15 种以上，则可认为膳食结构合理；

若包括 4 大类食物,食物品种在 10 种以上,可认为比较合理;如仅包括 2~3 大类食物,食物品种在 10 种以下,则认为膳食结构不够合理。

(六)三餐的能量分配

三餐的能量分配是指三餐所提供的能量占总能量的百分比。一般认为,三餐能量合理的分配应为早餐 25%~30%;午餐 40%;晚餐 30%~35%。

(七)膳食评价

通过上述六个方面的计算和分析,可对膳食情况作出综合评价。值得注意的是,在进行膳食调查评价时不仅要得到准确的数据、科学的分析,还要考虑被调查者摄入食物的卫生情况及储存、加工、烹调情况以及调查人群饮食习惯等。应多方面地收集资料,有针对性地提出切实可行的改进建议。

内容二 体格检查

一、测量指标及方法

人体测量是评价人群和个体(患者)长期营养状况的重要方法之一。不同年龄组选用的指标不同(表 5-1)。

表 5-1 不同年龄组人体测量指标

年龄/岁	常 用 指 标	深入调查指标
0~	体重、身高	背高、头围、胸围、骨盆径、皮褶厚度(肩胛下角、肱三头肌、腹部)
1~	体重、身高、皮褶厚度(肱三头肌)、上臂围	背高、头围、胸围、骨盆径、皮褶厚度(肩胛下角、肱三头肌、腹部)、小腿围
5~	体重、身高、皮褶厚度(肱三头肌)	坐高、头围、胸围、骨盆径、皮褶厚度
20~	体重、身高、皮褶厚度(肱三头肌)、上臂围、小腿围	坐高、头围、胸围、骨盆径、皮褶厚度

注:"0~"表示从 0 岁至下一个年龄段,其余类推。

常用的人体测量指标有身高、体重、坐高、皮褶厚度。

1. 身高

身高是反映生长发育和机体营养状况的基本指标,对儿童、青少年的营养评价有重要的意义。人的身高在一天中有所变化,一般认为,上午 10 时的身高是全天身高的平均值,所以最佳测量时间为上午 10 时。测量采用专用身高计或身高体重计。测量时应脱去鞋帽,取立正姿势,背靠身高计,目视前方,两臂自然下垂。足跟、臀部、肩胛部三点靠在身高计的立柱上。测量卡板贴紧头顶部,眼睛平视标尺读数,记录。

2. 体重

体重可以反映一段时间内营养状况的变化,是人体测量资料中最基础的数据。一日内不同时间的体重会随进食、运动、排泄而有波动,一般在早晨或上午 10 时(1 h 内

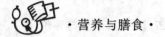

禁止进食或空腹)测量较为适宜。要求被测量人测量前要排尿,穿内衣站立于踏板中央,记录数据。测量成人体重时要精确到 100 g,儿童和婴儿分别精确到 50 g 和 10 g。

3. 皮褶厚度

皮褶厚度反映皮下脂肪的含量,是评价人体能量摄入量是否适宜的常用指标。皮褶厚度测量选用专用的皮褶厚度计。世界卫生组织推荐的测量点为肱三头肌、肩胛下角和脐旁。

(1)肱三头肌皮褶厚度测量点:在左上臂肩胛骨肩峰至尺骨鹰嘴连线中点上 2 cm处。

(2)肩胛骨皮褶厚度测量点:被检查者上臂自然下垂,右肩胛骨下角下方 1 cm 处和左肩胛骨下角 2 cm 处。

(3)脐旁:肚脐右侧 2 cm 处旁 1 cm 处,沿正中线平行方向。

二、体格评价

1. 体重

体重是进行营养评价的常用指标。一般采用理想体重法和身体质量指数法进行评价。

(1)理想体重 理想体重又称标准体重,是指人体保持健康状态的最适体重,适用于成人。常用的公式如下。

Broca 改良公式:　　　　　理想体重(kg)=身高(cm)-105

平田公式:　　　　　理想体重(kg)=[身高(cm)-100]×0.9

评价时计算实际体重与理想体重的比值,按表 5-2 中的结果进行评价。

表 5-2　实际体重与理想体重的比值计算结果评价

实际体重/理想体重	评　　价
<80%	消瘦
80%~90%	偏轻
90%~110%	正常
110%~120%	超重
>120%	肥胖

(2)身体质量指数 身体质量指数(body mass index,BMI),简称体质指数,是当前公认的评价人体营养状况和肥胖程度的常用方法,其计算公式如下:

$$BMI = \frac{体重(kg)}{身高的平方(m^2)}$$

成年人 BMI 正常范围为 18.5~22.9;不足 18.5 为消瘦,达到或超过 23 为超重,在23~24.9 之间为肥胖前期,在 25~29 之间为 I 度肥胖,达到或超过 30 为 II 度肥胖。

2. 皮褶厚度

皮褶厚度的测量值能直接反映皮下脂肪的含量。通过对皮下脂肪的测量可以推算出体脂总量。体脂总量的变化可间接反映能量的变化。

（1）肱三头肌皮褶厚度　正常参考值男性为 8.3 mm，女性为 15.3 mm。实际值占正常值的 90% 以上为正常；80%～90% 为轻度体脂消耗；60%～80% 为中度体脂消耗；小于 60% 为重度体脂消耗。

（2）肩胛下角皮褶厚度　以肩胛下角皮褶厚度与肱三头肌皮褶厚度之和来判断。正常参考值男性为 10～40 mm，女性为 20～50 mm；大于上限为肥胖，小于下限为消瘦。

（3）总体脂　根据肱三头肌、肩胛下角、脐旁的皮褶厚度的值推算总体脂。公式为

$$总体脂 = [0.91137 \times 肱三头肌皮褶厚度 + 0.17871 \times 肩胛下角皮褶厚度$$
$$+ 0.15381 \times 脐旁皮褶厚度 - 3.60146] \times 100\%$$

结果大于 20% 为肥胖。

内容三　营养缺乏症检查

营养缺乏症常为多发性的，有可能几种营养素缺乏同时存在。营养缺乏症的临床表现比较复杂，诊断时要细心，要特别注意全身皮肤、面色、眼、鼻、口、牙齿、指甲、头发、骨骼及神经系统等的变化，鉴别是否为其他病因导致的相似症状。常见的与营养缺乏相关的临床表现见表 5-3。

表 5-3　营养缺乏症的临床表现

部位	临床表现	所缺乏的营养素
全身	面色苍白	铁、维生素 C、硫胺素、叶酸、维生素 B_{12} 及其他 B 族维生素
	体重过轻、身高过低	能量、蛋白质、钙、磷、各种维生素
	食欲不振、易感疲倦	硫胺素、核黄素、烟酸、维生素 C
头发	干燥、易断、脱发	蛋白质、能量、必需脂肪酸、锌
指甲	舟状甲、指甲变薄	铁
皮肤	毛囊角化、皮肤干燥	维生素 A
	脂溢性皮炎	核黄素
	寻常痤疮	核黄素、维生素 B_6、维生素 A
	皮下出血（淤斑）	维生素 C、维生素 K
眼睛	睑缘炎（烂眼边）、畏光（羞明）	维生素 A、核黄素
	夜盲、角膜干燥、色素沉着	维生素 A
口唇	唇炎	B 族维生素
	口角炎	B 族维生素、铁
口腔	猩红舌	烟酸、叶酸、维生素 B_{12}、蛋白质
	地图舌	核黄素、烟酸、蛋白质
	牙龈炎、牙龈出血	维生素 C

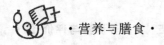

部位	临床表现	所缺乏的营养素
神经	营养性多发性神经炎	硫胺素及其他 B 族维生素
	中枢神经系统失调	维生素 B_{12}、维生素 B_6
	单纯性甲状腺肿大	碘
	克山病	硒
	性腺机能减退或发育不良	锌

内容四　人体营养水平的实验室检查

　　人体营养水平鉴定主要是借助实验室手段对人体的血液、尿液、毛发等生物样品进行分析,测定人体营养素含量及与营养素代谢密切相关的代谢产物、酶活性的变化。通过测定指标可较早地掌握营养失调征兆,及时采取必要的预防措施。我国常用的人体营养水平诊断检测项目及正常参考值见表 5-4、表 5-5。

表 5-4　人体营养水平鉴定生化检测常用指标及正常参考值(一)

检 测 项 目		正常参考值
蛋白质	1. 血清总蛋白	60~80 g/L
	2. 血清白蛋白	30~50 g/L
	3. 血清球蛋白	20~30 g/L
	4. 白蛋白/球蛋白(A/G)	(1.5~2.5):1
	5. 空腹血中氨基酸总量/必需氨基酸量	>2
	6. 血液比重	>1.015
	7. 尿羟脯氨酸系数	>2.0~2.5 mmol/L(以尿肌酐系数计)
	8. 游离氨基酸	40~60 mg/L(血浆),65~90 mg/L(红细胞)
	9. 每日必然损失氮(ONL)	男性 58 mg/kg,女性 55 mg/kg
血脂	1. 总脂	4.5~7.0 g/L
	2. 甘油三酯	0.2~1.1 g/L
	3. α-脂蛋白	30%~40%
	4. β-脂蛋白	60%~70%
	5. 胆固醇(其中胆固醇酯)	1.1~2.0 g/L(70%~75%)
	6. 游离脂肪酸	0.2~0.6 mmol/L
	7. 血酮	<20 mg/L
钙、磷、维生素 D	1. 血清钙(其中游离钙)	90~110 mg/L(45~55 mg/L)

续表

检测项目	正常参考值
2. 血清无机磷	儿童 40~60 mg/L,成人 30~50 mg/L
3. 血清钙磷乘积	>30~40
4. 血清碱性磷酸酶	儿童 5~15 菩氏单位,成人 1.5~4.0 菩氏单位
5. 血浆 25-(OH)-D$_3$	36~150 nmol/L
血浆 1,25-(OH)$_2$-D$_3$	62~156 pmol/L
铁 1. 全血血红蛋白浓度	成人男>130 g/L;成人女、儿童,>120 g/L;6 岁以下小儿及孕妇,>110 g/L
2. 血清运铁蛋白饱和度	成人>16%;儿童 7%~10%
3. 血清铁蛋白	>10~12 mg/L
4. 血液血细胞比容(HCT 或 PCV)	男性 40%~50%,女性 37%~48%
5. 红细胞游离原卟啉	<70 mg/L(以 RBC 计)
6. 血清铁	500~1840 g/L
7. 平均红细胞体积(MCV)	80~90 μm^3
8. 平均红细胞血红蛋白量(MCH)	26~32 μg
9. 平均红细胞血红蛋白浓度(MCHC)	32%~36%
锌 1. 发锌	125~250 μg/mL(临界缺乏,<110 μg/mL;绝对缺乏,<70 mg/mL)
2. 血浆锌	800~1100 μg/L
3. 红细胞锌	12~14 mg/L
4. 血清碱性磷酸酶活性	成人 1.5~4.0 菩氏单位,儿童 5~15 菩氏单位
维生素 A 1. 血清视黄醇	儿童>300 μg/L;成人>400 μg/L
2. 血清胡萝卜素	>800 μg/L

表 5-5 人体营养水平鉴定生化检测常用指标及正常参考值(二)

正常参考值 / 检测项目	24 h 尿	4 h 负荷尿	任意一次尿(/g 肌酐)	血
维生素 B$_1$	>100 μg	>200 μg(5 mg 负荷)	>66 μg	RBC 转羟乙醛酶活力 TPP 效应,<16%
维生素 B$_2$	>120 μg	>800 μg(5 mg 负荷)	>80 μg	红细胞内谷胱甘肽还原酶活力系数≤1.2
烟酸	>1.5 mg	>3.5~3.9 mg(5 mg 负荷)	>1.6 mg	—

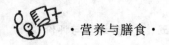

续表

检测项目＼正常参考值	24 h尿	4 h负荷尿	任意一次尿（/g肌酐）	血
维生素C	＞10 mg	5～13 mg(5 mg负荷)	男性＞9 mg；女性＞15 mg	3 mg/L 血浆
叶酸	—	—	—	3～16 μg/L 血浆 130～628 μg/L 红细胞
其他	尿糖(—)；尿蛋白(—)；尿肌酐0.7～1.5 g/24 h尿；尿肌酐系数，男23 mg/(kg·bw)，女17 mg/(kg·bw) 全血丙酮酸4～12.3 mg/L			—

小 结

本项目主要介绍了膳食调查常用方法、膳食评价步骤、体格检查常用指标、常见营养缺乏症的临床表现和人体营养水平的实验室检查指标等。该部分是进行个体或群体营养评价的基础。无论是膳食调查还是临床检查都有它的局限性和特殊性。实验室检查结果只说明调查期间内能量与营养素的摄入情况；体格检查表现的是个体较长时期的营养状况；营养缺乏症的表现速度随体内、体外条件的变化而变化；实验室检查结果反映机体近期的营养状况。在对个体营养状况进行评价时应综合上述四个因素。只有细心观察，全面考虑，才能做出正确的评价。

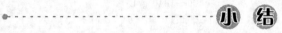

能力检测

一、单项选择题

1. 在下列膳食调查方法中,哪种调查方法是最早、最常用的方法?(   )

A. 称量法　　　　　　B. 记账法　　　　　　C. 化学分析法
D. 询问法　　　　　　E. 24 h回顾法

2. 有关营养调查,正确的是(   )。

A. 营养调查包括膳食调查、体格检查及生化检验等方面

B. 常见的膳食调查有询问法、记账法和称量法等三种方法

C. 询问法又称为24 h回顾法

D. 以称量法进行膳食调查比较准确

E. 以上都对

3. 皮褶厚度是体格测量指标,它主要用来评价以下哪一项?(   )

A. 脂肪摄入情况　　　　　　B. 糖类摄入情况　　　　　　C. 发育是否正常

D. 蛋白质摄入情况　　　　　E. 能量摄入是否适宜

4. 青少年和成人可用体质指数 BMI 来评价。BMI≥(　　　)为超重。

A. 22　　　　B. 23　　　　C. 25　　　　D. 20　　　　E. 30

5. 一般认为能量摄入量能满足供应量的(　　　)％以上为正常。

A. 90　　　　B. 80　　　　C. 85　　　　D. 95　　　　E. 99

6. 膳食调查方法中,最准确的方法是(　　　)。

A. 查账法　　　　　　　　　B. 化学分析法　　　　　　　C. 称量法

D. 回顾调查法　　　　　　　E. 食物频度

二、案例选择题

患者,男,40 岁,公司领导。身高 175 cm,体重 86 kg。平时喜欢吃酱牛肉,喝牛奶,吃海鲜,经常和朋友一起喝啤酒,吃路边烧烤,很少吃青菜和谷类食物。

1. 患者的标准体重是(　　　)kg。

A. 70　　　　B. 75　　　　C. 80　　　　D. 85　　　　E. 83

2. 体质指数是(　　　)。

A. 20.8　　　B. 18.2　　　C. 28.08　　　D. 28.2　　　E. 32

3. 根据中国居民膳食参考摄入量的标准,李某的蛋白质推荐量约为(　　　)g。

A. 70　　　　B. 75　　　　C. 80　　　　D. 85　　　　E. 65

三、简答题

1. 简述膳食调查的目的。

2. 简述几种膳食调查方法的优缺点。

（王玉孝　孙　艳）

项目六 营养教育与营养干预

 学习任务 ....

1. 掌握 营养教育的概念和工作方法。
2. 熟悉 营养教育的对象、内容和形式;我国营养教育和营养干预的主要工作。
3. 了解 营养教育的基本理论,营养干预的概念及营养干预的工作程序。

近年来,随着我国社会经济的发展,居民生活和健康状况发生了很大的变化。许多资料显示,我国正处于膳食变迁时期,营养缺乏和营养过剩并存,尤其是与高能量、高脂肪等不良饮食习惯密切相关的肥胖症、糖尿病、心脑血管疾病等慢性非传染性疾病患病率增长迅速。这已经成为居民健康的主要问题。营养教育和营养干预是改善居民营养状况,提高健康水平的主要途径之一。我国从 2010 年 9 月 1 日起实施《营养改善工作管理办法》,将营养教育和营养干预等营养改善工作纳入了公共卫生范围,明确了我国营养教育和营养干预的内容,为我国进行营养教育和营养干预提供了理论和政策的保障。

案例引导

某高校工科二年级学生营养调查结果显示膳食结构不合理,食物种类少,搭配单一,新鲜蔬菜、水果和乳类摄入量不足。维生素 A、维生素 B_2、维生素 C 和钙的摄入量分别为膳食推荐参考摄入量的 67%、71%、75%和 53%。三餐食量分配不合理,不吃早餐率为 38%。牙龈出血者占 18%,暗适应能力降低者占 16%,缺铁性贫血患病率为 25%。

思考:为改善学生营养状况应如何开展营养教育?

内容一 营养教育

一、营养教育的概念、目的及意义

(一)营养教育的概念

营养教育(nutrition education)是健康教育的一个分支和重要组成部分。世界卫生组织对营养教育的定义:营养教育是通过改变人们的饮食行为而达到改善营养状况目的的一种有计划的活动。营养教育的核心是通过有计划、有组织、有系统和有评价的干预活动,提供人们改变不良膳食行为所必需的知识、技能和社会服务,使人们树立合理营养的健康意识,建立有益于健康的饮食行为与生活方式。

(二)营养教育的特点

(1)多学科性和跨学科性 营养教育涉及营养学、食品卫生学、基础医学、临床医学、卫生经济学等多方面的专业理论知识,营养传播过程具有社会科学特征,如传播者应具有社会心理学,以及认知、教育和行为科学的基础。

(2)以传播和教育为手段,以行为改变为目标 营养教育的一切内容都是围绕人的饮食行为的问题,所以改变人们不良饮食行为和帮助人们建立健康的饮食行为是营养教育的工作目标。营养教育要达到改善营养状况促进健康的目的,首先要实现行为改变的目标。我国营养教育目前主要是指营养科普教育,是通过传播和教育手段实现营养相关信息的交流,促使人们的行为发生改变。

(3)注重计划设计和效果实施 营养教育是一个有计划、有组织、有系统的教育活动过程。营养教育计划的设计需深入目标人群,发现其健康问题及其与营养的相关性,找出饮食行为问题,确定饮食行为改变的目标,设计出实现饮食行为改变目标的活动过程计划。

(三)营养教育的目的和意义

营养教育的目的是提高各类人群对营养与健康的认识,掌握相应的营养知识,建立并形成良好的膳食行为,改善营养状况,预防疾病,增进健康。营养教育并非仅仅传播营养知识,还要提高个体和社会改变膳食行为所需的营养相关操作技能和服务能力,促进有利于营养健康的社会环境改善。经过我国营养工作者的多年努力,卫生部颁布并实施了《营养改善工作管理办法》,使营养教育工作有章可循,确立了营养教育的社会认可度,极大地改善了营养工作的社会环境。

2002年中国居民营养与健康状况调查表明,成年人肥胖率为7.1%,比1992年上升了97%,高血压患病率为18.8%,比1991年增加7000多万,贫血患病率为20.1%,这些疾病的发生、发展与膳食结构密切相关。大量调查研究表明,营养教育具有多途径、覆盖面广和低成本等特点,对提高全民的营养知识水平、改变膳食行为以及预防营养相关疾病切实可行且有效。广泛地开展营养教育,对居民掌握营养与健康的知识和技能,合理调节膳食结构,改善营养状况,预防营养缺乏病和慢性病具有重要意义。

二、营养教育的基本理论

营养教育的原理是应用健康教育的理论模型,其中最常用的是"知信行"理论(knowledge-attitude-belief-practice,KABP/KAP)。"知信行"是知识、态度、信念和行为的简称。该理论认为正确的卫生知识和技能是建立科学、积极的信念和态度的基础,只有建立起科学、积极的信念和态度,才有可能主动地行动起来建立有益于健康的行为,即知识能改变信念和态度,而信念和态度决定行为。

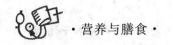

三、营养教育的对象

营养教育的对象可概括为以下五个层面。

（1）个体　营养教育的最直接对象是每个个体。

（2）特殊群体　特殊群体是指具有某些共同健康特征的人们,如某种疾病的患者等,这类群体饮食行为问题共性突出,营养教育针对性强,效果较好。

（3）各类组织机构　包括企事业单位、学校、部队、医院、餐饮单位等,其特点是组织结构确定,人员组成相对简单,资源丰富,有利于营养教育工作的开展、实施。

（4）社区　如城市社区、农村社区等,社区中教育对象广泛,有各类人群,需综合考虑营养教育的内容和形式。

（5）政策和传媒层　包括各级政府部门、大众传播媒介等。通过营养教育使国家制定有利于深入开展营养教育和营养改善的政策和法规,有利于各级政府制定相应的规章制度。

我国目前营养教育应重点关注的人群主要是营养弱势群体和对膳食与营养具有影响力的人群。营养弱势群体主要包括:处在生长发育关键时期的儿童青少年;处在特殊的生理时期的孕妇、乳母和老年人;健康状况不良的慢性病患者;营养状况较差的社会弱势群体。对膳食与营养具有影响力的人群主要包括行政管理人员、餐饮和集体膳食制作单位及家庭主妇。

四、营养教育的内容

营养教育的内容主要是根据目标人群膳食结构和营养健康状况方面存在的问题,开展有针对性的宣传教育工作。一般性教育内容为营养学基础知识、营养与健康的关系、营养对疾病的预防作用、良好饮食行为的建立等。特殊性教育主要针对慢性病患者,其内容包括有针对性地对就医者进行教育,根据就医者所患的疾病及其严重程度、个人背景、对疾病有关知识的了解程度等设计教育方案。目前,营养教育的主要内容是营养学基础知识、主要食物的营养作用与保健、各类人群的营养与健康、合理营养与膳食指南、常见疾病的营养与饮食、食品安全卫生和保健食品,合理营养平衡膳食是营养教育的核心内容。

五、我国营养教育的主要工作

从 2010 年 9 月 1 日起实施的《营养改善工作管理办法》中列出了我国营养教育的主要工作,其内容如下。

（1）卫生行政部门应当经常组织开展多种形式的营养宣传教育,推广《中国居民膳食指南》,帮助居民形成符合营养要求的饮食习惯以及健康的生活方式,提高改善膳食营养的能力。疾病预防控制机构、医疗机构、大专院校、科研院所、营养学会等单位从事营养工作的专业部门及人员应当提供科学实用、通俗易懂的营养与健康知识。

（2）各级疾病预防控制机构应当协助学校、企业、事业单位和机关开展营养宣传教育。

（3）医疗机构应当结合诊疗工作开展营养知识宣传和咨询活动,解答患者的问题。

（4）妇幼保健机构、妇产医院、儿童医院应当对孕产妇、儿童患者开展有针对性的营养知识宣传教育。

（5）鼓励新闻、出版、文化、广播、电影、电视等媒体开展营养宣传教育。营养宣传教育应当科学、准确，并接受营养专业部门的指导。严禁用虚假和不实的营养信息误导和欺骗公众。

（6）饮食服务单位、集体供餐单位应当结合经营业务，对从事餐饮工作的人员加强岗位营养业务培训，并定期进行检查、考核。

六、营养教育的形式及材料

（一）营养教育的形式

营养教育属于传播的范畴，是运用传播的方法将营养科学知识及信息传递给大众的过程。营养教育中常用的传播活动是人际传播、群体传播、组织传播和大众传播，其中人际传播和大众传播是营养教育的主要途径。

（1）人际传播　人际传播又称亲身传播，是指个人与个人之间直接的信息交流，主要形式是面对面的传播。营养教育中常用的人际传播形式如下。①咨询：专业人员了解并解答咨询者所遇到的各种健康问题。该方式针对性强、简便易行。②个别指导：针对某一个干预对象的需求进行培训。培训者利用讲解、演示等方法使受训者理解和掌握健康饮食技能。这种面对面的培训双方交流充分，反馈及时，目标性强，效果明显。③小组活动：以目标人群组成的小组为单位开展营养教育活动。小组活动属于小群体传播范畴，受群体效应影响，接受教育的对象更容易接受新观念，发生"知信行"的改变。④讲座：传播者根据受众的某种需要针对某一专题做有准备、有组织的面对目标人群的营养教育活动。其优点是口头传播，信息传播直接、迅速，受众面积大，号召力强，易于形成所传导的思维。其缺点是，接受者通常比较被动、缺乏充分反馈，不易留存传播内容。

（2）大众传播　大众传播是利用网络、电视、广播、报刊、书、宣传册等大众媒介向社会大众传播营养信息的过程。其优点是传播面广，传播速度快，可获得性强。其缺点是信息的反馈少，针对性不强。另外，商业化的营养信息宣传的科学性容易被扭曲。

（3）群体传播　利用社会生活中自然存在的群体形式（如网络群体、家庭、社区）或为了某一特征目标把人们组织起来成为一个活动群体，如糖尿病门诊患者等，通过群体互动来传播营养信息，利用群体的力量来帮助人们改变饮食行为。对于依靠个人努力难以实现的饮食习惯改变，在家人、朋友和同伴的帮助、督促和支持下，就较容易实现。

（4）组织传播　这是以组织为主体的信息传播活动，是有组织、有领导地在组织内部和外部进行营养信息的传播。与一般群体不同，组织是在一定的组织目标下建立起来的结构严密、管理严格的社会结合体，如政党机关、军队、社团等。

（二）营养教育中人际传播的基本沟通技巧

（1）亲和力技巧　在咨询、指导、讲座或授课等形式的人际传播中，传播者与受传

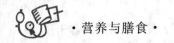

者建立起相互接纳、信任和支持的关系是进行交流的必要前提。增强传播者亲和力的方法如下。①良好的自身形象：仪表端庄、服饰整洁、声音清晰、语言通俗易懂、态度和蔼可亲。②开场白恰当：在见面时，通过运用必要的招呼、寒暄、问候、介绍等用语和非语言形式，调节气氛和心态，有利于进一步交流。

（2）说话技巧　说话的关键是如何能用对方能够理解的语言和能够接受的方式，向其提供适合个人需要的信息。说话技巧包括语言通俗、避免专业术语，语调平稳、语速适中，内容简单明确、及时反馈，仔细观察、寻求共同点等。

（3）听话技巧　听话的关键是通过接受对方的语言和非语言信息了解其真正的含义和情感。听话技巧包括态度真诚、主动参与、避免随意打断对方的谈话、注意观察、及时总结归纳要点等。

（4）问话技巧　问话的关键是引导进一步沟通的方向，以便获得真实、准确、可信的信息。问话技巧包括开放式问题、封闭式问题、诱导和暗示性问题、试探性问题等。

（5）非语言传播技巧　非语言传播是指除语言外，通过手势、姿势、音容笑貌等非语言符号实现信息的传播与分享。非语言信息能表达个人内心的真实感受，非语言传播技巧是人际沟通中不可缺少的重要手段。非语言传播技巧包括恰当地运用面部表情、手势动作、姿势、声调、人与人的位置、距离等。

（三）营养教育材料

营养教育时应根据教育的目标、对象和形式制作教育材料，常见的教育材料包括宣传画、传单、宣传册、光盘、授课讲义、投影、电视节目、广播稿、网络文章等，教育材料要求内容科学、重点突出、通俗易懂、图文并茂。设计教育材料时，还应考虑以下几方面。

（1）教育对象的基本情况，如文化程度、生活习惯、工作性质、健康状况、意愿性等。

（2）教育对象对营养知识理解力方面的特征，他们想要概念性的回答还是一个绝对的回答。

（3）教育材料的内容应适合所选的宣传途径。

（4）预试教育材料初稿，评价材料能否引起教育对象的注意并容易记住，能否被教育对象接受和理解。

（5）教育材料所需的经费，应根据资金预算和其他的资源来选择使用何种材料。

七、营养教育的工作方法

营养教育是有计划、有组织、有系统和有评价的干预活动，具体工作主要包括五个步骤：设计、选择教育途径和资料、准备教育资料和预试验、实施营养教育、评价。

1. 设计

根据教育对象的营养健康问题和接受能力，有针对性地设计营养教育计划，才能使营养教育工作顺利开展，达到预期目的。营养教育项目的设计应考虑以下七个方面：①确定教育对象，明确其存在的营养健康问题；②明确本营养教育项目的目的；③确定传授教育对象的营养知识和技能；④教育对象对教育内容了解的程度；⑤教育对象还需要的信息;⑥制定衡量营养教育成功与否的目标;⑦确定评价指标。

2. 选择教育途径和资料

首先通过调查研究充分了解、认识教育对象,明确教育目标,根据计划的设计,选择适宜的交流途径和制作针对性的教育材料。若能收集到与本次营养教育相关的宣传材料可直接选用。

3. 准备教育资料和预试验

根据所选的教育途径和教育内容编写营养教育材料,为了使宣传材料内容准确、适用,需要对宣传材料进行预试验。根据预试验中教育对象对材料内容、形式和可接受程度的意见进行修改、完善。

4. 实施营养教育

制定营养教育活动的时间表,使项目工作者按时间安排进行工作,同时使受教育对象了解教育活动时间和内容,以有利于调动其积极性。在营养教育过程中,要观察和反馈教育对象的反应,及时纠正发现的问题。

5. 评价

营养教育的效果可以通过近期、中期和远期效果进行评价。①近期效果是教育对象的知识、态度、信息、服务的变化。②中期效果是行为和危险目标因素的变化。③远期效果是教育对象营养健康状况和生活质量的变化。评价的重点是教育对象的营养知识、态度、信息和行为的变化。评价报告中具体应包括:①计划的目标是否达到;②各阶段活动是否按计划执行;③实施营养教育后教育对象的变化,如知识、态度,尤其是饮食行为的变化情况;④实施营养教育后教育对象营养和健康状况的改变。

八、营养教育案例解析

1. 设计

(1)确定教育对象及营养问题 该案例中营养教育的对象是工科大学二年级的学生。其主要营养问题是膳食结构不合理,尤其是蔬菜水果和乳类摄入量低,不吃早餐率高,导致维生素 A、维生素 C 和钙等营养缺乏症高。

(2)营养教育计划的目的 通过营养知识和配餐技能的培训,使学生掌握合理营养平衡膳食的知识和技能,建立良好饮食习惯。

(3)应传授给教育对象的知识 中国居民膳食指南、中国居民平衡膳食宝塔及常见食物的营养价值、营养缺乏症的预防等知识。

(4)了解教育对象对拟传授知识的了解程度 营养教育前应进行营养知识、态度、行为的问卷调查,进一步明确该群体营养知识了解程度、态度和饮食行为情况。

(5)了解教育对象尚需要的信息 通过调查问卷了解教育对象最需要的营养信息。

(6)本次营养教育的目标 提高学生吃早餐率,提高蔬菜和水果的摄入量,降低缺铁性贫血患病率。

(7)如何进行评价 学生吃早餐率达 90% 以上,缺铁性贫血患病率为 10% 以下,蔬菜水果摄入量平均增加 100 g。

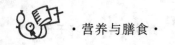

2. 选择教育途径和资料

选择大学生经常接触的媒体宣传单、宣传版、校园广播、网络、讲座等作为营养教育的途径。资料以中国营养学会发布的《中国居民膳食指南》和中国居民平衡膳食宝塔为教育内容。

3. 准备教育资料和预试验

根据所选的教育途径和教育内容编写营养教育材料，为了使宣传材料内容准确、适用，需要对宣传材料进行预试验。根据预试验中教育对象对材料内容、形式和可接受程度的意见进行修改、完善。

4. 实施营养教育

本活动时间为一学期，具体安排如下：讲座每月进行一期，共四期，宣传单按寝室发放每半月一期，校园广播每天 10 min，宣传板每半月一期，建立博客并在学生群中发布，每周更新一次。上述各种形式的宣传教育的内容在同期不重复，教育期间及时反馈并调整教育内容及形式。

5. 评价

（1）营养教育开展情况：各种形式的营养教育是否按计划实施；各种营养教育方式的普及率及受欢迎程度等。

（2）教育结束时进行营养知识态度和行为调查，观察学生营养知识、态度提高程度及行为改变情况，如吃早餐率、食物种类及蔬菜水果摄入情况。

（3）半年后进行营养状况调查，观察营养缺乏症的患病情况，如缺铁性贫血患病率等。根据上述调查结果写出评价报告。

内容二　营养干预

一、营养干预的概念

营养干预（nutritional intervention）是通过人为的方法，调整食物结构和营养素的摄入，使其达到合理营养。营养干预是有规划的活动，其目的是解决具体营养问题，改善人体的营养状况，尤其是高危人群的营养状况。营养干预的措施是多层次、多方面的，例如：《中国营养改善行动计划》等政策制定；"国家学生饮用奶计划"、学生"营养午餐"等政府推行的改善学生营养状况的措施；铁强化酱油等食品强化方法；改变人们饮食行为的营养教育等。简单地说，营养干预就是用各种方法影响人们的饮食，改善人们的营养状况。

二、营养干预的程序

营养干预工作程序包括五个步骤：确定营养问题（收集资料，进行现状调查与分析）、确定项目目标、制订计划与安排活动、执行计划、监测与评价。

（1）确定营养问题　营养干预的主要目的是改善人群的营养状况，提高健康水平。在进行营养干预前，首先通过收集资料分析某人群的主要健康问题，如慢性非传染性疾病患病率、营养不良发病率等。回答营养是否为该健康问题的主要原因。回答影响该健康问题的主要营养问题是什么,即了解三个 W(who,where,why),谁营养不良或有营养问题,他们在哪里,为什么会产生。回答通过适宜的营养干预措施是否能改善该健康问题。只有明确主要的营养问题,确立营养干预的目标,才能选择适当的方法进行干预,达到预期的效果。

(2)确定项目目标　在明确营养问题及导致营养问题的原因后,确定营养干预项目的目标。项目目标是希望达到的目的,是一项活动的指南。项目目标应详细、明确、便于实施。如在某工厂开展《中国居民膳食指南》营养宣传教育活动,目标为至少让80％的职工知道《中国居民膳食指南》的 10 个原则。

(3)制订计划与安排活动　开展干预活动前,必须列出详细的时间表,计划人力、物力、资源的使用,编制经费预算,制定工作日程进度表,一切活动应按计划进行。

(4)执行计划　执行计划主要应加强对人员的管理和明确分工,使参加者都明确自己该做什么、怎样做、何时开始、何时结束、需注意哪些问题、遇到问题如何进行处理。

(5)监测与评价　在项目执行过程中,及时收集、分析资料和信息。通过监测了解工作进展情况,是否按照计划实施,在计划实施过程中遇到的困难和问题,及时调整计划与活动,以保证计划顺利地进行。在项目实施前、实施过程中、项目结束后,对项目进行评价。评价时,应对计划、目标、指标、经济和社会效益、资源利用、人员进行评估,考核任务完成的情况等,然后以此为依据来评价项目是否达到预期目标,质量是否达到要求,数据是否可靠,对大众与社会带来的影响与效应等。

三、我国的营养干预工作

从 2010 年 9 月 1 日起实施的《营养改善工作管理办法》中明确了我国现阶段营养干预的主要工作。

(1)县级以上人民政府卫生行政部门应当根据营养监测发现的问题,制定营养干预计划,报同级人民政府批准后实施。营养干预应当从实际出发,结合经费、当地资源、食品供应等条件,因地制宜,循序渐进。

(2)疾病预防控制机构应当加强对中小学校学生食堂和学生营养配餐单位的指导。中小学校学生食堂和学生营养配餐单位应当合理搭配膳食,引导学生养成正确的饮食习惯,改善中小学生生长发育条件和营养状况。鼓励医疗机构、大专院校、科研院所、营养学会等单位协助或参与学校营养促进工作。

(3)医疗机构应当加强临床营养工作,改善患者饮食条件和营养状况,发挥营养干预对促进患者辅助治疗和康复的作用。

(4)卫生行政部门应当将营养干预纳入地震、水灾、旱灾等自然灾害和突发公共卫生事件的应急预案中,对营养食物的供给和储备提供专业技术指导,预防与减少急性营养不良的发生。

(5)对灾区居民进行营养干预应当优先照顾儿童、孕产妇、老年人等。

(6)结合临床需要,对救治的伤病员进行营养干预。

(7)鼓励社会力量资助贫困地区中小学校改善学生营养状况。

小 结

　　营养教育是通过改变人们的饮食行为而达到改善营养状况目的的一种有计划的活动。工作程序包括设计、选择教育途径和资料、准备教育资料和预试验、实施营养教育、评价等五个步骤。营养信息的主要传播途径是人际传播和大众传播。我国目前营养教育的核心内容是《中国居民膳食指南》和中国居民平衡膳食宝塔。营养干预是通过各种营养改善手段,解决所发现的营养问题,从而能预防和纠正与营养有关的疾病。我国从 2010 年 9 月 1 日起实施的《营养改善工作管理办法》已将营养教育和营养干预等营养改善工作纳入了公共卫生范围。

能力检测

一、单项选择题

1. 在居民小区开展营养教育的核心内容是(　　)。

A. 平衡膳食　　　　　　　B. 预防高血压　　　　　　C. 婴儿母乳喂养

D. 保健食品知识　　　　　E. 糖尿病饮食疗法

2. 营养教育的目标是(　　)。

A. 知识改变　B. 技能改变　C. 态度改变　D. 行为改变　E. 服务改变

3. 传播营养信息最快的途径是(　　)。

A. 人际传播　B. 大众传播　C. 组织传播　D. 群体传播　E. 自身传播

4. 对学龄前儿童开展营养教育的最佳形式是(　　)。

A. 讲座　　　B. 小组活动　C. 个别劝导　D. 广播电视　E. 同伴教育

5. 营养教育项目中预试验的目的是评价(　　)。

A. 教育经费　B. 教育对象　C. 教育材料　D. 教育效果　E. 教育目的

二、简答题

1. 简述营养教育的概念和特点。

2. 简述设计营养教育项目应包括的内容。

3. 简述选择和编制营养教育材料时的注意事项。

4. 简述营养干预的工作程序。

三、讨论题

　　某社区居民主要为高校教职员工及家属,近三年来的健康检查结果显示,该社区居民慢性疾病发病率居前三位的依次为高血压、冠心病和糖尿病,而且发病率呈逐年增加的趋势。为降低慢性疾病的发病率,改善居民健康状况,如何运用《中国居民膳食指南》和中国居民平衡膳食宝塔对该社区居民进行营养教育工作。

(周　波)

模块四

临床营养

Linchuang yingyang

项目七　临床营养基础

 学习任务

1. 掌握　医院膳食的种类、各类医院膳食的适应证；肠内营养、肠外营养的适应证及并发症的防治。
2. 熟悉　各类医院膳食的配膳原则、肠内营养的输注方式。
3. 了解　肠内营养制剂、肠外营养制剂的成分。

临床营养基础是护士从事临床护理工作必须具备的知识和技能，它是学习和掌握临床常见疾病营养的基础，是把营养学的基本理论和知识运用于临床营养的桥梁。

案例引导

某男，73岁，因粘连性肠梗阻给予肠外营养支持，经右锁骨下静脉置管给予全营养混合液（TNA）。既往无糖尿病和应用外源性胰岛素史，肠外营养支持前检查血糖正常，TNA中葡萄糖 250 g/d，加入胰岛素 50 U/d，持续输注，应用至第4天患者出现全身湿冷、乱语、神志不清，继而昏睡。查血糖 1.18 mmol/L，诊断为低血糖昏迷，停用 TNA，给予 50% 葡萄糖溶液静脉注射后患者立即清醒，能正确回答问题，复查血糖 5.43 mmol/L，继续给予葡萄糖溶液静脉滴注，连用1周，患者神志完全恢复正常，血糖正常。

思考：1. 分析造成患者低血糖昏迷的原因是什么？
　　　2. 如何预防该种类型的肠外营养并发症？

▎内 容 一　医 院 膳 食▎

一、基本膳食

医院基本膳食也称常规膳食，包括四种形式，即普通膳食、软食、半流质膳食、流质膳食。

（一）普通膳食

普通膳食（general diet）简称普食，是应用范围最广的医院基本膳食。它与健康人平时膳食基本相同，膳食结构应符合平衡膳食原则，能量及各类营养素必须供应充足。

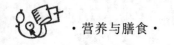

1. 适应证

普通膳食主要适用于体温正常或接近正常,无咀嚼或消化吸收功能障碍,无特殊膳食要求,不需限制任何营养素的患者。

2. 配膳原则

(1) 品种多样化　食物品种要多样化,运用科学的烹调方法,做到色、香、味、养俱全,以增进食欲并促进消化。

(2) 能量分配合理　全日普食能量控制在 8870.0～10878.4 kJ(2100～2600 kcal),其中蛋白质占总能量的 10%～15%,脂肪占总能量的 20%～30%,糖类占总能量的 55%～65%。

(3) 合理分配三餐　将全天膳食适当地分配于三餐,一般早、晚餐各占 30%,午餐占 40%为宜。

(二) 软食

软食(soft diet)是由半流质膳食向普食过渡的中间膳食。其特点是细软、易咀嚼、易消化。

1. 适应证

软食适用于轻度发热、消化不良、咀嚼不便(如拔牙后咀嚼不便)等不能进食大块食物者;老年人及 3～4 岁小孩;痢疾、急性肠炎等恢复期患者;肛管、结肠及直肠等术后恢复期患者。

2. 配膳原则

(1) 平衡膳食　软食也应符合平衡膳食原则,一般全日总能量控制在 9.21～10.04 MJ(2200～2400 kcal),蛋白质为 70～80 g,其他营养素按正常需要量供给。

(2) 食物细软　软食应细软、易咀嚼、易消化,尽量采用含膳食纤维和动物肌纤维少的食物或切碎、煮烂后食用。

(3) 注意补充维生素和矿物质　因软食中的蔬菜及肉类要切碎、煮烂,维生素和矿物质损失较多,应多补充菜(果)汁、菜(果)泥等,以保证足够的维生素和矿物质。

(三) 半流质膳食

半流质膳食(semi-liquid diet)是介于软食与流质膳食之间,外观呈半流体状态,细软、更易于咀嚼和消化的膳食。半流质膳食多采用限量、多餐次的进食方式。

1. 适应证

半流质膳食适用于发热患者、消化道疾病(如腹泻、消化不良)患者、口腔疾病患者、耳鼻喉术后患者、身体虚弱、缺乏食欲者等。

2. 配膳原则

(1) 能量供给适宜　半流质膳食所提供的全天总能量一般在 6.28～7.53 MJ(1500～1800 kcal)。

(2) 半流质食物　食物呈半流体状态,膳食纤维少,细软,易消化吸收。

(3) 少量多餐　半流质膳食含水量较多,宜适当增加餐次,减轻消化道负担。通常每隔 2～3 h 一餐,每日 5～6 餐。主食定量,一般全天不超过 300 g。

此外,制备少渣半流质膳食应严格限制膳食纤维的摄入量,蔬菜、水果应做成汤、汁、冻、泥等形式。

（四）流质膳食

流质膳食（liquid diet）是极易消化、含渣很少,呈流体状态或在口腔内能融化为液体的膳食。它是一种不平衡膳食,不宜长期食用。医院常用流质膳食一般分为五种,即普通流质、浓流质、清流质、冷流质和不胀气流质（忌甜流质）。

1. 适应证

普通流质膳食多适用于高热、极度衰弱、无力咀嚼食物、口腔科手术、外科大手术后、急性传染病等患者;清流质可用于急性腹泻初期、消化道大手术后、肠道手术前以及由肠外营养向全流质膳食过渡初期;浓流质常用于口腔、颌面部、颈部术后及烧伤患者;冷流质常用于扁桃体摘除、咽喉部手术后。

2. 配膳原则

（1）保证一定的能量供给　流质膳食属于不平衡膳食,其提供的能量和营养素均不足,故常作为过渡期膳食短期应用。有时为了增加膳食中的能量,可给予少量易消化的脂肪,如芝麻油、花生油、奶油、黄油等。

（2）选用流质食物　所用食物应为流体状态,或进入口腔后即溶化成液体,易吞咽,易消化,同时甜咸适宜,以增进食欲。

（3）少量多餐　每餐液体以 200～250 mL 为宜,每天 6～7 餐。

（4）特殊情况可按医嘱而定。

二、治疗膳食

治疗膳食（therapeutic diet）也称成分调整膳食（modified diet）,是根据患者营养失调及疾病的情况调整膳食的成分和质地,从而达到治疗疾病、促进健康的目的。治疗膳食的基本原则是以平衡膳食为基础,除必须限制的营养素以外,其他营养素供应充足、比例合理。现将临床上常用的治疗膳食归纳如下。

（一）高能量膳食

高能量膳食是指能量供给量高于正常膳食,可迅速补充能量,满足患者疾病状态下高代谢的需要。

1. 适用对象

营养不良、严重消瘦、吸收障碍综合征、慢性消耗性疾病（如甲状腺亢进、恶性肿瘤、严重烧伤和创伤、肺结核）等。

2. 配膳原则

（1）尽可能增加主食量和菜量　高能量膳食主要通过增加主食量和调整膳食内容来增加能量的供给。增加摄入量应循序渐进,少量多餐。

（2）供给量应根据病情调整　病情不同,能量的需要量也不同。一般患者以每日增加 1.25 MJ（300 kcal）左右为宜。

（3）膳食要平衡　为保证能量充足,膳食中应有足量的糖类、蛋白质,适量的脂

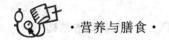

肪,同时也需要相应地增加矿物质和维生素的供给,尤其是与能量代谢有关的维生素,如维生素 B_1、维生素 B_2、烟酸。由于膳食中蛋白质的摄入量增加,易出现负钙平衡,故应及时补充钙。

（二）低能量膳食

低能量膳食是指饮食中所提供的能量低于正常需要量。低能量膳食可减少体脂存储,降低体重,或者减轻机体能量代谢负担,以控制病情。

1．适用对象

需减轻体重者、需减轻机体代谢负担者,如单纯性肥胖者、糖尿病患者、高血压患者、高脂血症患者、冠心病患者等。

2．配膳原则

配膳原则是除了限制能量外,其他营养素应满足机体的需要。能量供给应适当地逐步减少,以利于机体动用、消耗存储的体脂,并减少不良反应。

（1）减少膳食总能量　根据医嘱计算所需能量后制备膳食,每日能量摄入量一般为 6276.0～7531.2 kJ(1500～1800 kcal)。

（2）蛋白质供给量应充足　每日蛋白质供应量最好大于 1 g/kg,优质蛋白质占 50% 以上。

（3）糖类和脂肪相应减少　糖类供给能量约占总能量的 50%,一般为每日 100～200 g,多选用粗粮和蔬菜;每日脂肪摄入量控制在 40 g 以内,忌食动物性脂肪、煎炸食物以及含油高的坚果类。

（4）适当减少食盐摄入量。

（5）矿物质和维生素充足。

（6）尽量避免患者产生饥饿感。

（三）高蛋白质膳食

高蛋白质膳食是指蛋白质供给量高于正常膳食的一种膳食。

1．适用对象

明显消瘦、营养不良、肾病综合征、手术前后、烧伤、创伤及慢性消耗性疾病(如肺结核、恶性肿瘤、贫血、溃疡性结肠炎等)患者。

此外,孕妇、乳母和生长发育期的儿童也需要高蛋白质膳食。

2．配膳原则

（1）高蛋白质膳食一般不需单独制备,可在原来膳食的基础上添加富含蛋白质的食物。如在午餐和晚餐增加一个全荤菜,或者在正餐外加餐。

（2）糖类宜适当增加,每日糖类的摄入量以 400～500 g 为宜。

（3）蛋白质的供应量为成人每日 100～120 g 或 1.5～2 g/kg。

（4）高蛋白质膳食易出现负钙平衡,故膳食应多吃富含钙质的奶类和豆类食物。

（5）脂肪每日 60～80 g,不宜过多,以防血脂升高。

（四）低蛋白质膳食

低蛋白质膳食是指蛋白质含量较正常膳食低的膳食,其目的是尽量减少体内氮代谢废物,减轻肝、肾负担。

1. 适用对象

急性肾炎、急性/慢性肾功能不全者;肝性脑病或肝性脑病前期患者。

2. 配膳原则

(1)蛋白质每日应低于 40 g,宜选用蛋、奶、瘦肉等优质蛋白质。

(2)能量供给应充足,可采用麦淀粉、甜薯、马铃薯、芋头等蛋白质含量低的食物,代替部分主食以减少植物性蛋白质的摄入。

(3)矿物质、维生素的供应应充足,矿物质的供给应根据病种和病情进行调整,如急性肾炎患者应限制钠的供给。

(五)低脂膳食

低脂膳食又称限脂肪膳食或少油膳食,因病情需要而必须减少膳食脂肪的摄入量。

1. 适用对象

Ⅰ型高脂蛋白血症、急性/慢性胰腺炎、胆囊炎、胆石症、脂肪消化吸收不良、肥胖症等患者。

2. 配膳原则

(1)减少膳食中脂肪的含量　根据我国实际情况,可将脂肪限量程度分为三种。①严格限制:脂肪供能占总能量的 10% 以下,或脂肪摄入量小于 20 g/d。②中度限制:脂肪供能占总能量的 20% 以下,或脂肪摄入量小于 40 g/d。③轻度限制:脂肪供能占总能量的 25% 以下,或脂肪摄入量小于 50 g/d。

(2)一般除脂肪外,其他营养素应力求平衡。

(3)选择合适的烹调方法　除选择含脂肪少的食物外,还应减少烹调用油。禁用油煎、炸或爆炒食物,可选择蒸、煮、炖、煲等。

(六)低饱和脂肪、低胆固醇膳食

低饱和脂肪、低胆固醇膳食是限制饱和脂肪酸和胆固醇摄入量的膳食。其目的是降低血清胆固醇、甘油三酯和低密度脂蛋白的水平,以减少动脉粥样硬化的危险性。

1. 适用对象

高胆固醇血症、高甘油三酯血症、高脂蛋白血症、高血压、冠心病、动脉粥样硬化、胆石症、肥胖症等患者。

2. 配膳原则

(1)控制总能量和脂肪摄入量　控制总能量使之达到理想体重;糖类供给能量占总能量的 60%～70%,并以复合糖类为主;由脂肪提供的能量不超过总能量的 20%～25%。

(2)限制膳食中胆固醇含量在每日 200 mg 以内。

(3)尽量少食煎炸食物、肥肉、内脏(如动物脑、肝、肾、鱼子等)、牛羊油等。

(4)适当选用粗粮、杂粮、新鲜蔬菜、水果、大豆及其制品等以保证充足的维生素、矿物质、膳食纤维及蛋白质的供应。

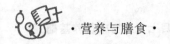

（七）限钠（盐）膳食

限钠（盐）膳食是指限制膳食中钠的摄入量，以减轻由于水、电解质代谢紊乱而出现的水、钠潴留。限钠（盐）膳食以限制食盐、酱油、味精的摄入为主。

临床上限钠（盐）膳食一般分为三种。①低盐膳食：全日供钠 2000 mg 左右。②无盐膳食：全日供钠 1000 mg 左右。③低钠膳食：全日供钠不超过 500 mg。

1. 适用对象

急性或慢性肾炎、高血压、心功能不全、肝硬化腹水、水肿、先兆子痫等患者。

2. 配膳原则

（1）低盐膳食　禁用一切用盐腌制的食品，如咸肉、咸蛋、皮蛋、酱菜、香肠等；每日食盐含量不超过 3 g（或酱油不超过 15 mL）。

（2）无盐膳食　禁用食盐、酱油、味精及一切含盐的食物；禁用高钠饮料和食物；每日钠的供给量不超过 1 g 左右。

（3）低钠膳食　除禁用食盐、酱油、味精外，还应限制含钠高的食物，如皮蛋、海带、豆腐干、猪肾，特别是含钠高的蔬菜（如油菜、芹菜、菠菜、空心菜等）。

（八）低嘌呤膳食

1. 适用对象

痛风患者及无症状高尿酸血症患者。

2. 配膳原则

限制外源性嘌呤的摄入，增加尿酸的排泄；每日能量摄入比正常人减少 10%～20%；以植物性蛋白质代替含嘌呤高的动物性蛋白质或选用含核蛋白很少的乳类、干酪、鸡蛋等动物性蛋白质；适量限制脂肪；少用含果糖高的食品，如蜂蜜等；增加富含 B 族维生素和维生素 C 等的蔬菜、水果。

此外，临床上的治疗膳食还包括高膳食纤维膳食、低膳食纤维膳食、高钾膳食、低钾膳食、麦淀粉治疗膳食等。

三、试验膳食

试验膳食（pilot diet）是在特定的时间内，通过调整患者的膳食内容，以配合和辅助临床诊断或观察疗效的膳食。常见的试验膳食包括葡萄糖耐量试验膳食、潜血试验膳食、胆囊造影试验膳食、肌酐试验膳食等。

（一）葡萄糖耐量试验膳食

葡萄糖耐量试验膳食主要用于协助诊断糖尿病。

试验前 3 天，患者进食正常膳食，每天食用碳水化合物不少于 250～300 g；试验前 1 天晚餐后禁食，忌喝咖啡和茶，第 2 天测空腹血糖；然后口服含有 75 g 葡萄糖的 200～300 mL 开水或食用特制馒头一个（用 100 g 富强粉制成，含 75 g 糖类）；测服糖后 30 min、60 min、120 min 和 180 min 的血糖水平。

（二）潜血试验膳食

潜血试验膳食主要用于配合大便潜血试验，以了解消化道出血情况。

试验前 3 天禁食肉类、动物血、蛋黄、肝、含铁制剂及大量绿叶蔬菜,可食用牛乳、蛋清、豆制品、花菜、冬瓜、白菜、胡萝卜、豆芽菜、去皮马铃薯、梨、苹果、面条、米、馒头等。

(三)胆囊造影试验膳食

胆囊造影试验膳食用于慢性胆囊炎、胆石症,怀疑有胆囊疾病者,配合胆囊造影术检查胆囊及胆管的形态和功能是否正常。其方法如下。

(1)造影前 1 天的午餐进食高脂肪饮食,使胆汁排空。高脂肪饮食通常脂肪量不低于 50 g,如肥肉、油炒或煎荷包蛋、全脂牛乳、奶油、植物油、乳酪等。临床上常用油煎荷包蛋 2 只(鸡蛋 2 个,烹调油约 40 g)。

(2)造影前 1 天的晚餐进食无脂肪少渣饮食,目的是减少胆汁分泌。可选用粥、藕粉、面包、馒头、果酱、果汁、马铃薯、芋头等,晚餐后口服碘造影剂,服药后禁食、禁水。

(3)造影当日禁食早餐,服造影剂 14 h 后开始摄片,观察胆囊的显影情况。如果显影满意可让患者再次进食高脂肪饮食,拍片观察胆囊的收缩情况。

(四)肌酐试验膳食

肌酐试验膳食适用于需测定肾小球滤过功能的肾盂肾炎、尿毒症、重症肌无力等患者。其方法如下。

(1)受试者先进食低蛋白无肌酐膳食 3 天,每日膳食蛋白质限制在 40 g 内,在蛋白质限量范围内可选用牛乳、鸡蛋和豆类食物,避免食用肉类,蔬菜、水果不限,全天主食不超过 300 g,可用马铃薯、甘薯、藕粉、甜点心等含糖类的低蛋白质食物充饥。试验期间不要饮茶和咖啡。

(2)试验第 4 天测定血和 24 h 尿内的内生肌酐清除率。

内容二 肠内营养、肠外营养

对于不能正常进食的患者,为了保证其对各种营养素的需要,可通过肠内营养和肠外营养的方式供应。

一、肠内营养

肠内营养(enteral nutrition,EN)是指通过口服或管饲摄入不需消化或只需化学性消化的营养制剂,从而获得机体所需能量和营养素的营养支持方法。肠内营养具有简便、安全、有效、经济的特点,只要患者胃肠道功能良好或可以耐受,应首选肠内营养。

(一)肠内营养适应证

凡有营养支持需求、小肠有一定吸收功能的患者,都可以采用肠内营养。其主要适应证如下:①经口咀嚼和吞咽困难的情况;②消化道疾病,如短肠综合征、消化道瘘、顽固性腹泻、急性胰腺炎、炎性肠道疾病等;③器官功能衰竭,如肝功能衰竭、肾功能衰竭、严重心功能衰竭等;④高分解代谢,如大面积烧伤、创伤、手术后;⑤慢性消耗性疾病,如肿瘤、结核等。

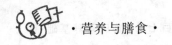

（二）肠内营养禁忌证

肠内营养禁忌证包括麻痹性肠梗阻、腹膜炎及其严重腹腔内感染、上消化道出血、顽固性呕吐及严重腹泻、休克及短肠综合征早期等。昏迷、严重吸收不良、接受大量类固醇药物治疗、症状明显的糖尿病患者应慎用。

（三）肠内营养制剂

肠内营养制剂按组成可分为要素制剂、非要素制剂、组件制剂和特殊配方制剂四类。前两者称完全制剂，后两者称不完全制剂。

1. 要素制剂

要素制剂（elemental diet，ED）是以短肽或氨基酸为氮源，以不需要消化或很易消化的糖类为能源，并含有脂肪、多种维生素及矿物质的营养素齐全的无渣营养剂。要素制剂具有营养价值高、化学成分明确、全面平衡、无需消化、易吸收、无渣等优点，特别适合消化功能减弱的患者，如肠瘘、吸收不良综合征、短肠综合征、胰腺炎等患者。

2. 非要素制剂

非要素制剂（non-elemental diet）是指以蛋白质或蛋白质水解物、脂肪和糖类等大分子营养素为主要成分的营养制剂。该类制剂具有口感较好、适合口服和管饲、使用方便、耐受性强等优点，适用于胃肠道功能较好的患者。常用的非要素制剂如下。

（1）混合奶：包括普通混合奶和高能量、高蛋白质混合奶。

（2）匀浆制剂：包括自制匀浆制剂和商品匀浆制剂。

（3）以蛋白质或蛋白质水解物为氮源的非要素制剂。

3. 组件制剂

组件制剂（module diet）是以某种或某类营养素为主的肠内营养制剂。临床应用时可采用一种组件制剂或多种组件混合的形式，也可以将某一营养素组件加入其他肠内营养配方中，以增强这种营养素的含量。组件制剂主要包括糖类组件、蛋白质组件、脂肪组件、维生素组件、矿物质组件。

4. 特殊配方制剂

特殊配方制剂是指在肠内营养配方中增加或限制某种营养素的摄入，以满足特殊疾病状态下代谢需要的一种制剂。临床上常用的特殊配方制剂有肝功能衰竭制剂、肾功能衰竭制剂、先天性氨基酸代谢缺陷症制剂、肺疾病制剂、糖尿病制剂等。

（四）肠内营养途径与管饲输注方式

1. 途径

肠内营养途径有口服和管饲两种。管饲是指通过喂养管向胃或空肠输送营养物质的营养支持方法，多数患者因经口摄入受限或不足而采用管饲。根据喂养管的入口处和导管尖端所处的位置管饲可分为鼻胃管、鼻肠管、胃造瘘、空肠造瘘等。一般预计肠内营养不超过 4 周的，可优先考虑鼻胃、鼻十二指肠置管；预计肠内营养需 4 周以上的，则应考虑肠造瘘。

2. 管饲输注方式

根据喂养管的管径、位置、营养配方和患者胃肠道的承受能力，管饲输注方式可分为一次性输注、间歇重力滴注、连续滴注。

（1）一次性输注 将配制好的制剂用注射器缓慢注入喂养管，6～8 次/天，每次 200 mL。多数患者初期难以耐受此方式，可引起恶心、呕吐、腹痛、腹胀、腹泻等，大多数患者能逐渐适应，不需特殊处理。一次性输注仅适用于经鼻胃置管或胃造瘘的患者，空肠置管或肠造瘘的患者不宜采用，以免导致肠管扩张。

（2）间歇重力滴注 将营养液置于无菌输液袋中，营养液在重力作用下经输液管、输食管缓慢滴入胃肠内，每次 250～500 mL，4～6 次/天，滴速一般为 20～30 mL/min。这种输注方式多数患者可耐受。该方法的优点是简便，患者有较多的活动时间，类似于正常进食间隔，缺点是可能发生胃排空延缓。

（3）连续滴注 利用输注泵在 24 h 内将肠内营养制剂持续输注到胃肠道内的方式称为连续滴注。它适用于危重患者、管端位于十二指肠或空肠内的患者、处于应激状态对营养液耐受性较差的患者。连续滴注时输注速度由慢到快，营养液浓度由低到高，以使患者逐步适应。连续滴注的优点是输注效果更接近胃肠道的工作状态，从而能减轻胃肠道的负担，有利于营养物质充分吸收。连续滴注的缺点是持续时间长，患者不能下床活动，易产生厌烦情绪。

（五）肠内营养并发症及其防治

肠内营养并发症主要有置管并发症、感染并发症、胃肠道并发症、代谢并发症等。

1. 置管并发症及其防治

置管并发症主要与喂养管的放置、管径、材料和护理方法有关。

（1）经鼻置管 经鼻置管的并发症主要有鼻咽部和食管黏膜损伤、鼻翼脓肿、咽喉部溃疡、声音嘶哑、鼻窦炎等。防治方法：选用管径合适、质地柔软的导管；妥善固定喂养管，每天润滑鼻腔黏膜；加强局部护理。

（2）胃造瘘与空肠造瘘 常见的并发症有因固定不严造成的内容物渗漏从而引发的周围组织脏器感染等。

另外，应注意防止喂养管堵塞。措施如下：①给药前后、每次检查胃残留量后、管饲结束后、连续管饲过程中每间隔 4 h，都应使用温开水或生理盐水冲洗管腔；②当营养液内的氮源为未水解的蛋白质而必须给予酸性药物时，在给药前、给药后均应冲洗管腔，防止凝结块黏附于管壁；③用药丸制剂时，应彻底研碎并溶在合适的溶剂中直接注入导管，不要直接加入营养液中。

2. 感染并发症及其防治

输液系统污染、营养液污染、误吸所致的吸入性肺炎等可引起感染并发症。应严格规范操作、加强护理、认真监测。

（1）营养液污染的防治 营养液配制时应遵循无菌原则，保持配制容器的清洁；营养液最好现用现配，在室温下放置时间一般为 6～8 h；每天更换鼻饲输注管道。

（2）误吸的预防 ①减慢输注速度，由低到高，逐渐递增；②选择等渗或低渗配方营养液，浓度由低到高，逐渐增加；③滴注时及滴注的后半小时患者取坐位、半卧位或床头抬高 30°～45°；④每 4 h 检查一次喂养管位置，了解有无移位；⑤连续输注肠内营养液每间隔 4 h 或间断输注时，在每次输注前应抽吸并估计胃内残留量，若连续两次

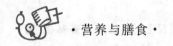

抽吸胃内残留量为 $100\sim150$ mL,应暂停输注,必要时加用胃动力药物;⑥原有呼吸道疾病或误吸高危患者,可选十二指肠或空肠内输注。

3. 胃肠道并发症及其防治

肠内营养常见的胃肠道并发症有恶心、呕吐、腹泻、腹胀、便秘、肠痉挛等。

(1) 恶心、呕吐 要素制剂中的短肽、氨基酸多有异味,有的使用者会出现恶心、呕吐等现象。可通过减慢输注速度、降低制剂渗透压、对症处理等措施加以缓解和控制。

(2) 腹泻 营养液制剂选择不当、营养液高渗且滴速过快、营养液温度过低、营养液被污染、脂肪吸收不良、乳糖不耐受症、低蛋白血症、肠道菌群失调等能引起腹泻,消除不利因素后可缓解。

4. 代谢并发症及其防治

对于老年、危重、意识障碍患者,肠内营养治疗时可导致代谢并发症。常见的代谢并发症有脱水、高血糖症、维生素缺乏、电解质和微量元素异常。预防和处理的关键是认真监测、及时纠正。

二、肠外营养

肠外营养(parenteral nutrition,PN)是指对胃肠道功能障碍的患者通过静脉途径供应各种营养素,以维持机体新陈代谢的治疗方法。它可分为中心静脉营养和周围静脉营养。中心静脉营养又称为完全肠外营养,是指从静脉途径供给患者每天所需的所有营养物质;周围静脉营养是部分营养物质经静脉输入,是对患者肠内营养摄入不足的补充。

(一)肠外营养适应证

凡需要营养支持,又不能或不宜接受肠内营养的患者,都是肠外营养的适应对象。主要适应证如下:①不能从胃肠道正常进食,如消化道瘘、短肠综合征、胃肠道梗阻(高位肠梗阻、幽门梗阻、贲门癌、新生儿胃肠道闭锁等)、严重腹泻、消化道大手术前后等;②消化不良或消化道需充分休息,如炎性肠道疾病(肠结核、溃疡性结肠炎等)、急性重症胰腺炎、长期腹泻、消化道大出血等;③高代谢状态,如大面积烧伤、严重复合伤、破伤风、严重感染与败血症、大手术等;④严重营养不良,如肿瘤晚期、肿瘤放疗或化疗引起严重呕吐、慢性胆道梗阻伴呕吐等;⑤其他情况,如妊娠呕吐、神经性厌食、低出生体重儿等。

(二)肠外营养禁忌证

肠外营养禁忌证主要包括严重呼吸,循环功能衰竭,严重水、电解质平衡紊乱,肝肾衰竭等患者。此外,需急诊手术者、一般情况良好且预计需要肠外营养时间少于5天者、胃肠道功能正常或有肠内营养适应证等患者不建议使用肠外营养。

(三)肠外营养制剂

(1) 葡萄糖制剂 葡萄糖在体内利用率高,是人体的主要供能物质,常作为肠外营养的主要能量来源。但机体利用葡萄糖的能力有限,输入过快,可致糖尿、高血糖、高渗性脱水,输入过多,部分葡萄糖可转化为脂肪沉积于肝而致脂肪肝。故成人每天葡萄糖需要量为 4～5 g/kg,每天不超过 300～400 g,占总能量的 50%～60%。

（2）脂肪乳剂 脂肪乳剂作为人体能量和必需脂肪酸的重要来源,被广泛应用于肠外营养中,它与高渗葡萄糖、电解质溶液同时输入可减少对血管壁的损伤。故脂肪乳剂常与葡萄糖溶液合用,脂肪和葡萄糖的比例为（1∶2）～（2∶3）,成人每天脂肪乳剂1～2 g/kg,提供总能量的 30～50%。通常 10% 的脂肪乳剂在输注的最初 15～30 min 内输注速度不宜超过 1 mL/min,半小时后可逐渐加快,输注过快易出现畏寒、心悸、发热、呕吐等反应。

（3）氨基酸溶液 氨基酸是机体合成蛋白质和其他生物活性物质不可缺少的成分。临床上所用的氨基酸溶液可分为两大类:平衡氨基酸溶液和非平衡氨基酸溶液。平衡氨基酸溶液所含的必需氨基酸和非必需氨基酸的比例符合人体基本代谢需要,适用于大多数患者;而非平衡氨基酸溶液是针对某一疾病的代谢特点而设计的,有营养支持和治疗作用,如治疗肾衰竭使用的必需氨基酸溶液、治疗肝性脑病使用的高支链低芳香族氨基酸溶液等。临床上每天提供的氨基酸的量为 1～1.5 g/kg,占总能量的 15%～20%。

（4）水和电解质 肠外营养的液体需要量以 2500～3000 mL 为宜。无额外丢失时,电解质按正常需要量补充,若有大量引流、呕吐、腹泻等情况需相应增加。临床上常用的电解质溶液有 10% 氯化钠、10% 氯化钾、10% 葡萄糖酸钙、25% 硫酸镁及有机磷制剂等。

（5）维生素、微量元素 维生素一般可按生理需要量补充,但维生素 D 例外,长期应用含维生素 D 的肠外营养制剂可加重代谢性骨病。微量元素一般不需要补充。

（四）肠外营养途径

肠外营养途径的选择根据营养液组成、输注量、患者病情、静脉条件、预期使用肠外营养的时间等而定。肠外营养常用途径有中心静脉途径和周围静脉途径。

（1）中心静脉途径 适应证:肠外营养时间超过 2 周、营养液渗透压超过 900 mmol/L,特别是超过 1200 mmol/L 者。中心静脉常选择锁骨下静脉、颈内静脉,有时通过上肢的外周静脉达到上腔静脉。

（2）周围静脉途径 适应证:预期肠外营养的时间小于 2 周且渗透压小于 900 mmol/L 者;部分营养支持或中心静脉置管和护理有困难者;中心静脉导管感染或有脓毒血症者。

（五）肠外营养并发症及其防治

肠外营养并发症常见的有置管并发症、感染并发症和代谢并发症三大类。

1. 置管并发症

这类并发症多见于中心静脉肠外营养途径。常见的有气胸、血胸;空气栓塞;神经、血管损伤;心脏、胸导管损伤;静脉炎、血栓形成;导管错位、移位或断裂;纵隔损伤等。如果严格遵守操作程序,熟练掌握操作技术,认真做好置管护理,这类并发症是可以避免的。

2. 感染并发症

感染是中心静脉途径的常见并发症之一,在导管置入、营养液配制及输入过程中极易发生感染,导管性败血症是肠外营养常见的严重并发症。在中心静脉营养实施过程中出现难以解释的发热、寒战、反应淡漠或烦躁不安甚至休克时,应怀疑有导管性感染或败血症。应立即按无菌操作要求拔除导管,做导管头及血细菌培养和真菌培养,同时辅以周围静脉营养,必要时根据药物敏感试验配合抗生素治疗。导管性败血症的预防措施包括:①置管过程中严格无菌操作;②经常消毒导管的入口处皮肤并更换敷料;③营养液在超净工作台新鲜配制;④采用全封闭式输液系统;⑤每次中心静脉营养输注后及时用生理盐水冲管;⑥不可从中心静脉导管抽血。

3. 代谢并发症

这类并发症多与病情动态监测不够、治疗方案选择不当或未及时纠正有关。

(1)糖代谢紊乱　常表现为高血糖反应、低血糖反应、非酮性高糖高渗性昏迷。

① 高血糖反应是因为单位时间内输入过量葡萄糖或胰岛素补充相对不足引起。非酮性高糖高渗性昏迷:高血糖未及时发现和控制,从而出现大量利尿、脱水、电解质紊乱、中枢神经系统功能受损,最后昏迷。要预防高血糖反应和非酮症高糖高渗性昏迷,应注意:控制糖的输入速度;严格监测血糖和尿糖;用脂肪乳剂满足部分能量需求,减少葡萄糖用量;对需要葡萄糖量较大及隐形糖尿病患者适当补充胰岛素。

② 低血糖反应大多是因为突然停输高渗葡萄糖溶液或营养液中胰岛素含量过多所致。由于持续输入高渗葡萄糖,刺激胰岛细胞增加胰岛素分泌,使血中有较高的胰岛素水平,若突然停用含糖溶液,有可能导致反应性血糖下降,甚至出现低血糖性昏迷,严重者危及生命。要预防低血糖反应,最理想的方法是应用全营养混合液方式输注,或在高糖液体输完后,以等渗糖溶液维持数小时过渡,再改用无糖溶液。

(2)肝胆系统损害　长期肠外营养可致肝胆功能损害,出现脂肪肝、胆汁淤积性肝炎、胆囊结石和肝功能衰减等。为减少肠外营养引起的肝胆系统损害,应注意减少总能量摄入、调整葡萄糖和脂肪的比例、降低能氮比、更换氨基酸制剂等。

(3)电解质紊乱　长期肠外营养治疗,大量磷、钾、镁从细胞外进入细胞内,导致低磷血症、低钾血症、低镁血症。

(4)高脂血症　脂肪乳剂输入速度过快或总量过多,可发生高脂血症。

小　结

本章主要阐述了医院膳食和肠内营养、肠外营养等概念;介绍了医院膳食的种类及各类医院膳食的适应证及配膳原则;详细分析了肠内营养和肠外营养的适应证、禁忌证、并发症;指出了常用的肠内营养、肠外营养制剂及输注途径;还提出了肠内营养、肠外营养并发症的防治措施。

能力检测

一、单项选择题

1. 一般不选用低盐饮食的疾病是(　　)。

A. 急性肾炎　　　　　　　B. 贫血　　　　　　　　C. 高血压

D. 心力衰竭　　　　　　　E. 肝硬化腹水

2. 潜血试验前 3 天,下列哪项食物可以选用?(　　)

A. 绿叶蔬菜　　　　　　　B. 肉　　　　　　　　　C. 豆腐

D. 血　　　　　　　　　　E. 肝

3. 下列膳食中属于治疗膳食的是(　　)。

A. 普通膳食　　　　　　　B. 高脂肪膳食　　　　　C. 低蛋白质膳食

D. 忌碘膳食　　　　　　　E. 半流质膳食

4. 高蛋白质膳食适用于下列哪类疾病的患者?(　　)

A. 肝炎　　　　　　　　　B. 胆囊炎　　　　　　　C. 高血压

D. 贫血　　　　　　　　　E. 肾功能衰竭

5. 下列哪类患者不需要用管饲?(　　)

A. 手术后不能张口者　　　B. 拒绝进食者　　　　　C. 昏迷患者

D. 婴幼儿病情危重时　　　E. 高热患者需补充高能量流质膳食时

6. 医院基本膳食不包括(　　)。

A. 普通膳食　　　　　　　B. 软食　　　　　　　　C. 半流质膳食

D. 流质膳食　　　　　　　E. 低盐膳食

7. 下列哪种情况需提供低蛋白质膳食?(　　)

A. 恶性肿瘤　　　　　　　B. 甲状腺功能亢进　　　C. 肾病综合征

D. 肝昏迷　　　　　　　　E. 孕妇

8. 需要提供低盐饮食的是(　　)。

A. 高热　　　　　　　　　B. 烧伤　　　　　　　　C. 肝硬化腹水

D. 糖尿病　　　　　　　　E. 甲状腺功能亢进

9. 要素饮食所含的营养成分不包括(　　)。

A. 游离氨基酸　　　　　　B. 麦芽糖　　　　　　　C. 脂肪酸

D. 维生素　　　　　　　　E. 无机盐

10. 女性,23 岁,患甲状腺功能亢进,消瘦明显,应指导其进食(　　)。

A. 高蛋白质、高能量饮食　　　　　　　B. 高脂肪、高能量饮食

C. 高能量、低脂肪饮食　　　　　　　　D. 低盐、高蛋白质饮食

E. 高能量、低蛋白质饮食

11. 某患者行胆囊造影,关于如下进食安排,错误的是(　　)。

A. 检查前一日中午进食低脂肪餐

B. 晚餐进无脂肪、低蛋白质、高糖类膳食

C. 晚餐后服造影剂,禁食、禁水、禁烟至次日上午

D. 检查当日早餐禁食

E. 第一次摄 X 线片后,如胆囊显影良好,可进食高脂肪餐

12. 病情轻、消化功能正常者适用于(　　)。

A. 普通膳食　　　　　　　B. 软食　　　　　　　　C. 半流质膳食

D. 流质膳食　　　　　　　E. 要素膳食

13. 尿毒症患者适用于(　　)。

A. 高蛋白质膳食　　　　　B. 低蛋白质膳食　　　　C. 高能量膳食

D. 低脂肪膳食 　　　　E. 低盐膳食

14. 下列哪项不是肠外营养的适应证?（　　　）

A. 溃疡性结肠炎 　　　B. 严重烧伤 　　　　　C. 高位肠瘘

D. 急性肾功能衰竭 　　E. 下肢严重骨折

15. 不适合长期肠外营养的患者选择使用的静脉途径有（　　　）。

A. 颈内静脉 　　　　　B. 股静脉 　　　　　　C. 上肢浅静脉

D. 颈外静脉 　　　　　E. 锁骨下静脉

二、简答题

1. 简述目前医院基本膳食的种类及适用范围。

2. 简述与肾病有关的治疗膳食种类及配膳原则。

3. 列表比较肠内营养、肠外营养的适应证和并发症。

三、案例分析与讨论题

1. 某男性患者,62岁,体形肥胖,因肠梗阻术后肠瘘给予肠外营养支持,经右锁骨下静脉置管给予全营养混合液,持续输注。请简述在其行肠外营养过程中可能出现的主要并发症及其防治措施。

2. "中心静脉营养优于周围静脉营养",你同意这种观点吗？请予以分析。

（吴松林）

项目八　常见疾病的营养防治

学习任务

1. 掌握　疾病营养治疗原则、营养支持方法及食物的选择。
2. 熟悉　与疾病发生、发展相关的膳食营养因素,以及疾病状态下机体代谢情况的改变。
3. 了解　各类疾病的相关知识。

临床营养是营养学科的重要领域,与基础营养和临床医学有密切的联系。在预防和治疗疾病的过程中,营养物质的作用在一定意义上甚至大于药物。由此可见,临床营养在疾病综合治疗中的重要地位。以下介绍各类常见疾病的营养防治。

案例引导

某大学生,男,22岁,晚餐食用路边摊炸肉串10串,半小时后开始恶心、呕吐数次,伴上腹部痉挛性疼痛,呕吐物为所进食食物和黏液,未腹泻,体温正常,平时体健,饮食生活不规律,生活紧张时偶尔出现上腹部不适或反酸。临床诊断:急性胃炎。

思考:该病例应该拟定怎样的营养治疗方案?

内容一　营养缺乏性疾病的治疗

一、营养性贫血

贫血是指人体外周红细胞容量减少,低于正常范围下限的一种常见的临床症状。依据发病机制和(或)病因可分为红细胞生成减少性贫血、红细胞破坏过多性贫血和失血性贫血。其中与营养密切相关的贫血,是由于造血原料不足或利用障碍所致的缺铁性贫血和巨幼红细胞性贫血。

（一）缺铁性贫血

铁是人体必需的微量元素之一。当机体对铁的供需关系失衡时,会使机体储存铁（ID）减少并耗尽,继而发生红细胞生成缺铁（IDE）,最终导致缺铁性贫血（IDA）,表现为缺铁引起的小细胞低色素性贫血。缺铁性贫血是世界性营养缺乏病之一,也是我国

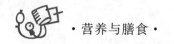

主要公共营养问题。

1. 红细胞生成缺铁发生的原因

（1）铁需求量增加而铁摄入量不足　多见于婴幼儿、青少年、孕妇和乳母。婴幼儿主要以乳类喂养，而乳类属于贫铁食物，若不及时补充含铁量高的辅食或铁制剂，易造成铁缺乏。青少年在生长发育阶段易因挑食或膳食不均衡造成铁缺乏。孕妇和乳母因需铁量增加，若摄入量未相应增加，也会导致机体铁缺乏。经济不发达地区摄入含铁的动物性食物较少，也会造成铁摄入不足。膳食铁主要分为两种，一种是来源于动物性食物的血红素铁，另一种主要来源于植物性食物的非血红素铁，后者的吸收利用受膳食因素影响。如"肉类因子"（尚未找到的成分）、某些氨基酸和维生素 C 可促进铁的吸收，而植酸、膳食纤维、卵黄高磷蛋白等则会降低铁的吸收率。

（2）铁吸收利用障碍　疾病、抗酸药物或胃部手术引起的胃酸分泌不足会影响铁的吸收。多种原因造成的胃肠道功能紊乱导致铁的吸收障碍而发生缺铁性贫血。

（3）铁丢失过多　由疾病导致的长期慢性铁丢失且得不到纠正会造成缺铁性贫血。机体失血过多的原因有：慢性胃肠道失血，包括痔疮、消化道溃疡、寄生虫感染或食管胃底静脉血管扩张破裂等；月经失血过多，包括节育环刺激、子宫肌瘤等妇科疾病；咯血，如肺结核、肺癌等；慢性肾衰竭行血液透析等。此外，在高温条件下作业大量出汗、感染、恶性肿瘤等也会造成铁的丢失。

2. 红细胞生成缺铁的营养治疗

根据病情去除导致缺铁的病因，选择适量的途径补充铁及相关缺乏的营养素，纠正贫血，给予高蛋白质、高维生素膳食。

（1）能量和三大营养素　①能量供给应满足机体正常需要。特殊人群供给量应相应增加以满足其特殊生理需要。②蛋白质供给量应充足，成人可按 1.5 g/(kg·d) 供给。蛋白质是合成血红蛋白的原料，其中，所含的氨基酸和"肉类因子"能促进铁的吸收。③适量的脂肪摄入对铁的吸收有利，摄入过高或摄入过低均会降低铁的吸收。

（2）矿物质　增加膳食铁尤其是血红素铁的摄入量，必要时应补充铁制剂。缺铁性贫血患者应多摄入富含血红素铁的动物性食物，如瘦肉、动物血、动物内脏等。需要注意的是，牛奶是贫血食物。蛋类虽然含铁不算少，但其所含卵黄高磷蛋白可抑制鸡蛋中铁的吸收，因此，牛奶和蛋类不是补铁的良好食物来源。铜能促进铁的吸收利用，故补铁时注意补铜；而钙、锌可影响铁的吸收，应避免同时应用。

（3）维生素　维生素 C 作为还原剂可将三价铁还原为二价铁，促进食物中非血红素铁的吸收，与富含铁的蔬菜同时食用，可大大提高铁的吸收率。参与红细胞生成的维生素 B_{12} 和叶酸也应充足摄入。同时维生素 A、维生素 E 和维生素 B_2 也应足量供应。

（4）避免食物干扰因素　植物性食物中的草酸、植酸、膳食纤维以及多酚类物质均影响铁的吸收利用，应避免与含铁丰富的食物同食。膳食纤维摄入应适量，AI 值为 $25\sim35$ g/d。

3. 注意事项

（1）宜用食物　畜禽肉类、鱼类、动物血、肝脏、肾脏、西红柿、青椒、橘子、猕猴桃、酸枣等。可以采用铁强化食品,如铁强化面粉、铁强化酱油等。

（2）忌用食物　含草酸较多的菠菜、韭菜、苋菜等;浓茶,咖啡。

（3）餐次　一日至少三餐,食欲差者可少食多餐。

（二）巨幼红细胞性贫血

巨幼红细胞性贫血的发生是由于缺乏叶酸和维生素 B_{12},使红细胞发育过程中 DNA 合成障碍、细胞的分裂受阻,形成畸形的巨幼红细胞,并伴有神经症状。巨幼红细胞性贫血多发生于孕妇和婴儿。

1. 膳食营养因素

（1）叶酸缺乏　叶酸可参与细胞的复制,缺乏叶酸可导致 DNA 合成和细胞分裂减少,造成红细胞体积增大,发生巨幼变并导致贫血。叶酸缺乏的主要原因是:加工不当或挑食导致的膳食摄入不足;特定人群（如婴幼儿、孕妇和乳母）对叶酸的需求量增加而未及时补充;腹泻、小肠炎症和肿瘤等疾病;某些药物（如磺胺药、苯妥英钠和抗核苷酸合成药物等）影响了叶酸的吸收和利用;甲状腺功能亢进、慢性感染、血液透析和肿瘤等疾病使叶酸消耗量增加。

（2）维生素 B_{12} 缺乏　维生素 B_{12} 参与 DNA 的合成和细胞分裂过程,促进红细胞的发育和成熟,维生素 B_{12} 还可以提高叶酸的利用率,还是神经功能健全不可缺少的维生素。因此,神经精神症状是维生素 B_{12} 缺乏引起的。维生素 B_{12} 缺乏主要见于:膳食中摄入量不足的完全素食者;先天性或疾病状态导致的内因子缺乏、胃蛋白酶和胰蛋白酶缺乏。另外,药物以及肠道疾病也会影响维生素 B_{12} 的吸收利用。

2. 营养治疗

（1）保证蛋白质的供应　在平衡膳食的基础上,蛋白质按 $1.5\ g/(kg \cdot d)$ 供给,可提高优质蛋白质的比例,增加蛋白质的利用率,保证红细胞合成代谢顺利进行。

（2）补充叶酸　多选用富含叶酸的食物,增加叶酸的膳食摄入量。必要时需补充叶酸制剂,可根据情况选择口服或肌内注射。

（3）补充维生素 B_{12}　增加膳食中维生素 B_{12} 的摄入。维生素 B_{12} 主要来源于动物性食物,植物性食物几乎不含维生素 B_{12}。对于素食者和行胃部手术的患者,应补充维生素 B_{12} 制剂。前者可口服,后者因吸收障碍需要通过肌内注射补充。

（4）其他矿物质和维生素　要注意补充其他与造血功能相关的矿物质,如铁、铜等;也要注意补充维生素 C 和 B 族维生素,其中维生素 C 可以促进叶酸吸收。

3. 注意事项

（1）新鲜蔬菜和水果是叶酸的良好来源,还包括鱼类、豆类、粗粮、花椰菜及肉类等;维生素 B_{12} 主要来源于动物肉类、肝脏、肾脏、奶类、蛋类及豆类等。

（2）对于单纯维生素 B_{12} 缺乏者不宜大量单用叶酸治疗,否则会加重维生素 B_{12} 的缺乏。

（3）通过向患者营养宣教,使其了解营养与疾病的关系,掌握合理配餐和选择食物的要点,养成良好的饮食习惯。

二、蛋白质-能量营养不良

蛋白质和（或）能量的供给不能满足机体维持正常生理功能的需要时,就会发生蛋白质-能量营养不良。根据发生原因蛋白质-能量营养不良可分为原发性蛋白质-能量营养不良和继发性蛋白质-能量营养不良两种。原发性蛋白质-能量营养不良由贫困和饥饿引起,主要见于经济落后地区,也是发展中国家最重要的健康问题之一。临床上分为如下三种类型。

(1) 水肿型营养不良　水肿型营养不良也称为蛋白质营养不良综合征,或恶性营养不良,主要与长期蛋白质摄入不足有关,表现为水肿、腹泻,常伴突发性感染,患者生长迟缓、表情冷漠、动作缓慢等。由于全身水肿,有时体重可正常。

(2) 干瘦型营养不良　此型也称为消瘦症,由于能量严重摄入不足所致,表现为纳差、低体重、肌肉萎缩、消瘦无力、皮下脂肪消失(但无水肿)、注意力不集中等。

(3) 混合型营养不良　能量和蛋白质长期摄入不足,具有以上两种类型的营养不良的特征的营养不良称为混合型营养不良。主要表现为皮下脂肪消失、肌肉萎缩、消瘦明显,患者生长迟滞、体重下降,有水肿,免疫力降低,并常伴有其他营养素缺乏。

(一) 膳食营养因素

(1) 能量供应不足　人体维持各种生命活动所需要的能量均来源于食物中的营养素。当食物摄入不足、长期处于饥饿状态、机体能量供应处于负平衡时,为保证生命活动,机体会动员体内的脂肪和蛋白质来提供能量,最终导致代谢紊乱。处于生长发育期的儿童和青少年,以及烧伤、发热性疾病、手术等疾病状态下的人群,对能量的需求量有所增加,如果摄入量未调整也会造成能量供应不足。

(2) 蛋白质缺乏　蛋白质是人体必需的三大营养素之一,蛋白质不仅能够提供能量,更主要的是,它还能构成和修复机体组织、结构,并作为生理活性的物质参与机体的各种生理活动。蛋白质缺乏会导致机体的合成代谢减弱,同时引起血清蛋白减少导致低蛋白血症继而发生水肿。由于蛋白质合成不足,还可能导致贫血。当能量不足时,蛋白质会首先用于供能,从而影响其他生理活动的正常进行。糖类摄入不足或发生胃肠道疾病时也会影响蛋白质的吸收和利用。

(二) 营养治疗

营养治疗的原则是去除病因,采取有效合理的营养支持,尽快纠正能量与营养素的缺乏以及相关并发症。

(1) 纠正水和电解质紊乱　如有水和电解质紊乱存在,应首先纠正。对严重蛋白质-能量营养不良患者可根据口干,唇、舌干燥,低血压,肢冷等判断其有无失水。

(2) 补充足够的能量　能量的补充是首要的,但应缓慢进行。儿童每天需要至少 $355\ kJ/(kg \cdot d)(80\ kcal/(kg \cdot d))$,但不要高于 $418\ kJ/(kg \cdot d)(100\ kcal/(kg \cdot d))$。食欲恢复后维持 $418\ kJ/(kg \cdot d)(100\ kcal/(kg \cdot d))$,直至达到体重稳定增加。

(3) 补充蛋白质　应选择高生物学价值并且易于消化吸收的蛋白质。初始阶段按照 $1.5 \sim 2.0\ g/(kg \cdot d)$ 提供,逐步增加至 $3.0 \sim 4.5\ g/(kg \cdot d)$,其中,至少 1/3 为优质蛋白质。

(4) 补充糖类　补充糖类不但能为机体提供能量,同时还能促进蛋白质的吸收利用,起到节约蛋白质的作用,并且改善低体重。

(5) 补充必需的矿物质和维生素　应及时补充脂溶性维生素和水溶性维生素,纠正因摄入不足造成的维生素缺乏。同时还要注意钠、钾、钙、镁等矿物质的补充。

（三）注意事项

（1）营养素补充应由少到多，循序渐进，不宜操之过急。

（2）能量和蛋白质应同时予以补充，否则单独过快补充能量可引起水、钠潴留，严重水肿和心力衰竭。

（3）开始时应少用脂肪以防止腹泻。

（4）营养补充开始1周后才给予铁，过早给予铁不会有生血反应，反而会促进细菌生长、产生自由基反应。

（5）根据患者胃肠道情况合理选择营养支持途径：普通食物、管饲肠内营养或者联合肠外营养。经口进食宜少食多餐，管饲时浓度不宜过高。

内容二 消化系统疾病的营养防治

一、胃炎

胃炎是指由任何病因引起的胃黏膜炎症，是常见的消化道疾病之一。按临床发病的缓急和病程的长短，一般分为急性胃炎和慢性胃炎。后者根据病理组织学改变和病变在胃的分布部位，结合可能病因，可分为浅表性、萎缩性和特殊类型三大类。

（一）膳食营养因素

（1）矿物质和水　急性胃炎患者因腹痛、恶心、呕吐和腹泻等症状使水和矿物质大量丢失；慢性胃炎患者因长期食物摄入不足、营养素消化能力下降而导致水与电解质发生紊乱。同时，胃黏膜损伤还会引起消化道出血，加速铁、铜等矿物质的丢失，从而可能出现贫血的临床表现。

（2）维生素　由于摄入不足，同时吸收能量有限，会出现多种维生素缺乏。慢性萎缩性胃炎患者由于胃酸缺乏，使维生素 B_{12} 吸收不良，可导致恶性贫血。

（3）能量和蛋白质　急性、慢性胃炎发病均可见胃黏膜损伤，使胃液分泌受到影响，胃黏膜的屏障作用和食物的消化作用减弱，可在一定程度上影响蛋白质等营养物质的消化吸收。但因急性胃炎病程短，恢复较快，一般不会引起营养不良。慢性胃炎患者进食量下降，机体能量代谢长期处于负平衡状态，可能会出现消瘦的表现。

（二）营养治疗

1. 急性胃炎的营养治疗

营养治疗急性胃炎的目的是缓解症状，促进胃黏膜恢复。根据患者具体情况采取相应的营养治疗方法。

（1）腹痛剧烈、出血或呕吐频繁者，禁食 24～48 h，必要时给予肠外营养支持，纠正水和电解质紊乱。

（2）开始时患者能量及蛋白质摄入不足，进入恢复期的患者可增加优质蛋白质摄入量，以保证机体的需要，促进胃黏膜修复。

（3）禁食含粗纤维较多的食物和各种产酸、产气饮料及辛辣调味品，忌烟酒，以防止机械性损伤和化学性损伤。

（4）少量多餐，每日 5～6 餐，以减轻肠胃负担。

2. 慢性胃炎的营养治疗

慢性胃炎的主要治疗措施就是营养治疗，通过调整膳食的成分、质地及餐次，减少对胃黏膜的刺激，促进胃黏膜的修复，防止慢性胃炎发作。发作期应暂时禁食、禁水，可参照急性胃炎治疗方法。进入间歇期后可按如下原则进行营养治疗。

（1）供给能量平衡膳食，保证蛋白质的摄入：适当增加优质蛋白质的比例，利于损伤组织的修复；适当控制动物性油脂；糖类宜选用产气少、纤维少的精制米面。

（2）减少膳食纤维的供给，以减轻对胃黏膜的机械刺激：增加低纤维的水果、蔬菜的供给还能满足机体对维生素和矿物质的需要。若出现明显的贫血症状，可直接补充维生素 C、维生素 B_{12} 及铁剂，后两者以静脉补充为宜。

（3）不食过冷、过热、过酸、过甜、过咸的食物或刺激性调味品，控制烟、酒、浓茶、咖啡等饮食，减少对胃黏膜的刺激。

（4）饮食要有规律，忌过饥过饱。应少食多餐，全天以 6 餐为宜，并养成细嚼慢咽的饮食习惯。

（三）注意事项

（1）胃炎急性发作时，经过禁食期后，首先要进食清流食、流食，如米汤、藕粉、果汁、清汤等。伴肠炎腹泻者禁用牛奶、豆浆和蔗糖等产气或引起腹胀的食物。

（2）病情缓解后给予易消化的低脂少渣半流质膳食，可选用米粥、瘦肉粥、碎菜面条、蛋糕、馄饨等。也可供给烘烤的面食，如馒头片、面包片等。继而过渡到少渣软食，饮食应尽量无刺激性、少纤维。

（3）转入恢复期要补充蛋白质，增加动物性食物的摄入，如鱼、肉、蛋、奶等，以增加机体抵抗力。烹调宜采用蒸、煮、烩、焖、炖、氽等方法，使食物细软易于消化。

（4）慢性胃炎发作期膳食可参考急性胃炎的，即以少渣流质膳食和半流质膳食为主。进入间歇期后，可采用软食。

（5）萎缩性胃炎胃酸分泌过少或缺乏的患者，可给予浓鱼汤、肉汁以刺激胃酸分泌，还应多用蛋白质含量高而脂肪低的食品。

（6）对浅表性胃炎胃酸分泌过多者，应避免食用富含含氮浸出物的原汁浓汤，牛乳有中和胃酸的作用，可适量增加。

二、消化性溃疡

消化性溃疡是指在致病因子的作用下，与胃酸分泌有关的消化道黏膜发生炎症与坏死性病变，病变深达黏膜肌层。根据溃疡发生的部位不同，分为胃溃疡和十二指肠溃疡。消化性溃疡可能发生的原因包括幽门螺旋杆菌感染、非甾体消炎药物的副作用、各种原因导致的胃酸分泌过多以及应激、酗酒等因素。

（一）膳食营养因素

（1）脂肪　膳食中的脂肪能抑制胃排空，使食物在胃中停留过久，食物促进胃酸的分泌,增加胃酸对黏膜的损害,加剧胆汁反流,可诱发或加重溃疡。

(2)蛋白质 患者因进食量减少,消化能力减弱,容易发生蛋白质摄入不足或吸收利用障碍,从而不利于溃疡面的修复。但蛋白质摄入过多,也会增加胃酸的分泌,造成黏膜损伤。

(3)糖类 含糖饮料和甜食会刺激胃酸分泌增加。

(4)刺激性食物 粗糙、过冷、过热、过咸的食物,酒精、浓茶、咖啡和大蒜、辣椒等刺激性食物均可刺激胃酸分泌过多,或直接损伤胃黏膜。

(5)不良饮食习惯 暴饮暴食或进食无规律等不良的饮食习惯可破坏胃酸分泌的节律性而发生溃疡。进食时的情绪变化会导致胃功能紊乱而发生溃疡。

(6)牛奶 牛奶中的蛋白质有促进胃酸分泌的作用,同时也有中和胃酸的作用,近年来的观点认为,前一种作用强于后一种。有些研究证实,牛奶中有某些抗溃疡因子对胃黏膜有保护作用。

(二)营养治疗

胃和十二指肠溃疡虽然发生的部位不同,但营养治疗的原则相同,都是减少胃酸的分泌,减轻食物对胃黏膜的刺激,保护黏膜屏障,减轻症状,保证机体摄入充足的营养,促进溃疡愈合。

(1)能量充足,蛋白质、脂肪适量 能量按照 30 kcal/(kg·d)供给,主要由糖类提供。蛋白质可促进溃疡愈合,摄入过多可刺激胃酸分泌,一般按 1 g/(kg·d)供给。膳食中的脂肪可抑制胃酸分泌,但同时刺激胆囊收缩素分泌,延缓胃的排空,增加胃的负担,也应适量供给,一般占总能量的 20%～25%。

(2)饮食规律,定时定量 规律适量的膳食可减轻胃的负担,减轻临床症状,促进溃疡愈合。发作时宜少食多餐,每餐不宜过饱,病情稳定后应尽快恢复一日三餐的饮食习惯,以避免多餐造成胃酸分泌增多。

(3)避免刺激性食物 膳食应易于消化吸收,并选择合适的烹调方法,避免对胃黏膜造成机械性刺激和化学性刺激。

(4)并发出血 并发出血时首先应禁食,出血得到控制后可进冷或微温的流食,以后再逐步过渡到低脂、低盐、少渣半流质膳食和软食。如发生贫血,应供给富含铁的食物。

(三)注意事项

(1)消化性溃疡的膳食方案设计要充分考虑患者的饮食习惯及以往的饮食治疗经验,注意个体差异,避免进食引起不适的食物,同时食物的选择要适合病情。

(2)消化性溃疡患者忌用刺激性食物,如浓茶、咖啡、胡椒、烈酒等,也不宜食用粗糙和不易消化的食物,如粗粮、坚果类、芹菜、藕、韭菜等,以及油炸、生拌、烟熏、腌制食物。

(3)禁用易产气的食物,如生葱、生萝卜、生蒜、糖(果)、大豆等,以免导致胃机械性扩张。

三、胆囊疾病

胆囊的生理功能为储存和浓缩肝细胞分泌的胆汁,胆汁能够促进脂肪消化和吸

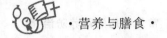

收,并能促进脂溶性维生素的吸收。胆囊炎与胆石症是胆道系统的常见病与多发病,二者常同时存在,且互为因果。

（一）膳食营养因素

（1）肥胖 胆石症多见于肥胖且血脂高的患者。肥胖者胆固醇的合成和分泌增加,而人体不容易将过剩的胆固醇转化为胆汁酸,致使胆汁中的胆固醇过饱和。这可能是胆石症形成的主要原因。

（2）脂肪 高脂肪膳食能刺激胆囊收缩,使疼痛加剧,并且摄入过量的胆固醇大部分重新分泌于胆汁中,从而容易导致胆固醇结石。

（3）糖类 适量的糖类能增加糖原储备,具有节约蛋白质和保护肝脏的功能,而且对胆囊的刺激作用亦较脂肪和蛋白质弱。根据临床观察结果推测,大量碳水化合物的摄入可能导致胆固醇合成亢进,但具体机制不详。

（4）膳食纤维 膳食纤维能吸收肠道内胆汁酸,抑制肠内胆固醇的吸收,又能促进肠道蠕动,增加胆固醇和胆汁酸的排泄。

（二）营养治疗

急性发作期应禁食,给予肠外营养支持,使胆囊得到充分的休息,以缓解疼痛,保护肝脏。同时注意维持水和电解质平衡。在缓解期或无症状时,采用低脂肪、高蛋白质、高维生素膳食。

（1）适宜的能量 胆结石患者多见于肥胖者,而能量摄入过高易导致肥胖。因此,供能应以满足生理需要为标准,以每日 0.75～0.84 MJ(1800～2000 kcal)为宜。肥胖者应限制能量摄入以控制体重,消瘦者应适量增加能量供应。

（2）严格限制脂肪和胆固醇 胆囊炎患者因胆汁分泌障碍,影响了脂的消化与吸收,过多摄入脂肪,会诱发胆囊疼痛,故须严格限制脂肪摄入量,尤其是动物性脂肪。植物油为机体供应必需脂肪酸,且有助于胆汁排泄,可以适量选用,但应均匀分配于一日三餐中。同时应严格限制高胆固醇食物的摄入,以避免胆汁中胆固醇浓度增高,导致胆固醇沉淀,形成胆固醇结石。胆固醇供给量应小于 300 mg/d,若合并重度高胆固醇血症,则应限制在 200 mg/d 以内。

（3）适宜的糖类 糖类供给量为 300～500 g/d,以保证能量供应充足,达到增加肝糖原和保护肝细胞的目的。应多选用复合糖类,适当限制单糖类的摄入,尤其是合并高脂血症、冠心病和肥胖者。增加膳食纤维的摄入,以减少胆结石的形成。

（4）充足的蛋白质 供应充足的蛋白质,全天量以 80～100 g 为宜。蛋白质可以补偿损耗,维持氮平衡,增强机体免疫力,对修复肝细胞损伤、恢复其正常功能有利。应选用含脂肪低的高生物学价值的优质蛋白质,如豆制品和鱼虾类。

（5）丰富的维生素 维生素 A 具有防止胆结石形成的作用,并有助于病变胆道的修复,大量补充维生素 A 对胆道疾病的恢复有利。维生素 K 对内脏平滑肌有解痉挛作用,对缓解胆道痉挛和胆绞痛具有良好的效果。而 B 族维生素、维生素 C 和维生素 E 也都很重要。

（6）少量多餐、充分饮水 少量进食能减轻消化道负担,从而有利于食物的消化与吸收;多餐能起到经常刺激胆囊分泌胆汁,防止胆汁淤积,从而有利于胆道疾病的恢复。充分饮水可以起到稀释胆汁、加速胆汁排泄、防止胆汁淤积的作用,从而有利于胆道疾病的恢复。

(三)注意事项

(1)忌用或少用的食物　禁用肥肉、动物油、油煎和油炸食品等高脂食物,并限制烹调油用量;禁用高胆固醇食物,如动物脑、肝或肾等动物内脏、蛋黄、鱼子、蟹黄等食物;少用辣椒、胡椒、咖喱、芥末、烈酒、浓茶、咖啡等刺激性食物和调味品;不宜进食山楂、杨梅、食用醋等过酸食物,以免诱发胆绞痛。

(2)烹调方式　以蒸、煮、氽、烩、炖、焖为宜,禁用油煎、油炸、爆炒、滑溜等烹调方式。

四、肝硬化

肝硬化是各种慢性肝病发展的晚期阶段。病理上以肝脏弥漫性纤维化、再生结节和假小叶形成为特征。临床上,肝硬化起病隐匿,病程发展缓慢,晚期以肝功能减退和门静脉高压为主要表现,常出现多种并发症,是我国常见疾病和主要死亡病因之一。

(一)膳食营养因素

肝脏具有参与机体物质代谢、生成胆汁、合成凝血因子、稳定免疫功能、改变激素活性等多方面的生理功能。肝硬化时,肝脏功能受损,机体可出现代谢紊乱、免疫功能下降等,严重者可累及其他脏器功能甚至危及生命。

(1)能量摄入不足　由于食欲不振,膳食摄入不足,营养物质消化吸收不良,能量代谢处于负平衡状态,使患者体重减轻并且抵抗力下降。

(2)糖代谢障碍　糖代谢障碍主要表现为血糖浓度的降低或升高。正常情况下,肝糖原是血糖的主要来源,糖原的合成和分解受胰高血糖素和胰岛素的调节。肝细胞坏死或对胰岛素敏感性下降等原因使肝功能受损,致使血糖表达异常。

(3)蛋白质代谢障碍　蛋白质代谢发生障碍时,肝脏合成蛋白质的水平下降,血浆白蛋白合成减少,出现低白蛋白血症,胶体渗透压下降。白蛋白减少还影响其运输物质(包括脂肪酸、某些激素、微量元素等)的代谢。运载蛋白合成减少,相应物质的运输和代谢也受到影响,如铁、铜等。肝脏自身所需的蛋白质合成减少,使肝细胞数目进一步减少而出现肝功能异常。肝脏损害时,血中支链氨基酸(缬氨酸、亮氨酸、异亮氨酸)水平下降,而分解芳香族氨基酸(酪氨酸、苯丙氨酸、色氨酸、蛋氨酸)能力下降,致使芳香族氨基酸增加。

(4)脂类代谢障碍　肝脏对脂肪的利用率降低,脂肪动员与分解加强,血浆中游离脂肪酸增加。脂蛋白代谢出现异常。胆固醇在肝内的合成出现障碍可使血清胆固醇水平降低。

(5)水和电解质紊乱　水和电解质紊乱会影响水、电解质和血管活性激素在肝脏中的代谢。肝硬化时肝对这些激素的灭活能力降低,并且门静脉高压、低白蛋白血症导致腹水形成,使有效循环血量减少,电解质发生紊乱。

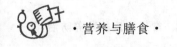

（二）营养治疗

肝硬化的营养治疗应提供充足的能量与营养,保护肝脏并减轻肝脏负担,同时防止并发症的发生。应给予高能量、高蛋白质、高维生素、适量的脂肪的饮食。

（1）能量 根据患者具体病情确定能量需要量,一般为 25～30 kcal/(kg·d)。

（2）供给充足的蛋白质 高蛋白质膳食可以改善患者的肝脏功能及其营养状况,避免出现低白蛋白血症、腹水,并修复被破坏的肝组织。蛋白质供给量应以患者耐受、保持正氮平衡、不引起肝性脑病、促进肝细胞再生为准。患有肝性脑病时暂不给予蛋白质。

（3）适量的脂肪 肝硬化患者肝功能减退,胆汁合成减少,脂肪消化吸收受到影响。因此,应控制脂肪的供给量,脂肪供给量占总能量的 25%,每日以 40～50 g 为宜,并以植物油为主。

（4）糖类 每日可供给糖类 350～500 g,以使肝脏合成足够的肝糖原,防止致病因素损害肝细胞,从而有利于肝功能恢复。另外,充足的糖类还可减少机体对蛋白质的消耗。

（5）维生素 肝硬化患者饮食少、胆盐分泌少和胰腺功能异常均为导致脂溶性维生素减少的原因;在酒精引起的进展性肝病中,水溶性维生素也有可能减少。膳食中应有充足的维生素以补充其缺乏,保护肝内酶系统,增加肝细胞的抵抗力,促进肝细胞再生。如果饮食不能提供充足的维生素,可服用相应的营养补充剂。

（6）水和电解质 对于腹水、水肿的患者,应严格限制钠和水的摄入量。

（三）注意事项

（1）忌用有刺激性的食物和调味品,忌饮含酒精的饮料。少吃油炸食品、肥肉及可可奶等含脂肪高的食物。

（2）对于食道静脉曲张者,饮食应为细软、易消化的软食,避免摄入粗糙纤维和坚硬的食物。

（3）注意减少芳香族氨基酸的摄入,以减少产氨量,同时增加支链氨基酸的供给,预防肝性脑病的发生。支链氨基酸含量丰富的食物有鱼和鸡肉等。

（4）腹胀时避免食用产气量高的食物,如豆类、薯类、萝卜、碳酸型饮料等。

五、胰腺疾病

（一）急性胰腺炎

急性胰腺炎是多种病因导致的胰酶在胰腺内被激活后引起胰腺组织自身消化、水肿、出血甚至坏死的炎症反应。临床上,急性胰腺炎以急性上腹痛、恶心、呕吐、发热和血胰酶增高等为特点。根据病变程度轻重不同,急性胰腺炎分为轻症急性胰腺炎（MAP）和重症急性胰腺炎（SAP）,后者预后差,病死率高。

1. 膳食营养因素

（1）能量 急性重症胰腺炎全身呈应激性高代谢状态,能量代谢和分解代谢均亢进,能量消耗大幅度增加。

（2）蛋白质 蛋白质分解代谢增加,尤其肌蛋白明显消耗,血中支链氨基酸与芳香族氨基酸比值下降,尿素氮生成增加,腹膜渗出,血浆总蛋白及白蛋白水平下降,最终呈现负氮平衡状态。

（3）糖类 糖异生加强，糖耐量下降，胰岛素拮抗，葡萄糖利用发生障碍，血糖浓度明显升高。

（4）脂肪 胰腺是唯一可以分解脂肪的组织，胰腺受损，脂肪动员加速，部分患者出现脂肪分解或氧化障碍，从而出现高脂血症。

（5）矿物质和维生素 脂肪广泛坏死，与血浆中钙结合形成脂肪酸钙；同时，胰高血糖素和降钙素分泌增加，导致血钙水平迅速下降。另外，还可出现低镁、低锌、维生素 B_1 和叶酸缺乏等现象。

2. 营养治疗

营养治疗的主要目的是通过限制脂肪、蛋白质摄入量，减轻胰腺负荷，缓解疼痛，纠正水、电解质失衡，避免胰腺进一步受损。应采取合理的营养支持，促进受损胰腺组织修复。

（1）轻症胰腺炎 可采用低脂低蛋白流质饮食、半流质饮食、软食过渡到正常饮食。营养治疗期间能量及营养素（特别是维生素 C）不足的部分可从静脉补充。

（2）重症胰腺炎 急性炎症期是自发病起 2 周左右，此期应绝对禁食，采用肠外营养（PN）支持，使胰腺分泌功能处于"休息"状态。治疗重点是纠正代谢紊乱，尽可能地将蛋白质的丢失减少到相对合理水平。蛋白质按 1.0～1.5 g/kg 供给，占供给总能量的 15%～20%。

（3）坏死感染期 坏死感染期发生在病程的 2 周至 2 个月，营养支持以肠内营养（EN）为主，以补充肠外营养的营养成分不足，同时防止肠道黏膜萎缩、肠道菌群移位等肠黏膜屏障的损害。选用短肽或氨基酸型低脂肪的要素饮食，每日总能量为8368～12552 kJ（2000～3000 kcal）。根据病情逐步过渡到整蛋白型肠内营养支持，若适应良好可为今后过渡到正常饮食打下基础。

（4）康复期 一般发病 2 个月以后进入康复期，此时逐渐由肠内营养过渡到正常饮食，增加能量和蛋白质的供给，力争获得机体的氮平衡，保证其他营养素的供应。

3. 注意事项

（1）过早经口进食或肠内营养支持容易刺激胰腺分泌增加，导致病情反复，从而不利于炎症的消退和感染的控制。应用时从低浓度、小剂量、慢速度开始，根据患者耐受程度逐渐提高。

（2）注意补充矿物质和维生素，以弥补其缺乏。

（3）由于脂肪具有强烈的刺激胰腺分泌的作用，还可加重腹痛症状。无论是发作期还是恢复期，胰腺炎患者都应忌用高脂膳食。经口进食后，也要忌用脂肪含量高的食物，如动物油脂、植物油、油炸食品等；忌用辛辣刺激性食物、机械性刺激强的食物，以免刺激胰液分泌，加重病情。禁用含酒精的饮料。

（二）慢性胰腺炎

慢性胰腺炎是指由于各种不同原因所致的胰腺局部、节段性或弥漫性的慢性进展性炎症导致胰腺组织和（或）胰腺功能出现不可逆的损害。慢性胰腺炎临床表现为反复发作性腹痛或持续性腹痛、腹泻或脂肪泻、消瘦、黄疸、腹部包块和糖尿病等。我国近年来酒精因素逐渐上升成为主要因素之一，而胆道疾病的长期存在仍为主要危险

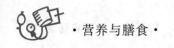

因素。

1. 膳食营养因素

（1）能量　进食后引起疼痛加重，使患者恐惧进食，自动限制营养物质的摄入。同时由于炎症影响，机体处于高代谢状态，能量消耗明显增加，致使能量代谢呈现负平衡，最终导致营养不良。

（2）消化吸收不良　胰腺外分泌功能损害，消化酶分泌不足，脂肪与蛋白质等营养物质无法吸收利用，也会造成脂溶性维生素的缺乏。

（3）糖耐量异常　胰腺的炎性病变使得其内外分泌功能减退、丧失，在慢性胰腺炎后期，可出现糖尿病或糖耐量异常。

2. 营养治疗

通过营养治疗，缓解症状，防止或纠正并发症，延缓病情发展，促进受损胰腺组织的修复。①急性发作期营养治疗可同急性胰腺炎。②增加蛋白质和糖类的摄入量，以补充由于胰腺功能减退，蛋白质、脂肪和糖类消化吸收不良而造成的蛋白质缺乏和能量不足。③控制脂肪摄入量，防止脂肪泻的发生。现认为每日摄入40～60 g 的低脂膳食是有益的。植物性脂肪较动物性脂肪的耐受性要好。④维生素和矿物质的补充，应根据相应的缺乏症状决定。⑤出现糖尿病症状者，应采用糖尿病饮食，但必须减少脂肪及膳食纤维的摄入量，以免加重胰腺炎。

3. 注意事项

①宜选用细软、易消化、清淡的食物，忌用含脂肪多的食物，以及辛辣、生冷等刺激性食物。②病情稳定时，亦须戒烟、限酒，忌暴饮暴食和大量进食高脂膳食，以免病情复发。

内容三　循环系统疾病的营养防治

一、高血压

原发性高血压是以血压升高为主要临床表现，伴或不伴有多种心血管危险因素的综合征，通常简称为高血压。高血压是多种心、脑血管病的重要病因和危险因素，影响重要脏器，如心、脑、肾的结构与功能，最终导致这些器官的功能衰竭，是心血管疾病死亡的主要原因之一。

目前，我国采用的血压分类和标准见表 8-1。高血压定义是收缩压达到或超过140 mmHg 和（或）舒张压达到或超过 90 mmHg。根据血压升高水平，高血压可进一步分为 1～3 级。

表 8-1　血压分类和标准

类　别	收缩压/mmHg	舒张压/mmHg
正常血压	＜120	＜80
正常高值	120～139	80～89

续表

类　　别	收缩压/mmHg	舒张压/mmHg
高血压		
1级(轻度)	140~159	90~99
2级(中度)	160~179	100~109
3级(重度)	≥180	≥110
单纯收缩期高血压	≥140	<90

导致原发性高血压发生的危险因素很多,其中超重和肥胖已被国内外研究证明是高血压发病的危险因素。长期持续饮酒和膳食高钠、低钾也是我国高血压发病率高的重要原因之一。而当血压在正常偏高(收缩压 130~139 mmHg,舒张压 85~89 mmHg)范围时,不仅以后发生冠心病及脑卒中的危险性增加,而且发生中度(收缩压达到或超过 160 mmHg 或舒张压达到或超过 100 mmHg)以上高血压的危险性也增高。

(一)膳食营养因素

(1)高钠、低钾膳食　膳食高钠、低钾是高血压的重要发病因素之一,已得到世界多数科学家的公认。膳食中的钠摄入主要是以食盐为来源,而大量的流行病学研究发现食盐的摄入量与高血压的发病率成正相关。钾对血压的影响是与钠相拮抗的作用,1 mmol 钾的降压作用为 1 mmol 钠的升压作用的近三倍。正常人摄钾后排钠增加,摄高钠后同时排钾。钾的降压作用可能与下列机制有关:激活钠泵;降低对交感性应激或去甲肾上腺素的升压作用;改善压力感受器功能;增加肾胰舒血管激肽系统或前列腺素系统活性,从而具有利尿、排钠和扩血管作用。

(2)钙　多数流行病学研究表明,膳食钙摄入量和血压成负相关。动物实验表明,高钙饲料可促进肾脏多巴胺生成,从而增加肾脏排钠,而使血压降低。还有学者认为,缺钙引起的副甲状腺素亢进是引起血管收缩而致血压升高的机制之一。此外,钙摄入量不足时,细胞外液中钙含量降低,导致血管壁平滑肌细胞膜的通透性增加,血管阻力增高,也会导致血压升高。因此,提高钙的摄入量可以增加体内钠的排泄,亦有利于降低血压。资料显示,在膳食低钙的人群中,血压受高钠的影响更大,而提高钙摄入量可能有助于降低血压。

(3)镁　高血压患者红细胞内镁降低与血压升高相关。镁除参与血管组织的生理过程外,在血管外通过对神经体液、肾及肾上腺的调节,可与钙共同调节血压,但尚无直接证据表明膳食中补充镁有降压作用。

(4)膳食蛋白质　蛋白质摄入量与高血压发病成负相关。氨基酸对高血压和脑卒中的预防作用主要通过三个环节:控制血管壁的蛋白质合成,保护血管壁;氨基酸及其代谢物有利尿排钠作用;通过中枢神经系统直接作用于交感神经,使血压下降。其中,精氨酸是合成一氧化氮的前体,一氧化氮是调节血管张力和血流动力学的内皮松弛因子(EDRF),在调节血压中有重要作用。动物和人体实验均显示精氨酸或一氧化氮缺乏会引起高血压。

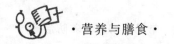

（5）乙醇　持续过度饮酒（每日饮酒量超过 30 g）是高血压的发病危险因素。酒精（乙醇）影响血压的机制尚未完全阐明。

（二）营养治疗

（1）控制膳食总能量及增加体力活动　控制总能量的摄入并加强锻炼，保持合理体重。总能量可按照 20～25 kcal/(kg·d)提供，能量减少应采取循序渐进的方式。膳食应做到营养平衡，在限制能量的范围内，合理安排蛋白质、脂肪和糖类比例，蛋白质占总能量的 15%左右，脂肪占 25%左右，糖类占 60%～65%，矿物质及维生素应达到 DRIs 标准。在节食的同时，还要有适量的体育活动，这样既能增加能量消耗，又能降低血清胰岛素浓度，改善葡萄糖耐量，增加胰岛素敏感性，提高高密度脂蛋白胆固醇（HDL-C）水平。注意安排合理的运动强度、频率和时间。

（2）减少及限制膳食中的钠盐　控制钠盐摄入是防治高血压的重要措施。有研究表明，适度减少钠盐的摄入，还会带来其他有利影响。对大多数高血压患者，建议食盐摄入量控制在 2～5 g/d。除食盐外，还要考虑其他钠的来源，包括用盐腌制的食物，食物本身所含的钠，以及含钠的调味品或食品添加剂等。

（3）相对增加钾的摄入量　钾能对抗钠的不利作用，因此，建议钾的摄入量要充足，每日摄钾约 3.5 g。一般主张从天然食物中摄取钾，如多吃蔬菜和水果等。

（4）膳食中应有足量的钙和镁　我国人群对比资料表明，在膳食低钙的人群中，血压受高钠的影响更大；还有研究提示低镁与高血压有关。因此，应保证膳食中多摄入富含钙和镁的食物。

（5）蛋白质的质与量满足需要　蛋白质按照 1 g/(kg·d)供给，应多选择饱和脂肪酸含量相对较低的鱼类、富含精氨酸的大豆及其制品作为蛋白质来源，这样对防治高血压有利。

（6）减少膳食脂肪　有的流行病学资料显示，如果将膳食脂肪控制在总能量的 25%以下，饱和脂肪酸、多不饱和脂肪酸和单不饱和脂肪酸的食用量维持在 1:1:1，连续 40 天可使男性收缩压和舒张压下降 12%，女性下降 5%。

（7）限制饮酒　酒精是高血压的独立危险因素，高血压患者以不饮酒为宜（可以少量饮低度酒）。

（8）增加新鲜水果和蔬菜的摄入　新鲜的水果和蔬菜含有丰富的钾、膳食纤维和以多酚类为代表的植物化学物，有利于高血压的防治。

（9）其他　茶叶中除含多种维生素与微量元素外，还含有茶多酚，这些物质有有一定的利尿与降压作用。值得注意的是，喝茶时不宜饮浓茶，因为浓茶中的尼古丁能使血压一过性地升高，还能降低服药的顺应性，增加降压药物的剂量。

（三）注意事项

（1）高血压患者的膳食是在限制能量的平衡膳食基础上，减少食盐，增加蔬菜、水果、干鲜豆类、奶类和鱼类。

（2）要注意烹调方法，以汆、煮、拌、炖、卤等少油制法为主。

（3）要养成良好饮食习惯，如一日三餐、定时定量、少吃零食、细嚼慢咽等。同时每餐的能量亦不宜过多，以免饱餐后患者的血管舒张调节功能降低而引起血压波动。

（4）限制摄入腌制类食物，如咸蛋、咸鱼、腊肉、酱菜；控制食盐、酱油和味精等调味品的用量。

二、血脂异常

（一）概述

（1）血脂异常的定义　血脂异常是指血浆中脂类的量和质的异常。由于脂类不溶或微溶于水，在血浆中必须与蛋白质结合以脂蛋白的形式存在，因此，血脂异常实际上表现为脂蛋白异常血症。血脂异常与多种疾病（如肥胖症、2 型糖尿病、高血压、冠心病、脑卒中等）密切相关。长期血脂异常可导致动脉粥样硬化、增加心脑血管病的发病率和死亡率。

（2）人体脂蛋白代谢途径　外源性代谢途径是指饮食摄入的胆固醇和甘油三酯在小肠中合成乳糜微粒（CM）及其代谢过程。内源性代谢途径是指由肝脏合成的极低密度脂蛋白（VLDL）转变为中密度脂蛋白（IDL）和低密度脂蛋白（LDL），以及低密度脂蛋白被肝脏或其他器官代谢的过程。极低密度脂蛋白和低密度脂蛋白主要是把内源性甘油三酯和胆固醇运送到体内肝外组织，后者经过氧化或其他化学修饰后具有更强的致动脉粥样硬化作用，为导致动脉粥样硬化的重要脂蛋白。此外，还有一个胆固醇逆转运途径，即高密度脂蛋白（HDL）的代谢，这可能是高密度脂蛋白抗动脉粥样硬化作用的主要机制。

（二）膳食营养因素

（1）脂肪酸

① 饱和脂肪酸　膳食所含的饱和脂肪酸（SFA）可显著升高血清总胆固醇（TC）和低密度脂蛋白胆固醇（LDL-C）的水平，但根据碳链长短不同，对血脂的作用也不同。碳原子数小于 12 或大于 17 的饱和脂肪酸没有升高血清总胆固醇及低密度脂蛋白胆固醇的作用。升高血清总胆固醇的作用以豆蔻酸最强，棕榈酸次之，月桂酸再次之。这些饱和脂肪酸不仅使血清总胆固醇上升，也可使低密度脂蛋白胆固醇及高密度脂蛋白胆固醇（HDL-C）升高。

② 单不饱和脂肪酸　研究证实单不饱和脂肪酸（MUFA）可降低血清总胆固醇和低密度脂蛋白胆固醇水平，同时，甚至可稍增高血清高密度脂蛋白胆固醇水平。

③ 多不饱和脂肪酸　多不饱和脂肪酸（PUFA）中 ω-6 的亚油酸和 ω-3 的 α-亚麻酸可使血清总胆固醇、低密度脂蛋白胆固醇水平下降。较多的研究表明，二十碳五烯酸（EPA）和二十二碳六烯酸（DHA）的长链 ω-3 多不饱和脂肪酸对血清甘油三酯（TG）水平有显著的降低作用。但是，过多的多不饱和脂肪酸因不饱和键多而易氧化，产生脂质过氧化物，对健康不利，故其摄入量亦应不超过总能量的 10%。

④ 反式脂肪酸　反式脂肪酸由食物中常见的脂肪酸经过氢化作用，双键从顺式变为反式而成，最常见的反式脂肪酸是单不饱和脂肪酸的异构体。反式单不饱和脂肪酸升高血清低密度脂蛋白胆固醇的作用接近于饱和脂肪酸的作用，所不同的是它不升高高密度脂蛋白胆固醇，因而使 HDL-C/LDL-C 比例降低。

（2）膳食胆固醇　膳食胆固醇有升高血清胆固醇及低密度脂蛋白胆固醇的作用，

但作用力较弱。有实验观察得知,血胆固醇对外源性胆固醇的反应可能有限,而人们对膳食胆固醇的反应也存在很大的个体差异。

(3) 植物固醇　植物固醇是构成细胞膜的重要成分,其分子结构与胆固醇相似。植物固醇竞争性地抑制肠内胆固醇酯的水解以及肠壁内游离胆固醇的再酯化,促使胆固醇酯从粪便中排泄。植物固醇竞争性地占据微粒内胆固醇的位置,影响胆固醇与肠黏膜细胞接触的机会,因此妨碍其吸收。

(4) 磷脂　磷脂具有乳化作用,使血液中的胆固醇颗粒保持悬浮状态,从而降低胆固醇在血管壁的沉积,并具有降低血液中胆固醇水平的作用。

(5) 可溶性纤维　多项研究发现,2～10 g可溶性膳食纤维可使血清总胆固醇水平下降5%～10%,可溶性纤维每增加1 g,低密度脂蛋白胆固醇平均下降2.2 mg/dL,而对高密度脂蛋白胆固醇影响很小或没有影响。

(三) 营养治疗

近年来的临床干预试验证明,恰当的生活方式改变对多数血脂异常能起到与降脂药相近的治疗效果,在有效控制血脂的同时可以有效地减少心血管事件的发生。因此,针对已明确的可改变的危险因素(如饮食、缺乏体力活动和肥胖)而采取积极的生活方式是控制血脂异常的基本方法和首要措施。

(1) 控制总能量摄入并保持正常体重　总能量摄入应以体重为基础,要适合年龄、性别、生理状况及劳动强度等,超重或肥胖者应适当增加运动量,控制体重在理想体重范围。

(2) 限制脂肪和胆固醇的摄入量　膳食中脂肪提供的能量应占总能量的30%以下(总能量以周为时间单位计算)。

(3) 控制脂肪酸的比例　饱和脂肪酸的摄入量是影响血浆低密度脂蛋白最强的决定因子,摄入量不应超过总能量的10%。对低密度脂蛋白高而膳食治疗有效者,可进一步限制摄入量,可使摄入量不超过总能量的7%。WHO/FAO建议:膳食中SFA、MUFA、PUFA的摄入量比例应为1(或稍小)∶1∶1(或稍小)。亚油酸和α-亚麻酸的比例应为(5～10)∶1,n-6与n-3的比例以(4～6)∶1为宜。普通成人膳食胆固醇摄入量不应超过300 mg/d。高血脂者不应超过200 mg/d。同时要注意减少反式脂肪酸的摄入。

(4) 适量摄入蛋白质和糖类　蛋白质摄入量以占总能量的13%～15%为宜,多选择植物性蛋白质尤其是大豆蛋白质,大豆蛋白质可减少肠内外源性胆固醇或内源性胆固醇的吸收,促进肝脏将胆固醇合成胆酸。糖类占总能量的55%～65%。

(5) 食物多样化　增加食物品种的数量,增加新鲜蔬菜和水果的摄入,以保证充足的维生素、矿物质和膳食纤维的摄入量。

(6) 清淡少盐饮食　中度限制钠盐,摄入食盐不超过6 g/d。预防其他心血管病并发症的发生。

(7) 高胆固醇血症治疗　在减少饱和脂肪酸与膳食胆固醇的同时,建议增加能降低低密度脂蛋白胆固醇的膳食成分——植物固醇与可溶性膳食纤维的摄入,并采取以下措施:减轻体重;进行有规律的体育活动;戒烟;限盐;降低血压。

(8)高甘油三酯血症治疗　临床上血清甘油三酯水平高的患者常伴有高密度脂蛋白水平降低,它们是胰岛素抵抗综合征临床表现的一部分。对此,膳食治疗除遵循上述原则外,主食应适当控制。对糖敏感的部分患者还要避免进食糖和甜食,包括糖果、巧克力、蜂蜜、含糖饮料等。血清甘油三酯水平高的患者应禁酒,进行常规体育锻炼。这些要求亦适用于混合型高脂血症患者。

（四）注意事项

（1）适宜食物　提倡多用富含 ω-3 脂肪酸的鱼类、富含可溶性纤维的燕麦、大麦、荚豆类及富含果胶的水果。油脂宜选富含不饱和脂肪酸的植物油。

（2）忌用食物　限制饱和脂肪酸的摄入,饱和脂肪酸来源于动物性食物,有畜肉类(特别是肥肉)、家禽的皮下脂肪、动物油脂、全脂牛奶及其制品、黄油、奶油、椰子油、棕榈仁、棕榈油等。许多富含胆固醇的食物同时也富含饱和脂肪酸,如蛋类、动物内脏、鱼子、鱿鱼、墨鱼等,选择食物时应一并加以考虑。人造黄油和起酥油是食物中反式脂肪酸的主要来源,也要加以限制。

（3）生活规律　少量多餐,避免过饱,不抽烟,不喝浓茶,不使用辛辣调味品,提倡清晨空腹饮一杯白开水(使血液稀释,并促使血中废物尽快排出体外)。

（4）适量饮酒　适量饮酒可以提高高密度脂蛋白水平,可抑制血小板的聚集。有研究认为,红葡萄酒与黑啤酒还具有抗氧化作用。

三、冠心病

（一）概述

（1）定义　冠状动脉粥样硬化性心脏病是指冠状动脉粥样硬化使血管腔狭窄或阻塞,和(或)因冠状动脉功能性改变(痉挛)导致心肌缺血、缺氧或坏死而引起的心脏病,统称冠状动脉性心脏病,简称冠心病,亦称缺血性心脏病。冠状动脉粥样硬化性心脏病是动脉粥样硬化导致器官病变的最常见类型,也是严重危害人类健康的常见病。

（2）主要病因　冠心病的主要病理基础改变是动脉粥样硬化(AS)。血清总胆固醇或低密度脂蛋白胆固醇水平增高与血清高密度脂蛋白胆固醇水平过低是导致动脉粥样硬化的重要原因,因此,二者也是冠心病发病的危险因素。其他已被证实的危险因素包括血压升高、吸烟、超重和肥胖以及糖尿病。

（二）膳食营养因素

（1）膳食脂肪　膳食中饱和脂肪酸可升高血清总胆固醇和低密度脂蛋白胆固醇的水平,是导致动脉粥样硬化的原因之一。近年来研究还认为,长链饱和脂肪酸有促进凝血的作用,主要是 14、16 及 18 碳的饱和脂肪酸,需要引起注意的是含 18 碳的硬脂酸虽然没有升高血清胆固醇水平的作用,但能促进凝血,进而促进纤维斑块的形成,与冠心病发病有关。而单不饱和脂肪酸和多不饱和脂肪酸可在降低血清总胆固醇和低密度脂蛋白胆固醇水平的同时,稍增高血清高密度脂蛋白胆固醇的水平,其中多不饱和脂肪酸对血清甘油三酯水平也有显著的降低作用。

（2）膳食蛋白质　蛋白质与脂类代谢和动脉粥样硬化的关系尚未完全阐明。实验观察发现,大豆蛋白质可减少肠道外源性胆固醇或内源性胆固醇的吸收,减少胆酸的再吸收,使中性固醇(胆固醇及其细菌代谢物)与胆酸从粪便中的排出量增加。这样大豆蛋白质可使肝脏将胆固醇转变为胆酸的反馈性抑制作用减弱,从而利于胆固醇合成胆酸。

(3)糖类和总能量　高糖类的膳食能引起甘油三酯水平升高和高密度脂蛋白胆固醇水平下降,尤其是蔗糖和果糖易使甘油三酯水平升高,肥胖或已有甘油三酯水平增高者更甚。冠心病患者中有不少是肥胖或超重的,说明此类患者的总能量摄入过多,他们的血甘油三酯水平增高颇为多见。研究还表明,能量摄入过多引起的肥胖可使血中高密度脂蛋白胆固醇显著降低。通过限制能量摄入或增加消耗而使体重降低时,高密度脂蛋白胆固醇水平即上升。

(4)抗氧化物质　随着自由基生物学的发展,动脉粥样硬化的发病机制提出了自由基反应学说。低密度脂蛋白中有较多的多不饱和脂肪酸,因此,血脂蛋白中的过氧化脂类主要存在于低密度脂蛋白中。细胞培养表明氧化修饰的低密度脂蛋白可被巨噬细胞、动脉壁平滑肌细胞、内皮细胞吞噬,形成泡沫细胞。泡沫细胞正是动脉粥样斑块的前身。适量的抗氧化物有抑制低密度脂蛋白氧化的效应,于是,抗氧化物能预防动脉粥样硬化,进而预防冠心病。

(5)叶酸、维生素 B_{12} 和维生素 B_6　流行病学研究显示,高同型半胱氨酸(tHcy)血症是心血管病的危险因素。高同型半胱氨酸通过转甲基反应合成蛋氨酸,蛋氨酸可通过转硫反应再降解为半胱氨酸。在这个合成与分解的过程中叶酸、维生素 B_{12} 及维生素 B_6 是重要的辅助因子。当这些维生素缺乏时,转甲基与转硫反应受到抑制,血中高同型半胱氨酸浓度升高。膳食中补充叶酸、维生素 B_{12} 与维生素 B_6 可降低血中高同型半胱氨酸浓度,从而有利于动脉粥样硬化的预防。

(三)营养治疗

(1)控制能量摄入,保持合理体重　平衡能量摄入与体力活动,以达到或维持合适体重。建议成人每周大部分时间每天累计体力活动 30 min 以上,正在减肥者及儿童每天至少进行 60 min 体力活动。

(2)限制脂肪与胆固醇　限制饱和脂肪酸、反式脂肪酸和胆固醇的摄入。建议脂肪能量占总能量的 25%～30%。多摄入单不饱和脂肪酸与多不饱和脂肪酸可降低发生冠心病的危险。选择摄入瘦肉和蔬菜、脱脂和低脂(1%脂肪)奶制品、豆类或鱼类,少用氢化脂肪,不吃油炸或烘烤的食物。多选择富含多不饱和脂肪酸的鱼类以代替饱和脂肪酸含量较高的畜肉类。

(3)选择全谷和高纤维食品　膳食纤维能延缓胃的排空,增加饱腹感,导致总能量摄入减少。可溶性纤维能中度降低低密度脂蛋白胆固醇水平,增加短链脂肪酸合成,从而减少内源性胆固醇产生。不溶性纤维能减少心血管病发生的危险,并防止便秘。

(4)多摄入豆类及其制品　大豆蛋白质对低密度脂蛋白胆固醇及其心血管病危险因素的有益作用曾在早期研究中发现过,近 5 年来并未得到证实,但豆类食物可替代富含饱和脂肪酸的肉、奶制品而间接地降低心血管病患病的风险。

（5）多吃新鲜蔬菜和水果　蔬菜和水果中含有丰富的矿物质、维生素以及可溶性膳食纤维，可降低血压、血脂并改善其他危险因素。其中，所含的植物化学物也有抗氧化、抗微生物等作用。

（6）限制食盐用量　低盐或无盐食物有助于控制血压水平并降低动脉硬化与心力衰竭的风险。钠摄入与血压之间存在量效关系，而高钠食物又相当普遍，所以建议将钠摄入量控制在 2.3 g/d（食盐 6 g/d）。

（四）注意事项

（1）尽量减少含糖饮料和食物的摄入，以减少总能量摄入，防止体重增加。

（2）节制饮酒。适度的酒精摄入与心血管病的减少有关，但过量将带来心血管疾病的风险。因此，建议不要把饮酒作为预防心血管病的手段。

（3）补充叶酸及维生素 B_6、维生素 B_{12} 可以降低血液中同型半胱氨酸水平，从而降低心血管疾病的风险。此结论虽有实验研究，但尚无充足的临床证据。

（4）不建议使用抗氧化维生素或其他添加剂（如硒）预防心血管疾病。临床试验尚未证实它们的益处，但富含这些成分的植物性食物（如水果、蔬菜、全谷类）应推荐食用。

（5）使用不增加额外能量、糖、盐、饱和脂肪酸与反式脂肪酸的烹调方法。

内容四　代谢性疾病的营养防治

一、肥胖症

（一）概述

1. 定义与分类

肥胖症是指由遗传因素和环境因素在内的多种因素相互作用所引起的体内脂肪堆积过多和（或）分布异常、体重增加的慢性代谢性疾病。肥胖症与多种疾病（如 2 型糖尿病、血脂异常、高血压、冠心病、脑卒中和某些癌症）密切相关。肥胖症及其相关疾病可损害患者身心健康，使生活质量下降，预期寿命缩短，成为重要的世界性健康问题之一。无内分泌疾病或找不出引起肥胖的特殊原因的肥胖症为单纯性肥胖，占肥胖总人数的 95% 以上。临床上继发于神经-内分泌-代谢紊乱基础上的肥胖症或遗传性疾病所致的肥胖称为继发性肥胖。

2. 判断肥胖程度的主要指标

（1）体质指数　体质指数（BMI）能较好地反映肥胖程度，但可能会因不同人群的体脂肪百分含量不同而影响其准确性。其计算公式为

$$BMI(kg/m^2) = 体重(kg)/身高的平方(m^2)$$

（2）腰围　腰围是指腰部周径的长度，目前认为，腰围是衡量脂肪在腹部积蓄（即中心性肥胖）程度最简单、实用的指标。中国肥胖问题工作组建议中国成人男性腰围超过 85 cm、女性腰围超过 80 cm 为腹部脂肪积蓄的界限，亦即肥胖的界限。同时使用腰围和体质指数可以更好地估计与多种相关慢性疾病的关系（表 8-2）。

表 8-2　中国成人超重和肥胖的体质指数和腰围界限值与相关疾病* 危险性的关系

分　类	体质指数/(kg/m²)	腰围/cm		
		＜85（男）	85～95（男）	≥95（男）
		＜80（女）	80～90（女）	≥90（女）
体重过低**	＜18.5	—	—	—
体重正常	18.5～23.9	—	增加	高
超重	24.0～27.9	增加	高	极高
肥胖	≥28.0	高	极高	极高

* 相关疾病指高血压、糖尿病、血脂异常和危险因素聚集。

** 体重过低可能预示有其他健康问题。

（3）腰臀比　腰臀比即腰围与臀围的比值。亚洲正常男性的腰臀比小于 0.90，正常女性的腰臀比小于 0.85，超过该指标可考虑为腹型肥胖。腰臀比能较好地反映出内脏脂肪分布的严重程度，更能直观地显示肥胖对身体造成危害的危险程度。

（4）理想体重　理想体重可以通过以下公式计算。

$$理想体重(kg)＝身高(cm)－105$$

或者　　　　男性：理想体重(kg)＝[身高(cm)－100]×0.90

女性：理想体重(kg)＝[身高(cm)－100]×0.85

实际体重为理想体重的 80％ 以下为消瘦，在 90％～110％ 之间为正常，在 110％～120％ 之间为超重，超过 120％ 为轻度肥胖，超过 130％ 为中度肥胖，超过 150％ 为重度肥胖。

（二）膳食营养因素

（1）能量　肥胖者与非肥胖者基础代谢率（BMR）基本无差异，但无论坐、立或行走，肥胖者消耗的能量均较少，相对储存的能量增多，这可能与遗传因素有关。肥胖者的食物热效应仅为正常人的一半，而且体内可能还存在较高的能量利用机制，体重增加也明显高于正常者。长期能量摄入量大于能量消耗量，多余的能量转变成脂肪储存在体内，过量的体脂储备即可引起肥胖。同时，体力活动不足导致能量消耗下降可能是肥胖的一个原因，还会导致"肥胖—少运动—肥胖—更少运动"的恶性循环。

（2）脂肪　肥胖者体内均存在不同程度的脂肪代谢紊乱，表现为脂肪合成过多、血清甘油三酯和总胆固醇水平升高、脂类代谢能力降低等。肥胖者倾向通过氧化膳食脂肪来高效地提供能量，从而导致过剩的糖类在体内转化成脂肪储存。肥胖者血液中乳糜微粒和极低密度脂蛋白胆固醇的水平较高，而高密度脂蛋白胆固醇则明显降低。体内参与脂质代谢调节的激素或酶发生变化，加重了脂质代谢紊乱。

（3）糖类　肥胖者由于明显的外周胰岛素抵抗，会使糖代谢由正常发展到糖耐量下降、最终形成糖尿病。肥胖者多喜食甜食，肥胖者单糖、双糖消化吸收快，易使机体遭受糖的冲击性负荷而反馈性促使胰岛素过度分泌，过多的胰岛素促使葡萄糖进入细胞合成体脂储存，从而进一步加重了肥胖。

（4）蛋白质　肥胖者的蛋白质代谢基本正常，但嘌呤代谢异常，血浆尿酸增加，对成人痛风、高血压、冠心病的发病率会有影响。

（三）营养治疗

肥胖发生的主要原因是遗传因素和不良生活习惯。因此,营养治疗应从控制摄食量、纠正不良进食行为和增加运动消耗等方面着手。

（1）控制总能量 限制总能量的摄入通常以理想体重来决定,即总能量（kcal）＝理想体重（kg）×（20~5）（kcal/kg）。但为保证人体基本需要,总能量男性不应低于1500 kcal,女性不应低于1200 kcal。控制总能量的方法:①节食疗法,每日摄入总能量1200~1800 kcal;②低能量疗法,每日摄入总能量600~1200 kcal;③极低能量疗法,每日摄入总能量200~600 kcal。前两种疗法主要适用于轻度、中度肥胖者,后一种适用于重度和恶性肥胖患者,而且患者需要住院,并在医师的密切观察下进行治疗。

（2）限制脂肪摄入 脂肪应占总能量的30%以下;膳食胆固醇供给量以少于300 mg/d 为宜。在有限的脂肪摄入量中,应保证必需脂肪酸的摄入,同时要使 SFA、MUFA、PUFA 的摄入量比例维持在1（或稍小）∶1∶1（或稍小）。

（3）适当减少糖类 以膳食糖类占总能量的50%~55%为宜,过低易产生酮症,过高会影响蛋白质的摄入和吸收。以低血糖指数的食物为主,保持血糖稳定,避免波动,不会过早使人产生饥饿感。

（4）充足的蛋白质供给 低能量膳食主要是控制脂肪和糖类摄入量,而蛋白质供给应充足,一般以蛋白质占总能量的15%~20%为宜,其中至少有50%为优质蛋白质,来自于肉、蛋、奶和豆制品。

（5）充足的维生素、矿物质和膳食纤维 控制膳食摄入会出现维生素和矿物质摄入不足的问题,如 B 族维生素、钙、铁摄入不足等,因此,应注意合理选择食物（新鲜蔬菜、水果、豆类、脱脂牛奶等是维生素和矿物质的主要来源）,保证每日摄入 30 g 左右的膳食纤维以增加饱腹感。

（6）养成良好的饮食习惯和积极运动 宜一日三餐、定时定量,晚餐不应吃得过多过饱;吃饭应细嚼慢咽,可延长用餐时间,这样即使食量少也可达到饱腹感;可先吃些低能量的蔬菜类食物,借以充饥,然后再吃主食。积极并坚持运动,既可增加能量消耗,减少体脂,又可保持肌肉组织强健,协助达到减肥的目的。

（四）注意事项

（1）体重减轻不应过快,每周减少 0.5~1.0 kg 为理想减轻速度。

（2）食物宜以蒸、煮、炖、拌、卤等少油烹调方法制备为主,以减少用油量。烹调用油宜选植物油,以便提供脂溶性维生素和必需脂肪酸。

（3）忌（少）用富含饱和脂肪酸的各类食物,如肥肉、猪牛羊油、椰子油、可可油等,以及各类油炸、煎的食物;富含精制糖的各种糕点、饮料,零食和酒类。

二、糖尿病

（一）概述

（1）定义 糖尿病是一组以慢性血葡萄糖（简称血糖）水平增高为特征的代谢性

疾病群,是由于胰岛素分泌和(或)作用缺陷所引起。长期糖类以及脂肪、蛋白质代谢紊乱可引起多系统损害,导致眼、肾、神经、心脏、血管等组织器官的慢性进行性病变、功能减退及衰竭;病情严重或应激时可发生急性严重代谢紊乱,如糖尿病酮症酸中毒(DKA)、高血糖高渗状态等。糖尿病的病因目前尚未完全阐明。一般认为,糖尿病与遗传和环境等多种因素有关。临床表现为糖耐量减低、高血糖、糖尿,以及多尿、多饮、多食、体重减少(即三多一少)等症状。

(2)分型　世界卫生组织(WHO)和国际糖尿病联盟(IDF)将糖尿病分为四种类型:1型糖尿病、2型糖尿病、妊娠糖尿病和其他类型糖尿病。其中,1型又称为胰岛素依赖型糖尿病(IDDM),多发生于儿童及青少年,需注射胰岛素维持生存;2型是最常见的糖尿病类型,多发生于成年人。

(3)诊断　诊断糖尿病的唯一标准是血糖水平。目前,国际统一使用的糖尿病诊断标准见表8-3。

表8-3　糖尿病诊断新标准简表[mg/dL(mmol/L)]

空腹血糖	<110(6.1)	110～125	≥126(7.0)
餐后2 h血糖	<140(7.8)	140～199	≥200(11.1)
诊断结果	正常	血糖增高	糖尿病
口服葡萄糖耐量试验(OGTT)	—	糖耐量异常	—
空腹血糖	<110(6.1)	110～125	≥126(7.0)
服糖后2 h血糖	<140(7.8)	140～199	≥200(11.1)
诊断结果	正常	糖尿病前期	糖尿病

(二)膳食营养因素

胰岛素的主要生理功能是促进合成代谢、抑制分解代谢,它是体内唯一促进能源储备和降低血糖的激素。一旦胰岛素不足或缺乏,或组织对胰岛素的敏感性降低,可引起物质代谢紊乱。长期的代谢紊乱可导致出现糖尿病并发症、酮症酸中毒,甚至出现昏迷和死亡。

(1)能量代谢　糖尿病患者体内因胰岛素缺乏,或胰岛素受体数目减少,组织对胰岛素不敏感,易发生能量代谢紊乱。能量摄入过低,机体处于饥饿状态,易引发脂类代谢紊乱,产生过多的酮体,出现酮血症;摄入能量过高易使体重增加,血糖难以控制,加重病情。故应根据糖尿病患者的年龄、性别、活动状况和体重来确定合适的能量供给量。

(2)糖类代谢　糖类是主要能源物质,也是构成机体组织的重要成分。糖尿病患者胰岛素分泌不足或胰岛素抵抗,肝糖原合成减少,分解增加,糖异生作用也增强。转运入脂肪组织和肌肉组织的葡萄糖减少,这些组织对糖的利用减少。肌肉中糖酵解减弱,肌糖原合成减少而分解增加;磷酸戊糖途径减弱。这些糖代谢紊乱的结果是血糖水平增高、尿糖排出量增多,引起多尿、多饮和多食。糖尿病患者过高摄入糖类时,因调节血糖的机制失控,极易出现高血糖;但糖类摄入不足时,体内需动员脂肪和蛋白质分解来供能,从而易引起酮血症。

(3)脂类代谢　由于糖代谢异常,能量供应不足,动员体脂分解,经β氧化而产生大量的乙酰辅酶 A，又因糖酵解异常导致草酰乙酸生成不足，乙酰辅酶 A 未能充分氧化而转化为大量酮体，再加上因胰岛素不足所致酮体氧化利用减慢，大量积聚而产生酮血症和酮尿。乙酰乙酸和 β-羟丁酸经肾脏流失，大量碱基亦随之流失，造成代谢性酸中毒。同时，大量的酮尿、糖尿加重多尿和脱水，严重者表现为酮症酸中毒、高渗性昏迷。乙酰辅酶 A 的增多促进肝脏胆固醇合成，形成高胆固醇血症，且常伴有高甘油三酯血症，游离脂肪酸、低密度脂蛋白、极低密度脂蛋白增高，形成高脂血症和高脂蛋白血症（这是引起糖尿病血管并发症的重要因素）。为防止酮血症和酮症酸中毒，需要适量地供给碳水化合物，减少体脂的过多动员、氧化。为防止和延缓心脑血管并发症，必须限制饱和脂肪酸的摄入量。

（4）蛋白质代谢 由于糖代谢异常，能量供应不足，动员蛋白质分解供能，分解代谢亢进，合成减慢，易发生负氮平衡，使儿童生长发育受阻，患者消瘦，抵抗力减弱，易感染，伤口愈合不良。胰岛素不足，糖异生作用增强，肝脏摄取血中生糖氨基酸（包括丙氨酸、甘氨酸、苏氨酸、丝氨酸和谷氨酸）转化成糖，使血糖进一步升高；生酮氨基酸（如亮氨酸、异亮氨酸、缬氨酸）脱氨生酮，使血酮升高。同时血中含氮代谢废物增多，尿中尿素氮和有机酸浓度增高，干扰水和酸碱平衡，可加重脱水和酸中毒。

（5）维生素代谢 B 族维生素（维生素 B_1、维生素 B_2、维生素 PP）参与糖类代谢。糖尿病患者糖异生作用旺盛，B 族维生素消耗增多，若供给不足，会进一步减弱糖酵解、有氧氧化和磷酸戊糖途径，从而加重糖代谢紊乱。糖尿病患者葡萄糖和糖基化蛋白质易氧化而产生大量自由基，细胞功能受损。而体内具有抗氧化作用的维生素 E、维生素 C、β-胡萝卜素和微量元素硒能帮助消除积聚的自由基，防止生物膜的脂质过氧化。因此，充足的维生素对调节机体的物质代谢有重要作用。

（6）矿物质代谢 糖尿病患者的多尿引发锌、镁、钠、钾等从尿中丢失增加，可出现低血锌和低血镁。锌是体内许多酶的辅基，可协助葡萄糖在细胞膜上的转运，并与胰岛素的合成与分泌有关。缺锌会引起胰岛素分泌减少，组织对胰岛素作用的抵抗性增强，但锌过多也会损害胰岛素分泌，导致葡萄糖耐量降低，并可加速老年糖尿病患者的下肢溃疡。低镁血症会引起 2 型糖尿病患者组织对胰岛素不敏感，并与并发视网膜病变和缺血性心脏病有关。三价铬是葡萄糖耐量因子的组成成分，是胰岛素的辅助因素，有增强葡萄糖利用和促进葡萄糖转变为脂肪的作用。锰是羧化酶的激活剂，参与糖类和脂肪的代谢，锰缺乏可加重糖尿病患者的葡萄糖不耐受。

（三）营养治疗

由于糖尿病目前尚不能根治，其治疗目标是通过纠正糖尿病患者不良的生活方式和代谢紊乱以防止急性并发症的发生和降低慢性并发症的风险。糖尿病的综合治疗措施包括饮食控制、运动处方、血糖监测、自我管理教育及药物治疗等方面。

1. 合理控制能量摄入量

合理控制能量摄入量是糖尿病营养治疗的首要原则。能量的供给根据病情、血糖、尿糖、年龄、性别、身高、体重、活动量大小以及有无并发症确定。能量摄入量以维持或略低于理想体重（又称为标准体重）为宜，肥胖者应逐渐减少能量摄入量，消瘦者适当增加能量摄入量，根据患者的体型和理想体重，参见表 8-4 估计每日能量供给量。

体重是评价能量摄入量是否合适的基本指标，最好定期（每周一次）称体重，根据体重的变化及时调整能量供给量。

表 8-4　成年糖尿病患者每日能量供给量　　　　　　　　单位：kJ/kg(kcal/kg)

体　型	卧　　床	轻体力劳动	中体力劳动	重体力劳动
消瘦	84～105 (20～25)	146 (35)	167 (40)	188～209 (45～50)
正常	63～84 (15～20)	125 (30)	146 (35)	167 (40)
肥胖	63 (15)	84～105 (20～25)	125 (30)	146 (35)

2. 保证糖类的摄入

糖类是能量的主要来源，供给充足可以减少体内脂肪和蛋白质的分解，预防酮血症。在合理控制总能量的基础上适当提高糖类摄入量，有助于提高胰岛素的敏感性、刺激葡萄糖的利用、减少肝脏葡萄糖的产生和改善葡萄糖耐量。但糖类过多会使血糖升高，从而增加胰腺负担。糖类供给量占总能量的 50%～60% 为宜。食物中糖类的组成不同，血糖升高幅度也不同，其影响程度可用血糖指数（GI）来衡量。

$$血糖指数 = \frac{食物餐后 2 \text{ h} 血浆葡萄糖曲线下总面积}{等量葡萄糖餐后 2 \text{ h} 血浆葡萄糖曲线下总面积} \times 100\%$$

一般而言，血糖指数越低的食物对血糖的升高反应越小，但是进食速度、食物中水溶性膳食纤维和脂肪的含量、胃排空速度、胃肠道的消化功能、膳食中食物的种类及食物中是否有阻碍消化吸收的因子等，同样会影响食物摄入后血糖升高的程度。通常，粗粮的血糖指数低于细粮，复合糖类的低于精制糖的，多种食物混合的低于单一食物的。故糖尿病治疗膳食宜多用粗粮和复合糖类，食物品种尽量多样化，少用富含精制糖的甜点。为了改善食物的风味，必要时可选用甜叶菊、木糖醇、阿斯巴甜等甜味剂代替蔗糖。

值得注意的是，糖类的总摄入量远远重于其供应形式，膳食的设计应个性化、多元化，既要根据患者的健康状况和食物的血糖指数，又要顾及饮食习惯，使患者更易于配合，从而达到治疗糖尿病的目的。

3. 限制脂肪和胆固醇

防止或延缓血管并发症的发生与发展是治疗糖尿病的原则之一。患者因胰岛素分泌不足，体内脂肪分解加速，合成减弱，脂质代谢紊乱，进一步发展会导致血管病变。为此，膳食脂肪摄入量应适当限制，尤其是饱和脂肪酸不宜过多。一般膳食脂肪占总能量的 20%～30%，SFA/MUFA/PUFA 的比值应维持为 1（或稍小）：1：1（或稍小）。富含饱和脂肪酸的食物主要是动物油脂，如猪油、牛油、奶油，但鱼油除外；富含单不饱和脂肪酸的油脂有橄榄油、茶油、花生油，以及各种坚果油等；而植物油一般富含多不饱和脂肪酸，如豆油、玉米油、葵花子油等，但椰子油和棕榈油除外。胆固醇摄入量应少于 300 mg/d，合并高脂血症者，应低于 200 mg/d。因此，糖尿病患者应避免进食富含胆固醇的食物，如动物脑和肝、肾、肠等动物内脏，以及鱼子、虾子、蛋黄等食物。

4. 适量的蛋白质

蛋白质供给与正常人接近，为 0.8～1.2 g/(kg·d)，一般占总能量的 10%～20%，其中优质蛋白至少占 1/3，如瘦肉、鱼、乳、蛋、豆制品等。因糖尿病患者糖异生作用增强,蛋白质消耗增加,易出现负氮平衡,此时应适当增加蛋白质供给量,成人按照 $1.2 \sim 1.5$ g/(kg·d)供给。伴有肾功能不全时,应限蛋白质摄入量。

5. 充足的维生素

糖尿病患者因主食和水果摄入量受限制,且体内物质代谢相对旺盛,高血糖的渗透性利尿作用易引起水溶性维生素随尿流失,较易发生维生素缺乏。因此,供给足够的维生素也是糖尿病营养治疗的原则之一。补充 B 族维生素(包括维生素 B_1、维生素 B_2、维生素 PP、维生素 B_{12} 等)可改善患者的神经系统并发症;补充维生素 C 可防止微血管病变,供给足够的维生素 A 可以弥补患者难以将胡萝卜素转化为维生素 A 的缺陷。充足的维生素 E、维生素 C 和 β-胡萝卜素能加强患者体内已减弱的抗氧化能力。

6. 合适的矿物质

血镁低的糖尿病患者容易并发视网膜病变;钙不足易并发骨质疏松症;锌与胰岛素的分泌和活性有关,并帮助人体利用维生素 A;三价铬是葡萄糖耐量因子的成分;锰可改善机体对葡萄糖的耐受性;锂能促进胰岛素的合成和分泌。因此,应保证矿物质的供给量,满足机体的需要,适当增加钾、镁、钙、铬、锌等元素的供给。注意限制钠盐摄入,以防止和减轻高血压、高脂血症、动脉硬化和肾功能不全等并发症。

7. 丰富的膳食纤维

膳食纤维具有较好的防治糖尿病的作用,能有效地延缓糖类和胆固醇在消化道的吸收,减弱餐后血糖的急剧升高,有助于患者的血糖控制,同时还具有降血脂作用。水溶性膳食纤维能吸水膨胀,非水溶性膳食纤维能促进肠蠕动,具有防止便秘和减肥的作用。但膳食纤维过多,也会影响矿物质的吸收。我国建议膳食纤维供给量为 30 g/d。

8. 合理的餐次与营养分型治疗

根据病情结合患者的饮食习惯合理分配餐次,至少一日 3 餐,定时、定量,可按早、午、晚各占 $1/3$、$1/3$、$1/3$,或 $1/5$、$2/5$、$2/5$ 的能量比例分配。口服降糖药或注射胰岛素后易出现低血糖的患者,可在三个正餐之间加餐 $2 \sim 3$ 次。在每日总能量摄入量范围内,适当增加餐次有利于改善糖耐量和预防低血糖的发生。

糖尿病膳食应因人而异,强调个体化,根据病情特点、血糖或尿糖的变化,结合血脂水平和合并症等因素确定和调整能源物质的比例(这就是膳食分型)(表 8-5)。

表 8-5　糖尿病膳食分型

分　　型	糖类/(%)	蛋白质/(%)	脂肪/(%)
轻型糖尿病	60	16	24
血糖、尿糖均高	55	18	27
合并高胆固醇血症	60	18	22
合并高甘油三酯血症	50	20	30
合并肾功能不全	66	8	26
合并高血压	56	26	18
合并多种并发症	58	24	18

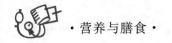

(四)特殊情况营养治疗

(1) 儿童糖尿病 儿童(或青少年)糖尿病大多为 1 型糖尿病,治疗目标是要提供充足的能量与营养,以保证其正常生长发育。要将患儿的饮食和活动习惯与胰岛素处方相结合,在控制血糖的同时,又要避免低血糖的发生。2 型糖尿病患儿则应改善其饮食与运动习惯,以减少胰岛素抵抗并改善代谢状态。

(2) 糖尿病合并妊娠 在糖尿病诊断之后妊娠称为糖尿病合并妊娠,应为其提供充足的能量与营养来保证胎儿的正常生长发育,并使其代谢得到良好控制。严格控制血糖,加强血糖监测。

(3) 妊娠糖尿病 在妊娠期间发现糖尿病者,建议在饮食习惯与血糖水平基础上,维持其体重在增加 8～10 kg(不超过 11 kg)的水平。要维持其血糖水平正常,同时要避免酮症酸中毒或饥饿性酮症。可以少食多餐,睡前加餐较重要,这样做可预防夜间产生酮体。

(4) 老年糖尿病 老年糖尿病是指年龄高于 60 岁的糖尿病患者,大多数为 2 型糖尿病。由于食物选择和摄入量的限制,老年人营养不良发生率高于营养过剩者,同时应注意维生素和矿物质的补充。老年人对低血糖的耐受性差,应注意避免,血糖控制水平可放宽,空腹时血糖水平可低于 140 mg/dL,负荷后 2 h 血糖水平低于 200 mg/dL。三级预防目标是减少糖尿病的残废率与死亡率,改善患者的生活质量。

(5) 糖尿病肾病 糖尿病肾病是糖尿病严重的微血管并发症。患者除糖尿病症状外,还有肾功能不全的表现。蛋白质供给量适当限制,患病早期蛋白质供给量应控制在 0.8～1.0 g/(kg·d),晚期出现尿素氮潴留时,降为 0.5 g/(kg·d)。宜采用含优质蛋白质的动物性食物,如奶类、蛋类、瘦肉等,少用植物性食物,如谷类、豆类。可参见慢性肾功能衰竭的膳食。

三、痛风

高尿酸血症与痛风是嘌呤代谢障碍引起的代谢性疾病,但痛风发病有明显的异质性,除高尿酸血症外可表现为急性关节炎、痛风石、慢性关节炎、关节畸形、慢性间质性肾炎和尿酸性尿路结石。高尿酸血症患者只有出现上述临床表现时,才称为痛风。临床上分为原发性和继发性两大类,前者多由先天性嘌呤代谢异常所致,常与肥胖、糖脂代谢紊乱、高血压、动脉硬化和冠心病等合并发生;后者则由某些系统性疾病或者药物引起。

(一)膳食营养因素

(1) 嘌呤代谢 嘌呤是核酸的组成成分,也是核酸分解代谢后的产物。尿酸是嘌呤代谢的终产物,约 20% 来自富含嘌呤或核蛋白食物在体内的消化代谢,约 80% 源于体内核苷酸或核蛋白的分解。高尿酸血症主要是内源性嘌呤代谢紊乱、尿酸排出减少与生成增多所致。虽然高嘌呤饮食并不是痛风的原发病因,但可使血尿酸水平升高,甚至达到相当于痛风患者的水平。

(2) 相关慢性病 肥胖是痛风常见伴发病之一,人群调查证明血尿酸值与体质指数成正相关关系。高脂血症在痛风中也十分突出,75%～84% 的痛风患者伴有高甘油三酯血症,约 82% 的高甘油三酯血症者伴有高尿酸血症。而痛风患者合并糖耐量异常也较为多见。同时高血压患者痛风患病率为 2%～12%。

(二)营养治疗

痛风营养治疗的目的是尽快终止急性症状,预防急性关节炎的复发,并减少并发症的产生或逆转并发症,阻止或逆转伴发病。主要通过减少外源性和内源性的尿酸生成,促进体内尿酸的排泄来实现。

(1)限制总能量,保持理想体重 由于体质指数与高尿酸血症成正相关,因此,对于肥胖者应限制总能量的摄入,以达到并维持理想体重。能量供给平均为 25～30 kcal/(kg·d)。能量的减少应循序渐进,切忌猛减,否则引起体脂分解过快会导致酮症,抑制尿酸的排除,诱发痛风症急性发作。

(2)限制嘌呤 患者应长期控制嘌呤摄入。根据病情,限制膳食中嘌呤的含量。在急性期应严格限制嘌呤摄入量少于 150 mg/d,可选择嘌呤含量低(小于 30 mg/100 g)的食物。在缓解期,视病情可限量选用嘌呤含量中等的食物,但仍要注意禁用嘌呤含量太高(超过 150 mg/100 g)的食物。

(3)适量蛋白质 食物中的核酸多与蛋白质合成核蛋白且存在于细胞内,适量限制蛋白质供给可控制嘌呤的摄取。其供给量为 0.8～1.0 g/(kg·d)或 50～70 g/d,并以植物性蛋白质为主,动物性蛋白质可选用嘌呤含量很少的乳类、干酪、鸡蛋等。瘦肉和禽类可经煮沸后弃汤食用,以减少其嘌呤含量,但摄入量仍需限制。在痛风性肾病时,应根据尿蛋白的丢失和血浆蛋白质水平适量补充蛋白质;但在肾功能不全出现氮质血症时,应严格限制蛋白质的摄入量。

(4)限制脂肪 为控制患者体重,避免肥胖,需限制脂肪的摄入。每日摄入量为 40～50 g/d,占总能量的 20%～25%。脂肪有阻碍肾脏排泄尿酸的作用,急性发作期更应限制。应采用蒸、煮、炖、卤、煲、灼等用油少的烹调方法。

(5)合理供给糖类 糖类有抗生酮作用和增加尿酸排泄的倾向,是能量的主要来源,占总能量的 65%～70%。由于果糖可增加尿酸的生成,应减少蔗糖和果糖的摄入量。

(6)充足的维生素和矿物质 各种维生素,尤其是 B 族维生素和维生素 C 应足量供给,维生素能促进组织内尿酸盐的溶解。多供给富含矿物质的蔬菜和水果等碱性食物,使尿液碱性化,增加尿酸在尿中的可溶性,以有利于尿酸排出。但由于痛风患者易患高血压、高脂血症和肾病,所以应限制钠盐摄入,通常用量为 2～5 g/d。

(7)多饮水 入液量应保持在 2500～3000 mL/d,以维持一定的尿量,促进尿酸排泄,防止结石生成。但若伴有肾功能不全,水分应适量。

(8)限制刺激性食物 乙醇可使体内乳酸增多和酮体积聚,抑制尿酸排出,并促进嘌呤分解使尿酸含量增高,诱发痛风发作,故禁忌饮酒。此外,辣椒、胡椒、花椒、芥末和生姜等调味品均能兴奋自主神经,诱使痛风急性发作,应避免食用。

(三)食物选择

(1)选择嘌呤含量少的食物 根据食物中嘌呤含量的不同,可将食物分为四类。

① 1 类,含嘌呤最多的食物(每 100 g 含嘌呤 150～1000 mg):肝、脑、肾、牛肚、羊

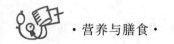

肚、沙丁鱼、凤尾鱼、鱼子、胰腺、浓肉汤、肉精、浓肉汁、火锅汤。

②　2类,含嘌呤较多的食物(每100 g含嘌呤75~150 mg):扁豆、干豆类、鲤鱼、大比目鱼、鲈鱼、贝壳类(水产)、熏火腿、猪肉、牛肉、牛舌、小牛肉、野鸡、鸽子、鸭、鹌鹑、鹅、绵羊肉、兔、鹿肉、火鸡、鳗鱼、鳝鱼、淡鸡汤、淡肉汤、淡肝汤。

③　3类,含嘌呤较少的食物(每100 g含嘌呤30~75 mg):芦笋、菜花、龙须菜、四季豆、青豆、鲜豌豆、菜豆、菠菜、蘑菇、麦片、青鱼、鲑鱼、金枪鱼、白鱼、龙虾、鳝鱼、鸡肉、火腿、羊肉、淡牛肉汤、花生、麦麸面包。

④　4类,含嘌呤很少的食物(每100 g含嘌呤少于30 mg):奶类、奶酪、蛋类、豆腐、水果类、可可、咖啡、茶、海参、果汁饮料、豆浆、糖果、果酱、蜂蜜,以及精制谷类如富强粉、精磨稻米、玉米,蔬菜类如紫菜头、卷心菜、胡萝卜、芹菜、黄瓜、茄子、冬瓜、土豆、山芋、莴笋、西红柿、葱头、白菜、南瓜。

(2)急性发作期　只能选择牛奶、鸡蛋、精制面粉、蔬菜,多吃水果,大量饮水。禁食一切肉类和嘌呤含量丰富的食物(禁用1、2、3类食物,任选4类食物)。

(3)慢性痛风　蛋白质摄入量范围内的牛奶和鸡蛋清可不限量。瘦肉类每天少于100 g,水煮弃汤后食用。避免食用高嘌呤食物(1类食物),嘌呤中等含量食物适量选择(2、3类)。

四、骨质疏松症

骨质疏松症是一种以骨量降低和骨组织微结构破坏为特征,导致骨脆性增加和易于骨折的代谢性骨病。按病因可分为原发性和继发性两类。

(一)膳食营养因素

(1)钙　钙是骨骼的主要成分,机体总钙量的99%存在于骨质和牙齿中。钙摄入量与骨的生长发育密切相关,在青少年时期开始就有足够的钙供给,增加骨矿化程度,使成年后获得理想的骨密度峰值。长期保持足量钙摄入,使女性闭经后以及进入老年时期的骨密度较高,骨质疏松发生速度减慢,骨折的危险性也会降低。随年龄增长而出现的骨矿物质丢失可能是长期钙摄入不足、吸收不良和排泄增多综合作用的结果。调节体内钙代谢的因素主要包括维生素D、甲状旁腺素、降钙素和雌激素等。

(2)磷　机体内磷总量的85%存在于骨骼和牙齿中,与钙同为其重要组成成分。摄入过多的磷,可引起血磷偏高,抑制1,25-二羟基维生素D_3生成,最终使钙吸收下降;但增加磷摄入可减少尿钙丢失,这些影响相互抵消,故对钙平衡影响不大。磷摄入过高或过低都不利于骨质疏松的防治。

(3)维生素　1,25-二羟基维生素D_3促进小肠对钙、磷的吸收和转运,减少肾对钙、磷的排泄,有利于骨质钙化。维生素A和维生素C参与骨胶原和黏多糖的合成,后两者是骨基质的成分,对骨钙化有利。各种维生素K的异常可伴有骨质疏松。

(4)蛋白质　蛋白质是组成骨骼有机质的原料,有些氨基酸有利于钙的吸收,长期蛋白质缺乏会造成骨基质蛋白合成不足并伴有钙缺乏,继而出现骨质疏松。但摄入高蛋白质膳食可增加尿钙排泄,同时由于高蛋白质膳食常伴有大量的磷,后者可减少尿钙排出,故对钙平衡影响相互抵消,不会产生明显的尿钙

(5) 其他膳食因素　大量膳食纤维可以影响钙的吸收,增加粪中钙的排出。植物性食物中的草酸和植酸,可与钙形成不溶性盐类,阻止其吸收。

(二) 营养治疗

骨质疏松的预防比治疗更为重要。平衡膳食与积极运动均为防治骨质疏松的有效手段。

(1) 充足的钙　生长期儿童加强钙的摄入以达到理想的骨密度峰值。成年人每日参考摄入量为 800 mg,青春期及中老年人为 1000 mg,孕妇和乳母可达到 1200 mg。食物补钙最为安全,奶和奶制品含钙量多且吸收率也高,是优先选用的食物,对于伴高脂血症的患者可选用脱脂奶,乳糖不耐受症者可选用酸奶。必要时可适量补充钙剂,但总钙摄入量不超过 2000 mg/d,过量摄入会增加肾结石等的危险性。

(2) 适量的矿物质　合适的钙磷比例有利于钙的利用和减慢骨钙丢失,因此,磷的摄入量应适当。其他矿物质,如镁、锌、铜和锰等都与骨代谢相关,应注意适量补充。

(3) 充足的维生素　维生素 D 能促进钙的吸收和利用,适量多晒太阳,以增加体内维生素 D 的合成。维生素 A 促进骨骼发育,维生素 C 促进骨基质中胶原蛋白的合成,故应足量供给。适量的补充维生素 K 和维生素 E 对预防骨质疏松有益。

(4) 适量的蛋白质　蛋白质可促进钙的吸收和储存,但过量的蛋白质也将促进钙的排泄,故应适量供给。健康成人摄入 1.0 g/(kg·d)比较合适。其中,奶中的乳白蛋白、蛋类的白蛋白、骨中的骨白蛋白、核桃的核白蛋白,都含胶原蛋白和弹性蛋白,是合成骨基质的重要原料,均适宜选用。

(5) 科学烹调　谷类含有植酸,某些蔬菜富含草酸,它们与钙结合成不溶性钙盐可降低钙的吸收,故在烹调上应采取适当措施去除干扰钙吸收的因素。对含草酸高的蔬菜,可以先在沸水中灼一下,部分草酸溶于水后,再烹调。同时避免摄入过多的膳食纤维而干扰钙的吸收。

(三) 注意事项

(1) 宜选食物　富含钙和维生素 D 的食物,如奶、奶制品、小虾皮、海带、豆类及其制品、沙丁鱼、鲑鱼、青鱼、鸡蛋等;各种主食,特别是发酵的谷类;各种畜禽肉类、鱼类;各种水果和蔬菜(草酸含量高的除外)。

(2) 忌(少)用食物　含草酸高的菠菜、蕹菜、冬笋、茭白、洋葱头等,应先灼后烹调。含磷量高的肝脏(磷比钙高 25～50 倍)和含高磷酸盐添加剂的食物不宜选用。

内容五　泌尿系统疾病的营养防治

一、概述

肾脏是人体内具有排泄、代谢和内分泌功能的重要器官。肾脏的生理功能主要是排泄代谢产物及调节水、电解质平衡和酸碱平衡,维持机体内环境稳定。肾脏疾病患者体内各种营养素(包括水、电解质、蛋白质、糖、脂肪、维生素和某些微量元素等)和体液物质的代谢紊乱,是其病理生理变化的突出特点之一,其中尤以水和各种电解质平

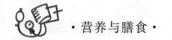

衡失调及蛋白质代谢紊乱常见和突出,主要表现如下。

(1) 水、电解质 轻度肾脏病变时,其对电解质和酸碱平衡的调节尚能代偿。中、重度肾病或存在明显的低蛋白血症,就可能出现水、钠潴留。出现急、慢性肾功能不全(肌酐清除率(Cr)明显下降)时,水、电解质平衡和酸碱平衡就会失调,表现为水、钠潴留或低血容量,并常伴有钠、钾代谢紊乱。酸碱平衡失调以代谢性酸中毒最为常见,常出现于急、慢性肾功能不全患者,而在尿毒症阶段几乎全部存在代谢性酸中毒。

(2) 蛋白质 蛋白质代谢紊乱表现为代谢产物蓄积(氮质血症),血清白蛋白水平、血浆和组织必需氨基酸水平下降等,主要与蛋白质摄入不足、分解增加以及合成减少等因素有关。

(3) 糖类 糖类代谢异常主要表现为糖耐量降低和低血糖。前者较为多见,主要与胰高血糖素升高、胰岛素受体障碍等因素有关。后者的发生与饮食摄入不足、肝糖原储备不足、糖异生作用减弱等因素有关,较为少见。

(4) 脂肪 肾病综合征时可出现明显的高胆固醇血症和高甘油三酯血症。慢性肾功能衰竭时,出现高甘油三酯血症,可伴有极低密度脂蛋白胆固醇(VLDL-C)水平升高和高密度脂蛋白胆固醇(HDL-C)水平明显降低。

(5) 维生素 维生素 B_6 缺乏最为常见,其他如维生素 C、维生素 B_{12}、叶酸等不足也会出现,与饮食摄入不足、某些酶活性下降有关。

营养治疗应根据患者病情及个体差异进行个体化安排,目的是减轻肾脏负担,并适当发挥健存肾单位的生理功能,以维持患者的营养需要,增加抗病能力,使患者生理状态达到或接近正常水平,并改善生活质量,延缓病情的发展和恶化。

二、肾小球肾炎

(一) 急性肾小球肾炎

急性肾小球肾炎简称急性肾炎,是以急性肾炎综合征为主要临床表现的一组疾病。其特点为急性起病,患者出现血尿、蛋白尿、水肿和高血压,并可伴有一过性氮质血症。

本病的发生与免疫反应有关,多见于链球菌感染后,而其他细菌、病毒及寄生虫感染亦可引起。病变主要表现为弥漫性肾小球毛细血管内皮细胞及系膜细胞增生。本病起病较急,病情轻重不一,轻者呈亚临床型,典型者呈急性肾炎综合征表现,重症者可发生急性肾功能衰竭。

(二) 慢性肾小球肾炎

慢性肾小球肾炎简称慢性肾炎,是指以蛋白尿、血尿、高血压、水肿为基本临床表现,起病方式各有不同,病情迁延,病变进展缓慢,可有不同程度的肾功能减退,最终将发展为慢性肾衰竭的一组肾小球病变。

慢性肾炎临床表现呈多样性,个体间差异较大,恶化迅速者可于数月进入尿毒症期,轻型可自行痊愈或持续 20~30 年,一直保持稳定或病情缓慢发展。

(三) 营养治疗

(1) 根据病情控制蛋白质摄入量 根据肾功能损害程度确定膳食蛋白质摄入量。

对于肾功能损害不严重者,不需要严格限制蛋白质摄入量,以免造成营养不良。供给量为 0.8~1.0 g/(kg·d),以不超过 1.0 g 为宜,应当选用鸡蛋、牛乳、鱼类和瘦肉等生物学价值高的动物性蛋白质。当病情恶化或急性发作时,蛋白质供给量为 0.5~0.8 g/(kg·d)。病情较重,出现氮质血症时,应限制蛋白质的摄入量小于 0.5 g/(kg·d),必要时可适量口服必需氨基酸。

（2）保证能量供给　以糖类和脂肪为能量的主要来源,供给量应以满足活动需要为准。通常可按 30~35 kcal/(kg·d)摄取,中、重度患者以 25~30 kcal/(kg·d)为宜。

（3）充足矿物质和维生素　宜多摄取各种维生素含量丰富的食物,以利于肾功能恢复,如新鲜蔬菜和水果。有贫血表现时,应多供给 B 族维生素、叶酸和富含铁的食物,如动物肝脏等。保证维生素 C 摄入量在 300 mg/d 以上。但血钾高时,应避免选择含钾量高的蔬菜和水果。

（4）调整入水量,限制钠盐摄入　根据水、钠潴留情况和有无高血压,适时调整水、钠的摄入量。入水量应以前一天的尿量(mL)加 500 mL 为限,且入水量不应超过 1000 mL/d。有水肿和高血压者,应限制钠盐的摄入,采用低盐饮食,每天 2~3 g 为宜。水肿严重者,每天食盐摄入量应在 2 g 以下,或采用无盐饮食。

（5）根据病情变化调整饮食　大量蛋白尿时,可按肾病综合征的营养治疗原则进行处理。肾功能恶化时,应根据恶化程度,采用相应的营养治疗原则,调整饮食内容。

（四）注意事项

（1）慢性肾炎多尿期或长期限制钠盐摄入量,容易造成机体钠含量不足或缺乏,故应定期检查血钾、血钠水平。血钾水平高时,忌用含钾量高的蔬菜和水果。

（2）忌用酒精类饮料和刺激性食物。

三、肾病综合征

肾病综合征是指一组表现为大量蛋白尿、低蛋白血症、水肿和高脂血症的临床症候群。很多肾脏疾病都可以导致肾病综合征。肾病综合征分为原发性和继发性两类。主要表现如下。

（1）蛋白尿　大量蛋白尿是肾病综合征的特征及病理生理改变的基础。患者 24 h 尿蛋白定量超过 3.5 g,最高可超过 20 g,以白蛋白为主。

（2）低蛋白血症　低蛋白血症多见于大部分肾病综合征患者。血清白蛋白水平多在 35 g/L 以下。

（3）水肿　水肿程度轻重不等,轻者仅局限于眼睑部和足踝,重者波及全身,可有胸水、腹水。

（4）高脂血症　血清胆固醇明显增高,甘油三酯和磷脂亦增加。

（一）营养治疗

营养治疗的目的是采用充足能量、充足优质蛋白质、适量脂肪、限制钠摄入量等手段,设法纠正低蛋白血症、水肿和营养不良的一种治疗方法。

（1）根据病情调节蛋白质摄入量　肾病综合征患者通常表现为负氮平衡。患病初期肾功能尚好时可供给高蛋白质膳食,以弥补尿蛋白的丢失。按照0.8~1.0

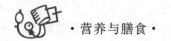

g/(kg·d)给予,应加上尿蛋白丢失的量。并注意选用优质蛋白质(占蛋白质总量的60%～70%)。病情加重出现氮质血症时,应立即限制膳食蛋白质的摄入量,即按照0.6～0.8 g/(kg·d)给予,并适当补充每日尿蛋白丢失量,以能够维持氮平衡时的蛋白质摄入量为标准。全日蛋白质摄入量不应低于50 g。

(2) 供给足够能量　能量供给以0.13～0.15 MJ/(kg·d)(30～35 kcal/(kg·d))为宜,使蛋白质能为机体充分利用。糖类产能应占每日总能量的65%～70%。

(3) 限制钠盐　限钠饮食是纠正水、钠潴留的一项有效治疗措施。根据患者水肿和高血压的不同程度,可给予低盐、无盐或低钠饮食。

(4) 适量脂肪　严重高脂血症者除了应限制脂类的摄入量外,还应注意脂肪种类的选择,以含多不饱和脂肪酸丰富的植物油为宜。每日膳食脂肪供给量为50～70 g,产能占总能量的20%以下。采用少油低胆固醇饮食。

(5) 充足的矿物质和维生素　应选择富含铁、钙和维生素 A、维生素 D、维生素 C和 B 族维生素的食物。

(二) 注意事项

(1) 尽可能做到食物品种多样化、美观可口,以增进食欲。

(2) 高蛋白质饮食时,脂类的摄入量亦增加,因此,对脂类的摄入总量应当控制。

(3) 如病情需要限制钾、钠摄入量时,饮食应限盐,忌用咸菜、含盐挂面、腌菜等,忌用含钾量高的蔬菜、水果。

(4) 忌食动物油、辣椒、芥末、胡椒等刺激性食物。

四、肾功能衰竭

(一) 急性肾衰竭

急性肾衰竭(ARF)是由多种原因引起的肾功能在短时间内(几小时至几周)突然下降而出现的氮质废物滞留和尿量减少的综合征。急性肾衰竭主要表现为氮质废物血肌酐(Cr)和尿素氮(BUN)升高,水、电解质平衡和酸碱平衡紊乱,全身各系统出现并发症。常伴有少尿(尿量少于 400 mL/d),但也可以无少尿表现。急性肾衰竭分为肾前性、肾性和肾后性三类,以急性循环衰竭为主,急剧发生肾小球滤过率降低和肾小管功能降低,按病程演变和营养代谢特点,分为少尿期(或无尿期)、多尿期、恢复期三个阶段。①少尿期(或无尿期):这是急性肾衰竭的危急阶段,表现为尿量迅速减少,甚至无尿;常出现水、电解质平衡和酸碱平衡失调及氮质血症。②多尿期:尿量逐渐增多,进行性尿量逐渐增加是肾功能开始恢复的一个标志;临床症状缓解,血尿素氮和肌酐开始下降,但持续多尿可发生脱水、低钾血症或低钠血症。③恢复期:当血尿素氮和肌酐明显下降时,尿量开始逐渐恢复正常,但由于组织蛋白大量消耗,患者常感觉软弱无力、消瘦,还可能出现四肢肌肉萎缩和周围神经症状;肾功能恢复需 3～6 个月,也有少数转变为慢性肾衰竭。

1. 营养治疗

(1) 少尿期(或无尿期)　部分患者初期采用肠外营养以增加能量、蛋白质及必需脂肪酸的摄入,达到促进组织修复、维持机体氮平衡的目的。可进食后,膳食供应以碳水化合物为主要来源提供充足的能量;限制蛋白质的摄入,以 $0.5\sim0.6\ g/(kg \cdot d)$ 为宜,选择优质蛋白质如牛乳、鸡蛋等;少尿期以低钠饮食为宜,膳食中钠、钾的供给量应根据患者血钠、血钾情况进行调整;同时应严格限制入液量,日入液量一般维持在前一日尿量加 $500\sim800\ mL$ 的水平。根据尿量及时调整入液量。

(2)多尿期 早期营养治疗与少尿期相同,保证足够的能量供应。随着氮质血症的纠正,蛋白质摄入量可增加至 $0.6\sim0.8\ g/(kg \cdot d)$,其中优质蛋白质应占 50% 以上,以供组织修复的需要。本期水和电解质随尿排出增加,入液量取决于前一日尿量,应注意补充钾盐,饮食中多选用含钾高的蔬菜和水果,钠无需特殊限制,应当根据患者具体情况及时调整,注意及时补充维生素和矿物质,尤其是水溶性维生素。

(3)恢复期 能量供应应当充足,蛋白质摄入量可逐渐增加至 $1.0\sim1.2\ g/(kg \cdot d)$,注意观察肾功能,随时调整用量。多吃富含维生素 A、维生素 C 以及 B 族维生素的食物。

2. 注意事项

(1)宜用食物 可选用藕粉、蜂蜜、白糖、粉丝、粉皮、凉粉、核桃、山药、干红枣、桂圆、干莲子等,按病情限量选用蛋类、乳类。少尿期可用葡萄糖、蔗糖以及少量香料或鲜柠檬,可制成冰块或溶入定量水中服用。多尿期可用各种饮料,亦可选用水果、蔬菜和蔬菜汁。

(2)忌(少)用食物 忌用或少用青蒜、大葱、辣椒、酒、咖啡、咸肉、动物内脏,不食油煎、油炸食物。膳食少用盐和酱油。

(二)慢性肾衰竭

慢性肾衰竭(CRF)是指各种原因引起的慢性肾脏结构和功能障碍(肾脏损伤病史超过 3 个月),包括肾小球滤过率(GFR)正常和不正常的病理损伤、血液或尿液成分异常,以及影像学检查异常,或不明原因的肾小球滤过率下降(小于 60 mL/min)超过 3 个月的功能障碍。广义上的慢性肾衰竭是指慢性肾脏病引起的肾小球滤过率下降及与此相关的代谢紊乱和临床症状组成的综合征,简称慢性肾衰。慢性肾衰竭按肾功能损害程度可分为四个阶段,即肾功能代偿期、肾功能失代偿期、肾功能衰竭期(尿毒症前期)和尿毒症期。慢性肾衰竭患者临床表现除氮质血症外,常伴有代谢性酸中毒、水和电解质失衡等尿毒症特征,还会出现疲倦乏力、厌食、恶心、呕吐、头痛、嗜睡、抽搐、皮肤瘙痒、出血倾向等表现。

1. 营养治疗

慢性肾衰竭营养治疗的目的是:通过调整膳食营养素供给量,优化氨基酸比例,以减少体内氮代谢产物的积聚;针对症状纠正电解质紊乱现象;维持患者的营养需要,增加抵抗力,改善负氮平衡,缓解病情,延长寿命。

(1)控制蛋白质摄入,调整必需氨基酸比例 限制蛋白质可以减少氮代谢产物的堆积,保护残余肾单位,减缓病程进展。

① 低蛋白麦淀粉饮食 麦淀粉饮食,即在蛋白质限量范围内用含植物性蛋白质极低的麦淀粉或玉米淀粉、土豆淀粉(含蛋白质 $0.3\%\sim0.6\%$)代替部分大米、面粉等主食,以满足能量的需要,将节约下来的蛋白质用高生物学价值的蛋白质食物(鸡蛋、

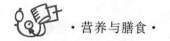

牛乳、瘦肉等)补充,以提高膳食中必需氨基酸的供给量,降低非必需氨基酸摄入量。这种配膳方法可以促使患者体内代谢的氨用于合成非必需氨基酸,使尿素生成减少,血尿素氮下降,改善负氮平衡,缓解临床症状。

②必需氨基酸制剂 进食量不足时,在低蛋白质饮食基础上加用必需氨基酸制剂,能够改善患者体内氨基酸代谢异常,纠正必需氨基酸与非必需氨基酸之间的比例异常,更重要的是可以利用自身滞留的氮来合成人体蛋白质,进而减少含氮代谢产物潴留,改善蛋白质营养状况,比单用低蛋白质饮食疗法效果要好。膳食蛋白质摄入量取决于临床症状和肾功能受损害程度,具体见表8-6。

表 8-6 慢性肾功能衰竭不同阶段蛋白质摄入的推荐量

病情分期	肌酐清除率(Cr)/(mL/min)	血清肌酐(Scr)/(mg/dL)	蛋白质/(g/d)	蛋白质/(g/(kg·d))
肾功能代偿期	80~50	1.6~2.0	50~70	0.8~1.0
肾功能失代偿期	50~20	2.1~5.0	40~60	0.8~0.9
肾功能衰竭期	20~10	5.1~8.0	30~50	0.6~0.8
尿毒症期	<10	>8.0	30~40	0.6~0.7

(2)保证能量供应 采用低蛋白质饮食时,能量必需供给充足,以提高蛋白质的利用率。每日总能量应达到 8.38~12.57 MJ(2000~3000 kcal)为宜。

(3)限制钾和钠摄入量 若患者合并有水肿和高血压时,饮食中应限制钠盐的摄入量。无水肿和严重高血压时则不必限制食盐以防止低钠血症的发生。当使用利尿剂或伴有呕吐、腹泻时应适当增加钠的摄入量。患者有高钾血症时,应限制饮食中钾的摄入量,慎用含钾量高的蔬菜和水果。出现低钾血症时则要注意补钾。

(4)高钙低磷膳食 患者常合并低钙血症和高磷血症。膳食应提高钙含量,降低磷含量。低蛋白质饮食可降低磷的摄入量,缓解肾功能衰竭的进程。必要时给患者口服氢氧化铝或碳酸铝乳胶,使之与磷结合促进磷排出。为防治血钙水平降低,膳食中应注意补充含钙丰富的食物,必要时可补充钙剂。

(5)维生素与微量元素 贫血是肾功能衰竭晚期患者常出现的并发症,除此之外,肾功能衰竭晚期还会出现多种维生素缺乏,因此,膳食中应注意补充水溶性维生素和铁、锌等元素,可适当使用维生素制剂。

(6)α-酮酸疗法 在低蛋白质饮食基础上加用 α-酮酸(α-KA)治疗慢性肾衰竭,可通过改善蛋白质代谢,减少氮代谢产物,减轻残余肾单位过度滤过而达到降低血磷浓度和降低甲状旁腺激素(PTH)水平的效果,进而达到缓解症状,减缓病程进展,保护和改善肾功能的目的。应用此疗法的患者应给予低蛋白质(0.5~0.7 g/d)、高能量(35~45 kcal/(kg·d))膳食。

2. 注意事项

(1)为慢性肾衰竭患者设计食谱时应密切结合病情,随时观察病情变化,包括肾功能以及其血液生化检查结果,观察患者进食情况,以便及时调整食谱内容。

(2)忌用或少用食物 凡含非必需氨基酸高的食物,如干豆类、豆制品、硬果类及谷类等应限制。高血钾时应慎用含钾量高的蔬菜和水果。忌用动物内脏、油煎油炸食物,忌用刺激性食物。膳食中少用盐和酱油。③加用 α-酮酸疗法时膳食中钙不应过多。

内容六 感染性疾病的营养防治

一、肺结核

结核病是由结核杆菌引起的慢性传染病,可发生在全身多个脏器,其中以肺结核最为多见。肺结核是一种常见的传染病,是全球关注的公共卫生和社会问题,也是我国重点控制的主要疾病之一。

（一）膳食营养因素

（1）能量和水 结核病是一种慢性、消耗性疾病,常合并食欲减退。长期的发热、盗汗使能量和水的消耗过大,应及时补充。否则会导致营养不良,甚至发生脱水。

（2）蛋白质 病原菌不断排出毒素物质,导致中毒和全身性反应,蛋白质分解代谢显著增强,造成蛋白质丢失过多。同时,在结核病活动期,全身毒血症引起患者食欲减退、腹痛、腹泻、恶心、呕吐等,患者膳食摄入量有限,蛋白质摄入严重不足,出现负氮平衡。加之能量摄入同样减少,导致蛋白质-能量营养不良。

（3）脂肪 结核病患者脂肪和类脂质代谢也发生障碍,如果膳食脂肪摄入过多,容易抑制胃液的分泌,出现消化不良和食欲不振。

（4）糖类 肺结核患者可出现各种形式的低氧血症和缺氧,引起糖代谢障碍,患者糖耐量曲线与糖尿病患者相似。

（5）矿物质 结核病灶修复时出现钙化过程,钙是促进病灶钙化的原料。在疾病过程中,矿物质与氮成比例性丢失,出现血清铁浓度降低、低钾和低钙等,这对结核病灶钙化不利,影响疾病恢复。

（6）维生素 结核病患者由于分解代谢加强、能量消耗增高,各种维生素的丢失量增加。另外,抗结核药物还会增加维生素 C 和 B 族维生素等的消耗。

（二）营养治疗

营养治疗是结核病治疗不可缺少的重要环节之一。营养治疗和药物治疗相互配合,可以减少药物的副作用,以补充足够的能量和营养素,加速结核病灶的钙化,提高机体免疫力,促进疾病痊愈。结核病的营养治疗原则是给予高能量、高蛋白质及富含维生素和矿物质的膳食。

（1）能量 能量摄入应稍高于正常人,总能量以 $147\sim167$ kJ/(kg·d)（$35\sim40$ kcal/(kg·d)）为宜。伴有肥胖、心血管疾病者以及老年人,总能量不宜过多。

（2）蛋白质 要提供充足的蛋白质,促进机体免疫力的提高。蛋白质每天应达到 $1.2\sim1.5$ g/kg,其中畜、禽、乳、蛋和豆制品等优质蛋白质应占 50% 以上。注意选择有促进结核病灶钙化作用的含酪蛋白高的牛奶和奶制品等食物。

（3）糖类和脂肪 糖类是能量的主要来源,可根据患者的具体情况决定。伴有糖

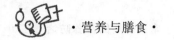

尿病时,应限制摄入量。脂肪摄入量也应适当控制。

(4)矿物质 结核病灶的修复需要大量钙质。牛乳中钙含量高,吸收好,每日可摄取牛乳 250~500 mL,以增加膳食中钙的供给量,也要多吃其他含钙丰富的食物。少量反复出血的结核病患者常伴有缺铁性贫血,应注意膳食中铁的补充,如选用动物肝脏、动物血液、瘦肉类、绿叶蔬菜和水果等。必要时使用补充钙片或铁剂。进行性结核病患者多极度衰弱,并伴有慢性肠炎和多汗,应注意补充钾、钠。

(5)维生素 应供给丰富的维生素,包括维生素 A、维生素 D、维生素 C 和 B 族维生素等。其中维生素 B_6 可减轻异烟肼引起的副作用。多食新鲜蔬菜、水果、鱼、虾、动物内脏及蛋类等,鼓励患者进行日光浴或户外活动以增进维生素 D 的吸收。

（三）注意事项

(1)结核病患者大多食欲较差,可以采用少食多餐,以增加膳食摄入量。

(2)不用油煎、油炸和不易消化的食物。少用或不用辛辣食品和辛辣调味品。禁烟和烈性酒。酒精能使静脉血管扩张,加重肺结核病患者的气管刺激症状,加重咳嗽和咯血。

二、病毒性肝炎

肝炎是各种原因引起的以肝实质细胞变性坏死为主要病变的肝功能损害,其中,由肝炎病毒引起的病毒性肝炎最为常见。病毒性肝炎是法定乙类传染病,具有传染性强、传播途径复杂、流行面广泛、发病率较高的特点。根据病源可将病毒性肝炎分为甲型、乙型、丙型、丁型和戊型五种,其中甲型和乙型发病率较高,病毒性肝炎多经血液传播、母婴传播及密切接触传染。

（一）膳食营养因素

(1)蛋白质 肝脏是蛋白质合成和分解的主要场所,也是合成白蛋白唯一的部位。肝脏功能受损,蛋白质合成代谢减少,患者易出现低白蛋白血症。同时机体免疫球蛋白、补体、凝血系统等蛋白质合成也不足,患者易出现乏力、感染、消化道出血等症状。机体呈负氮平衡状态,组织蛋白消耗增加。患病毒性肝炎时,血浆中丙氨酸和谷氨酸浓度增加,血氨浓度上升;缬氨酸、亮氨酸和异亮氨酸等支链氨基酸浓度降低,苯丙氨酸和酪氨酸等芳香族氨基酸浓度上升。

(2)脂肪 脂蛋白的合成、脂肪酸的氧化和酮体的生成等脂肪代谢活动均在肝脏内进行。病毒性肝炎患者肝脏功能受损,胆汁合成和分泌减少,脂肪的消化吸收功能发生障碍。同时脂肪不能释出肝脏而蓄积在肝脏,形成脂肪肝,使肝内结缔组织增生,最终导致肝硬化。

(3)糖类 在病毒作用下,患者出现胰岛素抵抗及糖耐量异常,对内源性胰岛素和外源性胰岛素均不敏感,最终发展成为糖尿病。由于肝脏受损,糖原合成减少甚至耗竭,肝脏糖异生作用减弱,糖代谢相关激素分泌失调,也可导致低血糖发生,常见于饥饿时。

(4)维生素 多种维生素储存于肝脏中,并参与肝脏内的生理、生化代谢。病毒性肝炎急性期易出现高维生素血症,多在 1~2 周内恢复正常。慢性肝炎时,水溶性维生素和脂溶性维生素缺乏很常见。

（5）微量元素　绝大多数微量元素在运转过程中需要与蛋白质相结合，肝脏发生病变时，微量元素的代谢也会受到影响。最容易出现的是血清锌、血清铁及血清硒水平的降低，而低血钾是肝病患者糖耐量异常的原因之一。

（二）营养治疗

1. 急性期

此时患者常厌食、纳差，应给予低脂肪、易消化、高维生素、高糖类的清淡饮食。选用易消化吸收的流质膳食或半流质膳食，逐渐过渡至普食，少量多次用餐。当食物摄入不足时，可给予肠外营养支持，以提供必需的营养物质。

2. 慢性期

病毒性肝炎患者能量供给应适度，不宜过高。蛋白质的供给应根据病情变化随时调整。

（1）能量　肝炎患者的能量供给应以适量、能够保持理想体重为宜。能量过低不利于肝细胞的修复和再生，还会增加蛋白质的消耗。成人每天以 8.4 MJ（2000 kcal）为宜，并结合患者的具体情况及时调整。

（2）蛋白质　这是肝细胞修复和再生的主要原料，应保证其供应以利于肝细胞的修复和再生，弥补因肝功能降低造成的蛋白质利用不足。蛋白质的供给能量应占总能量的 15%，并以优质蛋白质为主，同时要注意限制芳香族氨基酸的摄入。合并感染、腹水、消化道出血等症状的患者每日蛋白质摄入量不少于 1.5 g/kg。

（3）脂肪　脂肪摄入量应适度，其供给能量以占每日总能量的 25%～30% 为宜，不宜超过 40%。膳食中脂肪过多会增加肝脏负担，引起脂肪泻，还可导致急性蛋白质浓度下降；过分限制脂肪，又会影响食欲和脂溶性维生素的吸收。脂肪供给宜采用易消化的植物油，胆固醇高的食物应限制摄入。

（4）糖类　糖类的供给量应适量，一般以占总能量的 60%～70% 为宜。糖类对蛋白质有保护作用，并可促进肝脏对氨基酸的利用，促进肝细胞修复和再生。但总量也不宜过多，一旦过量容易加速转化成脂肪储存在体内，引起肥胖，不利于疾病恢复。

（5）维生素和矿物质　维生素和矿物质可以改善肝脏的解毒作用，调节免疫功能，有利于疾病恢复。肝脏病变时易出现脂溶性维生素和铁、锌等微量元素的缺乏，可增加其摄入量，必要时应用膳食补充剂。

（6）膳食纤维和水　膳食纤维可促进肠胃蠕动，分泌消化液，有利于消化、吸收和排泄。肝炎患者如无腹水或水肿，应补充水分。

（7）少量多餐　养成良好的饮食习惯，少食多餐，定时定量。膳食应合理加工、烹调，以提高食品的色、香、味、形，增进食欲，促进消化吸收。同时兼顾患者的口味和饮食习惯。宜选用蒸、煮、烧、烩、炖、卤等烹调方法，菜肴制作要注意软、嫩、量少、质精。

（三）注意事项

（1）主食应粗细结合，但合并静脉曲张者应慎用全谷类食物或纯粗粮食物，以免造成食管或消化道出血。

（2）忌用或少用带皮鸡、猪肉、牛肉、羊肉及兔肉等含芳香族氨基酸多的食物。

（3）应严格限制饮酒和含酒精饮料，以免加重肝细胞损害。不食用煎炸、油腻食物；胡椒粉、辣椒等刺激性食物。

三、急性肠道传染病

临床常见的急性肠道传染病包括新型肠道病毒感染、细菌性痢疾、细菌性食物中毒、伤寒及副伤寒等。多数是因为患者自身免疫功能低下并进食被细菌、病毒等病源微生物感染的食物所致。病理表现为肠道黏膜全部或局限性充血、水肿、出血、糜烂，严重者可形成溃疡。临床表现多为由肠蠕动功能失调、消化吸收功能障碍引起的恶心呕吐、腹泻等，患者出现水、电解质紊乱，酸碱平衡失调等营养不良状况。

（一）膳食营养因素

（1）能量 急性肠道传染病属感染性疾病，多伴有发热，基础代谢率增加，机体处于高代谢状态。同时，食欲不振使机体有效摄入减少，呕吐、腹泻等影响营养物质的吸收并加速其丢失，能量代谢处于负平衡状态。

（2）蛋白质 疾病原因造成膳食摄入量有限，蛋白质摄入减少，同时肠道黏膜损伤又影响蛋白质的吸收，导致蛋白质有效摄入量不足。肠道黏膜修复又需要大量蛋白质，而使蛋白质的需要量增加。最终导致蛋白质缺乏，机体出现负氮平衡。

（3）脂肪 脂肪摄入会刺激肠道，加剧腹泻。因此，急性肠道传染病患者多存在脂肪摄入不足，从而导致必需脂肪酸和脂溶性维生素的缺乏。

（4）糖类 足量的糖类还可以减少蛋白质分解供能，减轻负氮平衡，并利于防止代谢性酸中毒的发生。

（5）维生素 膳食有效摄入量的减少也会引起维生素的摄入量不足，恶心、呕吐、腹泻又使维生素大量丢失，尤其是水溶性维生素。最终可出现某些维生素缺乏。

（6）水、电解质 由于呕吐、腹泻等临床症状的出现，体液和离子大量丢失，患者常出现水、电解质紊乱和酸碱平衡失调。临床上常见的有不同程度的脱水、低钠血症、代谢性酸中毒以及低血容量性休克，严重者可危及生命。

（二）营养治疗

营养治疗以预防或改善营养不良，促进肠道功能恢复、调节肠道免疫力，并减轻腹泻症状，纠正水、电解质紊乱为目的。

（1）重度失水或肠道症状严重者应完全禁食，进行肠外营养支持（一般 3～5 天），口服等渗性液体补液，需大量、快速补足液体者，可采用管饲途径。

（2）中度失水或症状缓解者可经肠道补充一部分能量和营养素，不足部分经肠外营养补充，以修复受损肠道，促进肠道功能恢复。逐渐过渡至全肠内营养支持，再从流质膳食依次经半流质膳食、软食过渡至普食。整个治疗过程中，肠外营养应在 7～10 天终止，以免出现并发症，造成病情恶化。

（3）轻度失水或恢复期者经肠内营养治疗即可，但需注意膳食种类和结构的调整，以免加重肠道症状。可由流质饮食向半流质饮食、软食、普食依次过渡。

（4）经肠外营养治疗时，能量可按疾病状态下的需要量供给，计算时应包括补液中葡萄糖提供的能量,肠内营养与肠外营养并用时能量供给量的计算应包括两种途径。单独使用肠内营养时,由于治疗初期要避免大量进食刺激肠道,以及流质、半流质饮食的特点,能量供给量低于能量需要量,随着饮食的逐渐过渡,能量可逐渐增至正常需要量。

(5) 配制肠外营养制剂时,可按正常比例添加供能营养素,按美国 RDA 标准供给维生素和矿物质。出现低钾者需经静脉或口服途径补钾(一般为 3 g/L),宜在尿量超过 30 mL/h 之后进行,尿量超过 500 mL/h 时可酌情增加。

(6) 无论是经肠外营养治疗还是经肠内营养治疗,谷氨酰胺都可以给受损肠黏膜提供营养,保护其正常形态与功能,调节肠道免疫功能,防治肠道受损后易出现的肠道菌群移位,以及由此带来的脓毒血症、内毒素血症等。通常按 0.3~0.4 g/(kg·d) 的剂量供给。

(7) 出现代谢性酸中毒者,在药物治疗的同时,可增加果汁、菜汁等呈碱性食物的摄入量,以调节体液的酸碱性。

(8) 在完全治愈之前,尽管腹泻等临床症状可能已经好转,膳食中仍需控制脂肪和膳食纤维的摄入量,以免刺激肠道造成病情反复。普食也应细软、易咀嚼、易消化。

(三) 注意事项

(1) 忌用浓稠的汤、汁、油腻食物,以免加重腹泻症状。

(2) 忌用生冷、干硬、有刺激性的食物,减少膳食纤维的摄入,避免对肠道过度刺激。

(3) 乳糖不耐受症患者忌用牛乳。

四、获得性免疫缺陷综合征

获得性免疫缺陷综合征,也称为艾滋病,是由人类免疫缺陷病毒(HIV)引起的一种严重威胁人类生命的传染病。HIV 主要破坏辅助性淋巴细胞,引起免疫功能全面低下,并在此基础上出现机会性感染、恶性肿瘤及中枢神经系统损害等一系列临床症状。整个病程中,最突出的表现就是体重进行性下降和营养不良。

(一) 膳食营养因素

(1) 营养不良 HIV 感染者常有厌食、慢性腹泻、发热等症状,从而影响了食物的摄入,当胃肠道受累时,又影响了营养物质的吸收。因此,蛋白质-能量营养不良是艾滋病常见的并发症。由于机体抵抗力降低,机会性感染的发生率大大增加,从而加重了营养物质的消耗;而各种营养素的缺乏又使免疫功能发生严重障碍,形成了恶性循环,使疾病发展加速直至死亡。

(2) 静息代谢率增高 静息代谢率的增高增加了自身的能量消耗,而患者膳食摄入量减少,营养物质吸收减少,最终导致机体处于能量负平衡状态。

(3) 糖代谢异常 糖类依靠无氧酵解提供能量,机体葡萄糖的生成及消化均增加,出现能量消耗增多、糖异生作用加强、肝糖原耗尽,以及糖耐量降低。而持续的高血糖和乳酸堆积被认为是厌食的原因之一。

(4) 脂质代谢异常 HIV 感染者血清甘油三酯升高,这是由于极低密度脂蛋白

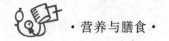

升高,血清甘油三酯清除率下降,外周组织利用脂肪能力下降所致,也可能是细胞因子的介导作用导致。

(5) 蛋白质代谢异常 主要表现为骨骼肌的消耗、蛋白质的合成率减少、分解率增加、出现负氮平衡。

（二）营养治疗

合理的营养治疗对纠正患者的营养状况、改善患者的生活质量、抵御感染的能力均有明显的作用。

(1) 能量供应 总能量的需要根据病程及并发症因人而异,通常能量消耗较普通疾病要大,其能量需要量应按下式计算:

$$能量需要量＝基础代谢能量消耗（BEE）×活动系数×应激系数$$

应激系数按 1.2～1.5 不等。还可根据原有体重按 35～40 kcal/(kg·d) 供给能量。

(2) 蛋白质 一般情况下,蛋白质摄入量按 1.0～1.5 g/(kg·d) 供给,能量和氮元素之比(简称能氮比)以 150∶1 为宜。如合并肾脏或肝脏疾病,蛋白质的量还要做相应的调整。

(3) 脂肪 为防止或纠正脂肪代谢异常,应控制膳食中脂肪摄入量,以 60～80 g/d 为宜。患者如有腹泻或吸收不良,应选用适宜的肠内营养制剂,以减轻膳食脂肪对肠道的刺激,保证各种营养素的消化、吸收和利用。

(4) 液体 入液量与健康人相同,如果出现严重腹泻、呕吐、盗汗、持续发热等症状,需要注意额外补充。

(5) 维生素和矿物质 由于膳食摄入量减少,机体消耗增加,会出现相应的维生素和矿物质的缺乏。如维生素 A、维生素 E 和 B 族维生素,以及锌、铁、铜和硒等,都与机体的免疫功能调节相关,应注意及时补充。如果膳食摄入无法达到目标,可采用相关药物制剂补充。

（三）营养支持方式

在选择口服、胃肠内营养或胃肠外营养支持时,应根据患者的消化能力、营养成分、所需费用与可行程度而异。

(1) 胃肠功能正常 根据个体情况给予高能量、整蛋白质、低脂肪或无乳糖的普食,或者软食、半流质膳食。如难以达到营养需要,可补充高蛋白饮料、匀浆膳或可口服的要素膳。

(2) 胃肠功能受损 患者此时不能耐受普通口服饮食或口服摄入量无法满足营养需求的,可给予肠内营养支持。

(3) 选用肠外营养支持的指标:

① 近期体重下降 10% 或 9 kg 以上。

② 严重腹泻,化疗及抗腹泻治疗无效。

③ 对口服膳食及鼻饲均不耐受。

④ 无中枢神经疾病,情绪稳定,能配合治疗,并能接受肠外营养支持者。

⑤ 具备接受肠外营养治疗的社会条件和经济条件。

HIV 的肠外营养制剂 1000 mL 约含 1200 kcal 和 50 g 蛋白质,能氮比为 150∶1。

（四）注意事项

（1）长期食用动物性蛋白质含量过高的膳食可增加尿钙排出，易患骨质疏松症。因此，应保证膳食中植物性蛋白质的含量不低于 50%，这不仅可预防负钙平衡的发生，还可减少动物性食物中脂肪和胆固醇的摄入量，并可增加植物化学物的摄入量，起到增强免疫、抑制肿瘤等作用。

（2）避免食用干硬、有特殊气味或刺激性的食物，如膨化食品、烤面包、咖啡、辣椒、辣根等。如出现味觉改变，应避免食用金属罐装食物，如罐装饮料、罐头等。忌用高脂膳食，避免食用油炸、熏酱、腌渍食物。

内容七 外科疾病的营养防治

外科疾病本身及手术都将引起人体一系列内分泌和代谢的改变，导致能量消耗的增加，如何从营养方面提供保证已经成为现代外科治疗学中的重要研究课题。

一、烧伤

（一）概述

（1）定义 烧伤系指热力，包括热液（水、汤、油等）、蒸汽、高温气体、火焰、炽热金属液体或固体（如钢水、钢锭）、电流、化学物质、放射线等，所引起的组织损害，主要是指皮肤或黏膜，严重者可伤及皮下或黏膜下组织，如肌肉、骨、关节甚至内脏。

（2）分度 1970 年全国烧伤会议将烧伤严重程度可分为如下几种：①轻度烧伤为烧伤面积在 9% 以下的 Ⅱ 度烧伤；②中度烧伤为烧伤面积达 10%～29% 的烧伤，或 Ⅲ 度烧伤面积在 10% 以下的烧伤；③重度烧伤为烧伤面积达 30%～49%，或 Ⅲ 度烧伤面积为 10%～19%，或总面积不足 30%，但全身情况较重或有休克、复合伤、中重度吸入性损伤的烧伤；④特重烧伤为烧伤总面积达 50% 以上，Ⅲ 度烧伤面积达 20% 以上的烧伤。

（3）临床过程 烧伤一般分为三期。

① 休克期 本期病程为 2～3 天，是否出现休克取决于烧伤的程度。轻度烧伤患者由于人体的代偿作用，多半不发生休克。烧伤越严重休克出现得越早，严重烧伤患者若抵抗力降低，不能平稳度过休克期，可能会合并早期败血症、急性肾功能衰竭、消化道溃疡、出血等。严重烧伤休克期处理不当，也可能造成死亡。

② 感染期 感染期连续出现于休克期后或交错在休克期内。感染分为局部感染和全身感染。一般烧伤 48 h 后即可发生创面感染，可随时发生菌血症。当抵抗力继续降低，细菌数量不断增多、毒力增强，血中的细菌大量繁殖时即出现败血症。

③ 康复期 康复期的长短，主要取决于创面的浓度和感染的程度。烧伤深 Ⅱ 度和 Ⅲ 度的创面愈合，需要一个锻炼或整形的过程以恢复其功能。同时，在创面愈合后，某些内脏也需要一个恢复的过程。因此，在康复期加强营养，继续控制感染，增加机体抵抗力是非常重要的。

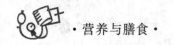

（二）烧伤的营养素代谢

烧伤后,在蛋白质、糖类及脂肪代谢方面出现一系列复杂的变化。主要是分解代谢增强和代谢紊乱,包括基础代谢率增加、氮排出增多、体重明显下降、对糖的不耐受性增加、脂肪动员增加等。

(1)能量代谢　烧伤后的代谢反应分为两个阶段,早期的反应为短时间的基础代谢下降,称为代谢低潮期;在伤后1～2天内出现,继之出现较长时间的高潮期,从伤后第3天起可长达数周至数月,成为代谢旺盛阶段。此期能量消耗及氧耗增加,同时有心动过速和发热,这种情况持续时间的长短与烧伤的严重程度有关。在代谢增加的同时,患者出现体重减轻,脂肪动用和蛋白质分解代谢增加,并由尿内排出非蛋白氮。目前认为,过度产生的能量,有80%来自脂肪组织,15%～20%来自蛋白质。烧伤面积和代谢率增高的关系见表8-7。

表 8-7　烧伤面积和代谢率增高的关系

烧伤面积占体表面积的百分率/(%)	10	20	30	40	50	60
代谢率增高大于正常的百分率/(%)	28	54	70	85	93	98

(2)蛋白质代谢　烧伤后蛋白质分解代谢增强,合成代谢受到抑制。烧伤后第2日尿内氮排出量增加,并持续数日,甚至数周。同时有磷、钙、钾、镁、锌及硫的丢失。烧伤患者出现肌酸尿,表明肌肉发生分解,但心、肝、肾及其他器官不受影响。烧伤后蛋白质分解的主要部位是骨骼肌。烧伤患者尿中氮的排出与患者的年龄、性别、体重、烧伤程度、伤前营养状态、感染,以及蛋白质、糖类摄入都有一定的关系。除尿氮外,烧伤患者还可以经由烧伤创面丢失相当数量的氮。其数量和烧伤的严重程度和处理方法有关。另外,烧伤患者的粪氮丢失量为1.5～2 g/d,与正常人相同,如有腹泻,则丢失增多。

(3)脂肪代谢　烧伤使体内脂肪发生分解,严重烧伤脂肪丢失量可达600 g/d以上。

(4)碳水化合物代谢　烧伤后,由于糖原分解加速及组织对葡萄糖的利用相对下降,使血糖迅速升高。这主要与肾上腺素、肾上腺皮质激素、胰高血糖素的分泌增加有关。同时肌糖原无氧酵解出现乳酸血症。有些患者出现不同程度的糖耐量降低,这是由于烧伤后机体组织对胰岛素的反应降低,使胰岛素刺激组织摄取和利用葡萄糖的作用不能正常发挥(胰岛素抵抗)所致。

(5)水、电解质代谢　烧伤后高代谢常伴有矿物质的大量消耗,这是由于毛细血管通透性增加,大量水分和钠从创面丢失或潴留在组织间隙,导致血容量降低、血液浓缩、血黏度增加等一系列血流动力学改变。血清钠、血清氯、碳酸氢根离子水平均可下降,应注意补充含钠液体。另外,从尿及创面丢失的钾量也相当大,因此,应注意补钾。

(6)维生素　烧伤患者的血中各种维生素均低。维生素是许多酶的辅酶,高分解代谢必然会导致其消耗增加,同时,维生素也会从创面和尿中丢失。

（三）营养相关因素

一般来说,烧伤面积在30%以下的轻、中度烧伤,烧伤后机体的应激反应轻,不存在营养治疗的问题。但是,总面积在 30% 以上的严重烧伤患者,应激反应剧烈,出现代谢的高分解状态,表现为能源物质分解增加、合成减少,外周组织葡萄糖利用受限、脂肪动员和利用增高、负氮平衡、肌肉组织分解等。许多疾病都可以造成高分解代谢状态,但烧伤后其升高的幅度最大。一方面人体消耗增加,另一方面又存在外源性营养物质利用障碍。因此,必须对烧伤患者进行充分有效的营养支持以补充消耗的营养素。烧伤患者的能量消耗增加可达基础代谢率的 50%～100%;蛋白质分解,尿氮排出增加,中度烧伤每日氮丢失 10～20 g,重度烧伤可达 28～45 g。烧伤患者由于长时间的负氮平衡,体内基础能量消耗增加,饮食摄入减少,体重可迅速下降,烧伤痊愈时体重减轻愈大。烧伤面积大于 40% 体表面积时,预测将可丢失 20% 的原有体重,在长时间的细菌感染后,体重可减少到原来的 1/3。故控制体重丢失在 10% 以下是对患者加强营养支持的重要界限。增加膳食蛋白质和能量,可明显地改变负氮平衡和降低组织消耗。增加糖类可减少氮的丢失,但因糖耐量的降低,摄入过多的糖类可能会加重胰腺的负担而导致其功能障碍。脂肪组织是烧伤患者的重要能源,脂肪的动员和利用可减少糖异生,保留蛋白质,对烧伤患者有利。补充电解质维持酸碱平衡,防止酸中毒和碱中毒。补充维生素利于合成代谢,促进创面愈合。

(四)营养治疗

一般而言,烧伤越严重,发生营养障碍的可能性越大,营养不良程度越重。如果不能及时补充必需的营养物质,会导致体重下降、免疫功能低下、创面愈合延迟,最终影响患者预后。因此,烧伤患者的营养治疗是烧伤综合治疗的重要环节之一。营养治疗的原则:①休克期可不强调蛋白质和能量的供给,尽量保护食欲,可适当补充多种维生素;②感染期可给予富含维生素的膳食,逐渐增加能量和蛋白质的供给,补充消耗,改善负氮平衡;③康复期的膳食应以控制感染、调节免疫功能、增加抵抗力、促进康复为目的,给予高蛋白质、高能量、高纤维素的全面营养膳食。

1. 能量和营养素需要量

(1)能量需要量 烧伤患者高代谢能量消耗大且持久,并随病情、治疗方法、并发症及个体差异等因素有很大的改变。而过高的能量摄入对患者的呼吸功能、水负荷和肝脏均有损害。因此,正确测算烧伤患者的能量需要非常重要。烧伤患者由于高分解状态,能量消耗很大,需要量也相应很大。Curreri 提出:面积大于 50% 的烧伤患者每日能量需要量如下。

成人: 每日能量需要量(kJ)＝105 kJ/kg＋168 kJ×烧伤总面积(%)

8 岁以下儿童: 每日能量需要量(kJ)＝168～252 kJ/kg＋147 kJ×烧伤总面积(%)

我国烧伤患者能量预测公式为:

$$能量(kcal/d)＝1000×体表面积(m^2)＋25×烧伤面积(\%)$$

经临床验证表明该公式简便、实用,符合我国人群的特点及临床需要。

(2)蛋白质需要量 创面修复需要蛋白质,从尿、创面又大量丢失蛋白质,因此,烧伤患者的蛋白质需要量很大。严重烧伤患者的蛋白质需要量,成人 2～3 g/(kg·d),儿童 6～8 g/(kg·d)。成人每日蛋白质摄入量最好维持在 120～200 g 之间,必须保证优质蛋白质占摄入总蛋白质的 70%，这对维持氮平衡极为重要。也可按下列公式计算：

$$成人蛋白质需要量(g)=1\ g\times体重(kg)+3\ g\times烧伤面积(\%)$$
$$儿童蛋白质需要量(g)=3\ g\times体重(kg)+1\ g\times烧伤面积(\%)$$

某些氨基酸对烧伤患者是特别需要的，如蛋氨酸的甲基用于合成胆碱以防止脂肪肝，蛋氨酸又可转变为半胱氨酸而有解毒作用，在肝脏中毒时有保护作用。赖氨酸与色氨酸的比例也很重要，一般以(6~7)：1 为宜，可提高蛋白质的利用率。同时，赖氨酸是蛋白质合成时最需要的氨基酸，在烧伤膳食中必须注意供给。组织蛋白的合成只有在足够的能量供应时才能顺利进行。因此，患者必须摄入足够的能量。另外，糖类的补给量不足时，氨基酸容易转变成葡萄糖以供给能量。烧伤后发生的负氮平衡、低蛋白血症及各种组织消耗，都需要从膳食中补充蛋白质。

（3）糖类需要量　糖类是能量比较经济且丰富的来源。烧伤后供给的糖类每日可在 400~600 g 之间。如果按体重计算：1982 年美国烧伤学会第 14 次年会 Stacey 等建议糖类的供给量最好为 5 mg/(kg·min)。糖类补给不足时，患者可大量消耗体内脂肪，产生代谢性酸中毒，或消耗组织蛋白而使修复困难。

（4）脂肪需要量　脂肪摄入太多会使食欲减退，并引起胃肠功能紊乱，对肝脏不利。烧伤患者一日膳食中的脂肪量，以占总能量的 30% 左右为宜。肠外营养治疗时应用脂肪乳剂的剂量为 1.5~2 g/(kg·d)。高质量、安全有效的脂肪乳剂不断进入市场，为临床治疗提供了有利条件。

（5）维生素需要量　烧伤后维生素的吸收发生障碍，故应大剂量补充各种维生素。综合国内外对烧伤患者维生素的各种投给剂量，并结合我国正常人需要量，将烧伤成年人患者维生素日需要量列于表 8-8 中。

表 8-8　烧伤成年人患者维生素日需要量

种　类	正常膳食需要量	烧伤后需要量	主 要 功 能
维生素 A	3300 IU	25000 IU	促进表皮生长与创伤愈合
维生素 D	400 IU	400 IU	钙、磷正常代谢所必需
维生素 E	男 15 mg 女 12 mg	200 mg	有抗氧化作用，防止烧伤瘢痕形成。缺乏可引起溶血性贫血，还可引起核酸代谢紊乱，并影响胶原代谢
维生素 K	—	1.0 mg	合成多种凝血因子
维生素 B_1	男 1.5 mg 女 1.4 mg	60~90 mg	促进糖代谢正常。缺乏时影响氮平衡，并使机体合成脂肪能力降低
维生素 B_2	男 1.5 mg 女 1.4 mg	30~60 mg	是人体许多重要辅酶的组成成分，可加速烧伤创面愈合
维生素 B_6	男 2.2 mg 女 2.0 mg	10 mg	参与氨基酸及不饱和脂肪酸的代谢，止吐

续表

种 类	正常膳食需要量	烧伤后需要量	主 要 功 能
烟酸	男 15 mg 女 14 mg	100 mg	减少烧伤后血容量的丢失及水肿
泛酸	5～10 mg	20 mg	辅酶 A 的组成部分,与物质代谢过程中的酰化作用密切相关
叶酸	400 μg	1500 μg	与核酸血红素的生物合成有密切关系
维生素 B_{12}	3 μg	400 μg	促进核酸与蛋白质的合成,促进红细胞的成熟
维生素 C	60 mg	600～2000 mg	促进烧伤创面愈合,加速药物代谢,减少药物毒性,增强抗感染能力

(6) 无机盐和微量元素需要量。

① 钠盐 在严重烧伤后的休克期内血液中的钠离子降低,伤后第三天血钠逐渐正常,伤后 10 天左右达到平衡。如果患者不发生水肿及肾功能障碍,可以不限制钠盐,从膳食中摄入食盐(6 g/d)即可。

② 钾盐 严重烧伤早期有钾升高,但在整个烧伤病程中较多出现的是低钾血症,从尿中及创面均丢失钾。钾的代谢常与氮代谢平行,钾丢失时常出现负氮平衡。每 1 g 蛋白质分解出钾 0.5 mg,1 g 糖分解代谢产生钾 0.36 mg,如在补氮的同时给予钾可促进人体对氮的有效利用。钾(mmol)与氮(g)的比例以(5～6):1 为宜。

③ 磷 磷对烧伤患者非常重要。因为物质氧化供给能量的核心问题是如何将所释放的能量由二磷酸腺苷(ADP)转化为三磷酸腺苷(ATP),所以烧伤患者应查血磷,如血磷低,应立即补磷,推荐剂量为 800～1200 mg/d。肉类、豆类都含有丰富的磷。

④ 镁 烧伤后尿中镁排出量增加。如患者有腹泻、呕吐、胃肠减压、血镁含量下降,应加以补充。含镁食物来源为大麦、小麦、豆类及肉类。在肠外营养时,成人补充量为 350 mg/d。

⑤ 锌 人体皮肤约占全身锌含量的 20%,创面渗出液的含锌量是血浆的 2～4 倍。在许多酶中,锌和蛋白质结合在一起。所以蛋白质丢失时,锌也跟着丢失。烧伤后,尿锌排出量明显增高,可持续 2 个月。锌可促进烧伤创面愈合,故烧伤后应补锌。畜肉类、鱼类、海产类、豆类含锌量都较高。肠外营养时成人补充量为 15 mg/d。

⑥ 铁 铁是血红蛋白和肌红蛋白的组成部分,参与氧和二氧化碳的运输。铁又是细胞色素系统和过氧化物酶的组成成分,在呼吸及生物氧化过程中起重要作用。烧伤后应注意补给铁。膳食中铁的良好来源是动物肝脏、瘦肉、蛋黄和绿色蔬菜。肠外营养时补充量为 10～15 mg/d。

⑦ 铜 烧伤后尿铜排出量明显增高。缺铜早期可使蛋白质合成受阻,血浆铜蓝蛋白减少,并可使铁蛋白中的铁利用率受阻,易出现贫血。缺铜后期可使三磷酸腺苷(ATP)生成减少,使体内合成反应降低。一般食物均含有铜,丰富的食物来源为肝、肾、甲壳类、坚果类和干豆类。肠外营养补充量为 2.0～3.0 mg/d。

(7) 水分需要量　严重烧伤后,维持体液平衡至关重要。患者输液量减少后,每日食物含水量及饮水量应有 2500～3500 mL。烧伤早期创面丢失很多水分,约为正常皮肤的 4 倍。肥胖患者比消瘦患者水分蒸发量更多。烧伤患者长期发热也蒸发很多水分。在管饲给予高浓度的营养液时,患者更应多饮水,以免引起高渗性脱水。

2. 营养支持

营养支持是烧伤救治的重要环节,烧伤的营养支持依靠肠外营养和肠内营养两条途径,肠内营养主要通过口服和管饲进行,而肠外营养则需要通过周围静脉输注和中心静脉输注。二者各有利弊及适应证。严重烧伤后内脏血液灌流不足,尤以消化道缺血、缺氧最为严重。伤后可导致肠黏膜屏障功能严重受损,同时黏膜上皮细胞增殖和移行的速度也明显降低。如何减轻伤后肠黏膜受损程度,加速肠黏膜修复是目前烧伤治疗中的关键问题。大量研究证实,肠内营养在保护肠黏膜结构的功能方面具有优势,早期肠道营养可减轻严重烧伤后肠道功能紊乱,维护肠黏膜屏障,促进肠黏膜细胞的增殖与修复。肠内营养的优势还包括增强肠道相关淋巴组织的功能,维持肠道固有菌群的正常生长,减少感染和并发症。目前,大家对经肠道摄入营养的重要性及合理性已达成共识。不过,由于严重烧伤患者的病情特点,胃肠功能常因伤势严重而受影响,烧伤后一段时间内支持高代谢状态的大量能量及营养成分不可能完全由肠道摄入。因此,目前认为,联合应用肠内营养与肠外营养在临床实际中更为可行。至于如何分配肠内营养和肠外营养各自在总摄入量中所占的比例,则要根据临床患者的实际情况来选择。

(1) 肠内营养　烧伤后早期进行肠内营养,即使是低剂量的肠内营养也可减轻严重烧伤后肠道功能紊乱,维护肠黏膜屏障,促进肠黏膜细胞的增殖与修复。肠道还有部分或全部功能的烧伤患者都可进行肠内营养。实践中因病情复杂,很难依靠完全的肠内营养来满足大面积烧伤患者早期的营养支持。肠内营养可以通过两种途径实现:其一是经口营养。一般休克期后,肠蠕动已恢复,可先给予休克期流质膳食,如淡茶、绿豆汤、西瓜水、维生素饮料、果汁等,每日 6～8 餐。感染期和康复期,可根据不同病情及患者饮食习惯制定食谱,一日可多次进食 5～8 次。要注意患者的消化能力,不可单纯追求高质量,以免因给予大量食物而导致胃肠功能紊乱。食欲不振时,可用调理脾胃的中药以改善食欲、改善胃肠功能。面部烧伤影响咀嚼功能的,食物可用高速捣碎机打碎后给患者食用。其二是管饲营养。管饲营养主要用于患者胃肠功能良好,但有口腔烧伤尤其是会厌烧伤进食困难者、其他进食困难者、老年人及小儿进食不合作者。管饲部位有鼻饲、胃肠造瘘。在临床实践中,管饲营养通常是主要的肠内营养形式。管饲的营养液有以下几种:①匀浆食物;②标准配方;③要素膳;④组件配方。可以根据患者的胃肠功能进行选择。严重烧伤早期,胃肠功能紊乱,管饲可用要素膳;严重烧伤的感染期及康复期可用匀浆食物和标准配方;合并肝、肾并发症时可考虑添加组件配方。要注意监测肠内营养常见的并发症,除腹泻、腹胀、恶心呕吐、胃潴留、肠痉挛、腹痛和便秘等外,还有高血糖,水、电解质紊乱,置管机械刺激引起的疼痛、炎症和出血,以及最严重的因营养液和胃肠道内容物逆流误吸导致的吸入性肺炎。

(2) 肠外营养　大部分烧伤患者具有一定的肠道功能,可以进行肠内营养,但由于烧伤的多种并发症,特别是消化道并发症的存在以及频繁的手术和合并损伤等,大部分患者早期不能进食或不能进行肠内营养,即使可以进行肠内营养,其量也很难达到肠内治疗的需要量,因此,肠外营养是烧伤患者营养治疗不可缺少的一部分。除极少数患者需要完全肠外营养外,肠外营养大多数作为肠内营养不足的补充,其提供的能量可达到患者总摄入量的 $50\%\sim75\%$ 或 75% 以上。肠外营养可以用于烧伤患者病程中的不同阶段。一般休克期以后开始,但也有主张在休克期即开始实施的。肠外营养应用的时间大致与分解代谢期相同,疗程为烧伤后 1 个月或 1 个半月,在患者胃肠功能逐渐恢复后,即应转入完全肠内营养。肠外营养可以通过两种途径来实现,即通过周围静脉输入和通过中心静脉输入。临床实践中选择何种途径取决于计划输入的容量,也取决于准备插管部位及邻近区域的皮肤有无烧伤,烧伤是否影响插管。一般经周围静脉是烧伤患者的首选途径,但如果计划输入量大,患者的颈部、胸部有插管条件时宜采用中心静脉插管。必要时也可以交替应用这两种途径。由于烧伤患者肠外营养是为了补充肠内营养的不足,因此,经周围静脉途径进行肠外营养就可以满足或基本满足严重烧伤患者的营养需要。这种途径的最大优点是可以避免中心静脉插管而发生的血管损伤、肺损伤、感染等并发症,比较安全。与中心静脉插管相比,周围静脉插管技术操作简单,对护理和设备的要求低,并发症少。另外,周围静脉输入营养易于被患者接受。因此,经周围静脉进行的肠外营养是烧伤患者的首选。中心静脉途径的优点在于不需要反复穿刺插管,可耐受高渗透压的营养液,可以在短时间内输入大剂量的营养素,患者的体位和活动不受影响,方便可靠。其主要不足是导管感染率高,易出现血胸、气胸和动脉刺伤等严重并发症,危重患者的危险性较高。

作为肠外营养的氮源,烧伤患者应用平衡型的氨基酸注射液即可,除非有肝功能不全,后者需要使用肝功能不全和肾功能不全专用的氨基酸。能量的供给应该采取脂肪乳剂和葡萄糖双能源,葡萄糖以 $300\sim350$ g/d 为宜,输入速度,初期应限制在 2 mg/(kg·min),并缓慢增加速度,每 24 h 增加 $0.5\sim1$ mg/kg,最快不超过 5 mg/(kg·min)。脂肪乳剂在非蛋白质能量中所占比例以 30% 为宜,用量为 $1.5\sim2$ g/(kg·d)。危险患者应选用中链/长链混合脂肪乳剂,这对代谢更有利。还要注意使用适量的维生素和矿物质,并监测水在烧伤后出现的代谢变化,以预防营养治疗合并症的发生。

二、围手术期

围手术期是指术前准备和术后恢复这两个阶段,没有明确的时限。外科患者经常伴有蛋白质-能量缺乏性营养不良,手术本身也是一种创伤,可以引起一系列内分泌和代谢的变化,导致机体营养物质消耗增加及免疫功能受损,患者如果不及时补充营养,术后易出现感染及切口愈合不良或裂开等并发症。同时,机体的营养储备情况也是决定手术患者能否顺利康复的重要因素之一。因此,合理地补充营养,改善围术期患者的营养状况,对于提高患者手术的耐受力,减少并发症,促进术后恢复有十分重要的意义。手术引起的内分泌和代谢变化可分为如下四个阶段。

① 垂体-肾上腺功能增进期 肾上腺素、去甲肾上腺素、糖皮质激素、生长激素和胰高血糖素分泌增加,将引起肝糖原和肌糖原大量分解,使血糖升高,以保证主要以葡

萄糖为能源的脑组织和外周神经等组织细胞在人体应激时的需要。肾上腺素等分泌增加还会引起蛋白质和脂肪分解,组织中蛋白质的大量分解会导致出现负氮平衡。

② 垂体-肾上腺功能恢复期　若无感染等并发症,内分泌和代谢的变化会逐渐趋于缓和,组织蛋白分解和负氮平衡减轻,此时如果营养物质供给充足,人体会迅速进入合成代谢阶段。

③ 合成代谢阶段　内分泌的变化基本恢复到手术前状态,而且生长激素和胰岛素等促进合成代谢的激素占优势,正氮平衡出现。

④ 脂肪积累期　机体蛋白质恢复正常水平后,在营养支持充裕的情况下,能量可以转变为脂肪积累。

（一）围手术期营养支持原则

应根据病情及胃肠功能情况,选择合适的营养支持的途径和方法。胃肠功能允许时,尽可能应用肠内营养支持,尤其是需要长时间营养支持的患者,更应设法应用肠内营养支持,肠内营养不能满足需要时,应用肠外营养补充。肠外营养支持时,应首先选用经周围静脉营养。

（二）术前营养支持

1. 适应证

术前营养支持不是每一个患者都必须实施的,这取决于患者术前的营养状况、脏器损害情况、拟施手术的类型等。术前营养支持的主要适应证如下。

(1) 食管梗阻、幽门梗阻、反复发作性粘连性不全性肠梗阻。

(2) 炎性肠道疾病:Crohn 病及溃疡性结肠炎。

(3) 器官移植。

(4) 反复胆道感染再次手术。

(5) 大肠肿瘤特别是合并有不全梗阻的情况,肠道准备需要较长时间。

(6) 术前严重营养不良,特别是体重在短时间内下降过快,以及血浆白蛋白低于35 g/L 的肿瘤;或者虽然营养不良程度不严重,但拟行复杂手术或者大手术时。

2. 营养支持

术前营养支持的目的在于尽量改善患者的血红蛋白、血清总蛋白等各项营养指标,以提高对手术的耐受力。营养支持时,供给途径可根据需要选择经口摄食、管饲、肠内营养或肠外营养。应尽量采用肠内营养,在严重营养不良伴有消化功能障碍时,可选用要素营养制剂或采用肠外营养以减轻胃肠道的负担,也可联合使用肠内营养和肠外营养。如果预计术后需要较长时间,肠外营养应在中心静脉置管。对于术前没有足够时间纠正营养不良的患者,多采用肠外营养。术前营养支持的时间要依病情而定,一般为 7～10 天,否则难以达到营养治疗的目的。对于卧床患者,营养支持的能量供给可按基础代谢的 110% 供给;可进行室内外活动的患者,供给的能量可以达到基础代谢率的 115%～120%;如果是发热的患者,体温每升高 1 ℃,按基础代谢率的10% 增加供给能量。一般能量为 8.4～10.5 MJ/d(2000～2500 kcal/d),蛋白质为1.5 g/(kg·d),其中 50% 以上应是优质蛋白质,同时要补充维生素。术前营养支持时,要充分考虑既往的内科疾病,如糖尿病应按糖尿病膳食要求供给,高血压要给予低盐低脂肪膳食,肾功能不全的患者应给予高能量低蛋白质低盐膳食。术前营养支持期间,要密切监测患者完成营养支持的情况和患者营养状况改善情况,一旦患者不能完成营养支持或者营养状况有恶化的倾向,宜尽早手术。

(三)术后营养支持

外科手术作为对人体的一种创伤,使人体呈现出短期的高分解状态,此时给予营养支持的目的在于使人体尽快恢复代谢平衡,维持机体免疫功能,防止感染和发生并发症。

1. 适应证

(1)术前营养不良时,无论术前是否给予营养支持,术后均应给予营养支持。

(2)术后需要禁食超过一周以上的情况。

(3)术后发生并发症,如消化道瘘、胰瘘、消化道梗阻、严重感染与胃潴留等。

(4)复杂手术或大手术后,胰十二指肠切除、全胃切除、肝癌切除或短期内多次手术时。

(5)全结肠切除术后。

(6)器官移植术后。

(7)脑外科术后昏迷。

(8)其他,如炎性肠道疾病、急性重症胰腺炎术后等。

2. 营养支持

针对术后人体内分泌和代谢的变化,能量的供给可按如下公式计算:能量供给=基础能量消耗(BEE)×应激系数(轻度应激为1.3,中度应激为1.5,重度应激为2.0)。蛋白质供给要充足,按能氮比418 kJ(100 kcal)∶1 g计算。糖脂比为(1~2)∶1。

术后营养支持有肠外营养和肠内营养两大途径,基本模式是肠外营养过渡至肠外营养和肠内营养,先停肠外营养,改为肠内营养,最后停肠内营养,改口服饮食。胃肠功能允许的患者应首选肠内营养,肠内营养不足的部分由肠外营养补充。手术创伤比较大,估计术后需要较长时间营养支持的患者,如胰十二指肠切除、全胃切除等可通过空肠造瘘管饲。管饲时要依据患者消化功能来选择肠内营养制剂,消化道功能完整的,可使用安素、瑞素、能全力等;胃肠功能有障碍的,可用百普力、百普素等。在患者可以经口摄食后,要遵循由流质膳食到半流质膳食到软食到普食的过程。应选择富含优质蛋白质、维生素、膳食纤维的食物,如瘦肉、鸡蛋、乳类及其制品、新鲜蔬菜和水果。对那些手术创伤较小的,估计肠道功能完全恢复时间不会超过1周的手术患者,可不经肠外营养和肠内营养阶段,待肠道排气后,直接进入流质膳食到半流质膳食到软食到普食的过程。

内容八　恶性肿瘤的营养防治

恶性肿瘤是由于细胞遗传信息改变导致难以控制的细胞增殖为特点的100多种疾病的总称,目前已成为威胁人类生命的主要疾病之一。大多数人恶性肿瘤是由环境与细胞遗传物质相互作用造成的结果。环境因素包括膳食结构及有关因素(如大量饮

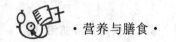

酒、肥胖）、生活方式（如吸烟、嚼烟草和体力活动较少等）和环境中的致癌物（如致癌化学物、病毒等）。其中，膳食营养因素对恶性肿瘤的发生、发展的影响可能最为重要。从作用机制上看，恶性肿瘤的发生是一个渐进的过程，分为启动、促进、进展三个阶段，膳食和营养素主要影响其启动和促进过程。

一、膳食营养因素与恶性肿瘤的关系

1. 能量

能量是反映三大产能营养素摄入水平的间接指标。总能量的减少反映了食物摄入量的减少，蛋白质等营养素的摄入减少，会影响人体的抵抗力，促使肿瘤易于发生。流行病学资料表明，能量摄入过多、超重、肥胖、有久坐习惯的人群，其乳腺癌、结肠癌、胰腺癌、胆囊癌、子宫内膜癌和前列腺癌的患病危险性增加，而有规律的体力活动和瘦型体质可降低结肠癌的危险性，并有可能降低乳腺癌、肺癌的危险性。

导致肿瘤患者恶病质的一个常见原因是机体代谢率改变。早期的一些研究发现，恶性肿瘤患者机体的静息能量消耗明显高于正常人群，因此认为，由于能量消耗增加，导致患者进行性能量缺乏，从而引起机体各组织群不断消耗，产生恶病质。肿瘤患者机体三羧酸循环增加，葡萄糖转化为脂肪增加，蛋白质转化增加，糖原合成增加等均是机体能量消耗增高的原因。

2. 脂肪

流行病学和实验资料显示，膳食脂肪摄入量影响恶性肿瘤的发病危险性。一些非吸烟因素导致的恶性肿瘤（如乳腺癌、结肠癌、前列腺癌、子宫内膜癌等），与脂肪摄入量，尤其是动物脂肪（主要是饱和脂肪酸）摄入量成正相关。由于脂肪与能量摄入量之间存在着高度的相关性，因此，很容易混淆脂肪、能量或二者共同对癌症危险性的影响。一般来说，高脂膳食能量含量也高，所以，看起来好像是高能量膳食产生的作用，而实际上很可能是高脂肪所产生的，反之亦然。关于胆固醇与癌的关系，以往报道癌症患者的血胆固醇低于正常对照组，但我国65个县的生态学调查发现，血浆胆固醇水平与肝癌、结肠癌、直肠癌、肺癌、白血病、脑肿瘤的发生成正相关。

脂肪消耗是恶病质的主要特征之一，并可发生在肿瘤早期。脂肪代谢异常主要表现为内源性脂肪水解增高，外源性甘油三酯水解低于正常，有恶病质的肿瘤患者其甘油和脂肪酸的转化率增加。其机制可能包括：①摄入减少和营养不良；②肾上腺髓质受刺激至血儿茶酚胺水平升高和产生胰岛素抵抗；③肿瘤本身或髓样组织产生并释放脂肪分解因子。

3. 蛋白质

流行病学调查研究和动物实验表明，膳食蛋白质摄入过低和过高均会促进肿瘤的发生。调查发现，食管癌和胃癌患者发病前的膳食蛋白质摄入量较正常对照组低。动物实验证实牛奶酪蛋白对胃内致癌物亚硝胺的合成有抑制作用。动物实验显示，摄入高蛋白质饲料的大鼠与摄入低蛋白质饲料的大鼠相比，前者被诱发的乳腺癌和胰腺癌发病率均高于后者。

恶性肿瘤患者蛋白质代谢异常表现为蛋白质合成和分解增加，蛋白质转变率增加,血浆氨基酸谱异常,机体呈现负氮平衡。骨骼肌蛋白消耗是恶性肿瘤患者蛋白质代谢的特征之一,也是导致恶病质的主要原因之一。血浆色氨酸浓度增高则在进行性营养物质消耗中起关键性作用。

4. 糖类

有资料表明,摄食精制糖与乳腺癌、结肠癌、直肠癌的危险性增加有关,高淀粉食物可能增加胃癌的危险性。近年来,膳食纤维与人类健康的关系日益受到人们的重视。大量的流行病学调查研究进一步证实了膳食纤维摄入量与肠癌发病危险性成负相关。不溶性膳食纤维不能被发酵,可以通过吸收水分增加粪便体积,稀释和吸附潜在的致癌物,改善肠蠕动功能,缩短食物残渣残留在体内的时间。可溶性膳食纤维在结肠内易被细菌发酵,分解纤维素产生短链脂肪酸(如丁酸、丙酸和乙酸),增加肠道酸性,抑制结肠癌、直肠癌的发生。

恶性肿瘤患者糖类代谢异常主要表现在:葡萄糖转化增加和外周组织利用葡萄糖障碍;糖异生作用和三羧酸循环增强为无效代谢,该代谢增加了患者的基础能量消耗,从而导致了恶病质的产生;同时,葡萄糖利用障碍还导致了糖耐量异常和周围组织胰岛素抵抗。恶性肿瘤患者三大营养物质代谢异常情况见表 8-9。

表 8-9　恶性肿瘤患者三大营养物质代谢异常情况

糖　类	脂　肪	蛋　白　质
葡萄糖不耐受	体脂丢失	总体蛋白质更新率增高
胰岛素抵抗	脂肪分解增强	肝内蛋白质合成率增加
胰岛素分泌异常	游离脂肪酸和甘油三酯更新增强	肌肉蛋白质合成率下降
葡萄糖清除延迟	脂肪合成减少	肌肉蛋白质持续性分解
葡萄糖生成增加	高脂血症	—
葡萄糖更新增加	外源性葡萄糖不能抑制脂肪酸氧化	—
三羧酸循环增强	胰岛素水平正常,但血清脂蛋白脂酶(LPL)活性下降	—

5. 维生素

(1)维生素 A　膳食中的维生素 A 包括存在于动物脂肪及其制品中的已经形成的视黄醇和来源于植物性食物中的类胡萝卜素(主要为 β-胡萝卜素)。有雪貂实验显示,大剂量 β-胡萝卜素在香烟烟雾下形成氧化代谢产物,破坏视黄酸而引起促癌作用;小剂量 β-胡萝卜素无此作用,但能供给足够的视黄酸。可见,β-胡萝卜素的防癌作用及其适宜剂量有待进一步研究。专家建议最好通过食物补充维生素 A 和胡萝卜素,而不要大量补充人工合成的胡萝卜素和维生素 A。

(2)维生素 E　关于癌症危险性与富含维生素 E 膳食之间关系的流行病学调查研究为数不多,结果也不一致。维生素 E 可以抑制机体自由基的形成,保护细胞的正常分化,阻止上皮细胞过度增生角化,进而减少细胞癌变;抑制癌细胞的增殖;诱导癌细胞向正常细胞分化;提高机体的免疫功能,这可能是维生素 E 的防癌机制。调查研究发现,可预防的癌症包括食管癌、胃癌、结肠癌及男性前列腺癌。

（3）维生素 C　维生素 C 具有很强的抗癌作用,这主要表现在如下几个方面:①阻断致癌物质亚硝胺的合成;②促进淋巴细胞的形成;③大剂量维生素 C 能增强机体免疫功能;④增加胶原物质的生成,增强机体自身对癌细胞的抵抗能力;⑤加速机体致癌化合物的排出,抵消凋亡细胞的毒素的作用;⑥促进机体干扰素的合成;⑦通过对癌细胞能量代谢的影响直接抑制癌细胞生长。维生素 C 最明显的抗癌作用是降低胃癌的危险。

（4）叶酸　叶酸可减轻遗传物质损伤。人群调查研究表明,膳食和血浆中高叶酸水平可使大肠癌的发病危险性下降。

（5）其他　维生素 B_2、泛酸和烟酸对于调节新陈代谢的关键酶的合成起重要作用,对预防消化系统恶性肿瘤有重要意义。维生素 B_2 缺乏对二乙基亚硝胺诱发肝癌有促进作用。维生素 B_6 可抑制膀胱癌的进展和转移。维生素 D 可抑制肿瘤细胞的增殖,还可通过钙的作用来抑制肠道胆汁酸及其衍生物的促癌作用。

6. 微量元素

（1）碘　有资料表明,碘过多和碘缺乏都会增加甲状腺癌的危险性。另外,碘缺乏也是乳腺癌、子宫内膜癌和卵巢癌的发病因素之一。缺碘可导致乳腺组织上皮细胞发育不良,增加乳腺组织对致癌物质的敏感性。

（2）锌　锌和身体中许多酶及蛋白质的生物合成有关,锌摄入过低和过多都会降低机体免疫功能,增加患癌危险性。锌摄入过多还可影响硒的吸收。流行病学资料显示,锌过量可能与食管癌和胃癌有关。

（3）硒　硒的防癌作用是比较肯定的。研究资料显示,硒的营养状况与癌症发病率成负相关,动物实验也强烈支持硒对许多部位癌症的保护作用。硒是一种抗氧化剂,维持谷胱甘肽过氧化酶的活性。这种酶通过催化有机过氧化物分解而预防细胞受损伤。硒可以抑制细胞增生,加强免疫反应,硒还可以改变致癌物代谢,使之转变为毒性较低的化合物。

7. 植物化学物

（1）类胡萝卜素　番茄红素是一种重要的类胡萝卜素,主要存在于番茄、紫红色葡萄柚、木瓜等红色蔬菜水果中。番茄红素摄入量或血浆中番茄红素的浓度和癌症发病的危险性成明显负相关。流行病学研究表明,多吃番茄、番茄制品与降低前列腺癌明显相关,也对肺癌、胃癌、胰腺癌、直肠癌、食管癌、口腔癌、宫颈癌、乳腺癌、皮肤癌、子宫内膜癌都有抑制作用,但其抗癌机制还需深入研究。

（2）类黄酮化合物　类黄酮化合物广泛存在于蔬菜、水果、茶叶、大豆中。这类化合物大部分具有抗氧化性及金属螯合性,其中,有些化合物有抗癌活性,能抑制致癌物的致癌作用。

（3）有机硫化合物　十字花科蔬菜(如绿菜花、紫甘蓝、白菜、花椰菜等)都含有含硫化合物前体。有报告称,有机硫化合物可阻止实验动物体内致癌物的致癌作用,阻断致癌物的代谢,引起癌细胞凋亡,阻止癌细胞转移等。其他有机硫化合物来自蒜、葱、洋葱、韭菜等蔬菜,有抑制体内代谢酶活性的作用,从而与降低多种致癌物的致癌作用有关。

(4) 萜类化合物　此类物质主要存在于水果、蔬菜及全谷类、豆类食物中,能抑制实验动物的化学致癌物的致癌作用,甚至能使癌细胞逆转。

(5) 多酚化合物　多存在于大蒜、黄豆、绿茶等食物中,是一类抗氧化剂,有清除自由基、抗氧化、抗诱变发生的作用。其中,茶多酚能阻止多环芳烃和杂环胺等致癌物所造成的 DNA 损伤,阻止内源性致癌物形成和活化,动物实验表明,绿茶对肿瘤具有化学预防作用。

8. 酒精

一般认为,饮酒和八个部位肿瘤发生有密切关系,即舌癌、口腔癌、咽喉癌、食管癌、胃癌、胰癌、肺癌及肾癌。酒精致癌可能与酒精造成消化道黏膜损伤,使致癌物容易被吸收,抑制人体的免疫功能,造成人体营养缺乏有关。

二、营养治疗

1. 营养治疗的目的

对恶性肿瘤患者进行营养支持的目的并非治疗肿瘤,而是在于通过预防和治疗营养不良来改善患者功能状况,从而提高抗癌治疗的效果,减少抗癌治疗的副作用,改善生活质量,尽可能地延长患者的生存期。

2. 营养素需要量

(1) 能量　能量供给要适量,过多易引起肥胖,且多种恶性肿瘤的发生都与能量摄入过多有关;过少又易引起或加重营养不良,甚至导致恶病质。能量供给应视患者营养状况、活动量、性别、年龄而定,轻体力活动者每日需要量为 30~35 kcal/(kg·d),卧床患者为 20~25 kcal/(kg·d)。低体重患者可取高限,超重患者则取低限。

(2) 蛋白质　蛋白质供给量要充足,能控制肌肉分解,同时保证基础氮平衡,尤其保证和免疫相关蛋白质的合成。在肿瘤负荷下,患者有效摄入量减少,又伴有高代谢,蛋白质消耗增加,因此,恶性肿瘤患者多伴有不同程度的蛋白质缺乏。另外,手术、放疗、化疗也会对机体正常组织造成不同程度的损伤,损伤组织的修复仍需要大量的蛋白质。蛋白质供给量应占总能量的 15%~20%,或按 1.0~2.0 g/(kg·d)计算,其中,优质蛋白质应占 1/3 以上。

(3) 糖类和脂肪　作为恶性肿瘤患者能量的主要来源,应按标准比例供给,以改善患者的营养情况,保证蛋白质的充分利用。其摄入量不宜过多,也不应过分限制。如果胃肠道条件允许,可以增加膳食纤维的供给。

(4) 维生素和矿物质　多种恶性肿瘤的发生都与机体某些维生素和矿物质缺乏密切相关。对于此类患者应严格检测、及时补充。若膳食调整不能满足需要,可直接补充相应制剂,保证患者摄入足够的维生素和矿物质。

3. 营养支持实施

营养治疗已成为现代抗癌治疗重要的辅助手段之一,针对不同情况的恶性肿瘤患者应采取相应的营养治疗手段。

(1) 放疗患者　对准备进行放疗的患者首先应进行营养风险评估,对于预期可能发生营养摄入不足的患者,应在治疗一开始或治疗前进行营养指导等干预,发现进食

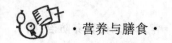

明显减少即可进行营养支持。适合放疗患者的营养支持方法包括口服或管饲营养支持,应首选饮食指导和口服补充肠内营养制剂,口服不足部分由管饲补充。对于不能或不愿进行肠内营养支持的患者可酌情使用肠外营养支持治疗。

(2)化疗和干细胞移植患者 应定期对化疗患者进行营养风险筛查。营养支持的原则是尽量经口进食,摄入不足时才考虑通过口服或管饲肠内营养制剂来补充营养。对于干细胞移植的患者,如果口服摄入量下降,又伴有管饲相关并发症(如出血和感染)风险增加,也可以考虑肠外营养支持。

(3)围手术期患者 对于围手术期患者的营养支持治疗,建议同样适用于恶性肿瘤患者。围手术期如果合并严重营养不良将使术后感染的发生率大大增加,伤口愈合不良,住院时间延长。因此,合理的饮食营养对于术后患者的恢复意义重大。

(4)进展期(包括晚期)患者 此期患者多数不能被治愈,常伴有食欲差、疼痛、味觉改变、便秘等症状。这一阶段应积极对症治疗,膳食应能满足机体基本需要,维持体力,减轻进食相关的副作用。虽不能治愈,但可以提高患者的良好感觉、增强抵抗力、减少感染、提高生活质量。临终肿瘤患者由于机体严重消耗,器官衰竭,已不能从营养支持获益,一般不推荐常规的营养支持,只需普通输液维持水、电解质平衡。

三、预防恶性肿瘤的发生

世界癌症基金会在 2007 年出版的《食物、营养、身体活动和癌症预防》报告第二版中提出了 10 条预防癌症的新建议。

(一)针对普通人群的八条建议

(1)确保体重维持在正常范围内(体质指数 BMI 为 21~23),在整个成年期避免体重增长和腰围增加。

(2)每天至少进行 30 min 中强度的身体活动,随着身体适应能力的增加,适当增加活动的时间和强度,即 60 min 或以上的中强度或 30 min 或以上的重度身体活动,避免诸如久坐、看电视等不良习惯。

(3)少吃高能量(高脂、高糖、低纤维)的食物,避免含糖饮料(包括果汁),尽量少吃快餐。

(4)每天吃多种非淀粉类蔬菜和水果(至少 400 g),每天都吃全谷类(如燕麦、大麦、荞麦、糙米、玉米等)和豆类,每日至少提供 25 g 非淀粉多糖。

(5)每周摄入猪肉、牛肉、羊肉等红肉的量要少于 500 g,尽可能少吃烟熏、腌制或加入化学防腐剂保存的熟肉类制品。

(6)如果喝酒,男性每天不超过 2 份,女性不超过 1 份(1 份酒含乙醇 10~15 g)。

(7)避免吃盐腌的食物,保证盐的摄入量低于 6 g/d(钠 2.4 g/d),不吃发霉的谷类或豆类。

(8)不推荐使用膳食补充剂预防癌症,强调通过膳食本身满足营养需要。

(二)两条特殊建议

(1)完全母乳喂养婴儿 6 个月,然后在添加辅食的同时进行母乳喂养。

(2)癌症幸存者要特别注意合理膳食、保持健康体重、坚持适度活动。切忌吸烟。

小 结

本项目主要介绍了各种常见疾病(包括营养缺乏性疾病、代谢性疾病、恶性肿瘤、常见外科疾病以及其他系统的常见疾病)的营养防治。营养防治并不是简单的背记,而是应当掌握营养学基础知识并将其灵活运用于实际情况中。通过本项目的学习,应理解营养因素在疾病的发生、发展过程中的作用,并以此作用和该过程中营养物质代谢变化为基础,根据不同患者的具体病情,灵活应用营养治疗原则和营养支持方法,制定个性化的营养治疗方案,以达到调整机体代谢、稳定内环境、恢复正常生理状态、加速病人康复的目的。

能力检测

一、单项选择题

1. 慢性胃炎出现明显的贫血症状时应及时补充(   )。

A. 维生素 B_1　　　　　　　　B. 维生素 B_2　　　　　　　　C. 维生素 B_6

D. 维生素 B_{12}　　　　　　　E. 烟酸

2. 慢性肝炎患者应进食(   )饮食。

A. 充足能量、高蛋白质、高维生素、低脂肪

B. 充足能量、低蛋白质、高维生素、低脂肪

C. 充足能量、高蛋白质、高维生素、高脂肪

D. 低能量、高蛋白质、高维生素、低脂肪

E. 低能量、低蛋白质、高维生素、低脂肪

3. 冠心病患者每日摄入的饱和脂肪酸的量应低于总能量的(   )。

A. 8％　　　　B. 12％　　　　C. 15％　　　　D. 20％　　　　E. 25％

4. 关于高血压营养治疗原则,错误的是(   )。

A. 如果超重就要减肥　　　　B. 低钠饮食　　　　C. 减少钙的摄入

D. 降低胆固醇摄入量　　　　E. 增加新鲜蔬菜和水果

5. 痛风患者宜少吃或不吃的食物有(   )。

A. 牛奶　　　B. 香菇　　　C. 鸭蛋　　　D. 烹调油　　　E. 大米

6. 恶性肿瘤患者不宜选用的食物是(   )。

A. 香菇　　　B. 茶　　　C. 茄子　　　D. 酸菜　　　E. 大豆

7. 糖尿病饮食治疗的首要原则是(   )。

A. 控制总能量　　　　　　　B. 控制糖　　　　　　　C. 控制甜食

D. 控制盐和脂肪　　　　　　E. 控制蛋白质

8. 关于慢性肾衰竭患者的营养治疗原则,错误的是(   )。

A. 减少能量摄入　　　　　　B. 限制钠盐的摄入　　　　　　C. 麦淀粉饮食

D. 低磷饮食　　　　　　　　E. 忌用酒精类饮料

9. 由于长期能量和蛋白质摄入不足,免疫力降低,易感染、水肿,这种情况属

于（   ）。

  A. 水肿型营养不良   B. 干瘦型营养不良   C. 混合型营养不良

  D. 神经性营养不良   E. 以上都不是

10. 急性胰腺炎患者应禁食（   ）。

  A. 牛肉汤   B. 果汁   C. 米糊   D. 清汤面片   E. 米汤

二、多项选择题

1. 肝硬化患者应避免食用（   ）。

  A. 瘦猪肉   B. 豆腐   C. 黄豆   D. 麦淀粉   E. 牛肉

2. 为解决饥饿问题,糖尿病患者可适当多吃一些（   ）。

  A. 花生   B. 黄瓜   C. 西红柿   D. 梨   E. 魔芋

3. 以下哪种情况可以导致体内脂肪减少(减肥)? （   ）

  A. 饮食不变,体力活动增加   B. 饮食不变,体力活动减少

  C. 饮食减少,体力活动增加   D. 饮食减少,体力活动减少

  E. 饮食减少,体力活动不变

4. 需要给予术前营养支持的是（   ）。

  A. 幽门梗阻   B. 溃疡性结肠炎   C. 反复胆道感染

  D. 器官移植   E. 胆囊结石

5. 应给予低蛋白质膳食的是（   ）。

  A. 急性肾炎   B. 肝性脑病   C. 营养不良

  D. 肺炎   E. 肾病综合征

三、简答题

1. 简述糖尿病的营养治疗原则。

2. 简述肝硬化患者脂肪代谢障碍的特点。

3. 简述烧伤患者的营养治疗原则。

四、案例分析题

1. 患者,女,48 岁,身高 160 cm,体重 67 kg。血清胆固醇 6.56 mmol/L(3.4～5.2 mmol/L)(括号内为正常参考值),血清甘油三酯 2.11 mmol/L(0.56～1.7 mmol/L),低密度脂蛋白4.55 mmol/L(2.1～3.1 mmol/L),高密度脂蛋白 0.75 mmol/L(0.9～1.4 mmol/L)。诊断:冠心病。平时很少参加体育锻炼,喜静坐看书,喜食鸡蛋和红烧类菜肴。要求:

  (1) 判断该患者的营养状况(用理想体重法)。

  (2) 写出该患者的营养治疗建议。

（周芸 王哲）

模块五

实践教学

Shijian jiaoxue

实践项目一　医院营养科参观

 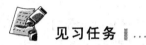　见习任务

1. **掌握**　医院营养科的主要任务及日常工作内容。
2. **熟悉**　医院营养师的主要职责及医院膳食的配制过程。
3. **了解**　医院营养科的人员构成及布局。

医院营养科作为医技科室之一,是医院医疗部门的重要组成部分。它主要负责对门诊患者和住院患者进行营养评价、营养诊断、营养治疗,并开展营养宣教等。医院营养科是一个集临床、教学和科研为一体的综合科室。二级甲等及以上的医院应设营养科。

见习时数:3学时。

【内容一】　明确本次见习的流程

一、了解营养科的任务

见习前先预习了解医院营养科的主要任务,具体包括以下几个方面。

(1)开设营养门诊,负责门诊患者的营养评估、诊断和治疗。

(2)对采取营养治疗的住院患者实行查房制度,并参加医院查房、重点患者营养治疗病例讨论。

(3)参照临床医嘱确立营养治疗方法,制定营养治疗方案,开列营养医嘱并实施营养治疗全过程,即准备—制作—分发。

(4)根据临床营养学理论指导,临床医生合理使用营养相关性药品(肠外、肠内使用的氨基酸,脂肪乳,矿物质类,维生素类及营养复合制剂等)。

(5)开展营养宣教、咨询,以及营养教学、科研工作。

二、现场参观

去见习医院营养科进行现场参观。

三、写见习报告

见习结束后书写见习报告。

【内容二】 医院营养科现场参观

到达见习地点后,请医院营养科见习指导教师进行现场参观教学与指导,完成以下见习任务。

一、了解医院营养科的合理布局

医院营养科由医疗区和营养治疗制备区组成。医疗区包括营养门诊、营养代谢实验室、办公室、健康宣教室等。营养治疗制备区包括肠外营养配制室、肠内营养配制室、治疗膳食配制室。医院营养科位置应与病区相邻,有封闭的送餐专用通道,以方便日常工作。

(一)医疗区

(1)营养门诊 营养门诊设于医院门诊区域,其作用是为各类疾病患者提供营养评估、诊断和治疗。营养门诊配备的设施、用品包括计算机及相应营养软件、身高体重计、握力器、皮褶厚度计、测量软尺、血压计、听诊器、代谢车、人体成分分析仪等(实践图 1-1～实践图 1-4)。

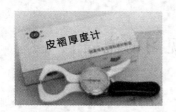

实践图 1-1　皮褶厚度计

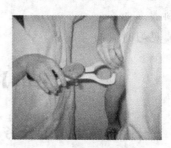

实践图 1-2　皮褶厚度计的使用方法

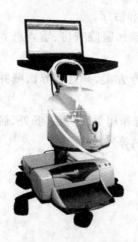

实践图 1-3　代谢车

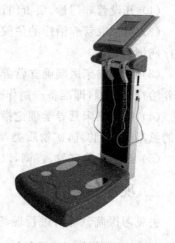

实践图 1-4　人体成分分析仪

(2)营养代谢实验室 营养代谢实验室可单独设置,也可位于医院中心实验室内。营养代谢实验室通过对患者血、尿的分析,监测患者的营养状况。营养代谢实验室由称量室、精密仪器室、毒气室及操作室四部分组成。称量室内置有各种称量天平;精密仪器室配备有荧光分光光度计、紫外光分光光度计、原子吸收光谱仪、凯式定氮仪等。毒气室设置排风设施及通风柜。操作室配有恒温箱、干燥箱、灰化炉、水浴箱、离心机、混合器、电冰箱等常规仪器。实验室可根据开展项目配备相应的标本处理、保存等设备。

(二)营养治疗制备区

(1)肠内营养配制室　肠内营养配制室可根据患者的病情配制不同类型的肠内营养制剂,并可随着患者病情的变化及时调整营养制剂的配方。配制室与治疗膳食制备区临近,分为刷洗间、消毒间、配制间、制熟间及发放区。其中,配制间为层流净化间,室内墙壁为防菌涂层预成型材料,地面耐磨、防滑、抗菌、防静电。肠内营养配制室应配备有匀浆机(胶体磨)、捣碎机、净化工作台、微波炉、电磁炉、冰箱、操作台、药品柜、蒸锅、清洗消毒设备、计量仪器及各种配制容器。

(2)肠外营养配制室　肠外营养配制室可单独设置,也可位于静脉药物配置中心内。配制间应达到百级层流净化要求,设传递窗。配制间内包括百级净化工作台、操作台、药品车、电冰箱、清洁消毒设备、小型水处理设备。

(3)治疗膳食配制室　治疗膳食配制室主要负责治疗膳食、试验膳食、代谢膳食的制作和分发工作。主要配备天平、量杯、专用治疗盘等称量器具及食品加工制作、冷藏、冷冻、储存、运送的各种器具。治疗膳食配制室是医院营养科的组成部分,应与医院后勤部门分开管理。

二、明确医院营养科的人员构成及职责

按照卫生部试点营养科建设要求,医院营养科由营养医师、营养技师、营养护士和营养厨师四支队伍组成。

(1)营养医师　营养医师的日常工作主要包括:①在科主任和上级营养医师的指导下进行营养诊治;②对患者进行营养检测、营养诊断,制定营养治疗方案;③书写营养病历及参与营养查房。营养医师要求于医学营养专业毕业或临床医疗专业毕业,并取得临床执业医师证书。一般医院营养科中,营养医师人数与床位比为1:100。

(2)营养技师　营养技师职责包括:①在营养医师的指导下协助营养诊疗工作;②对患者进行全面的营养调查;③根据营养治疗医嘱配制肠内营养制剂及编制治疗膳食食谱等。营养技师要求医学背景或临床检验、临床营养(医学营养)、食品营养相关专业专科以上学历,通过营养专业教育或临床营养专业组织培训并考核合格才可上岗。临床技师应熟练掌握常用的营养检测、营养换算及评价方法;熟悉营养素种类、食物来源及营养价值;能熟练地根据营养治疗医嘱配制肠内营养制剂及编制治疗膳食食谱;掌握食品安全及卫生相关制度等。

(3)营养护士　营养护士要求掌握临床营养护理工作流程,在科主任或护士长的领导下根据营养治疗医嘱配制肠外营养制剂并分发至患者等。营养护士要求为护理专业毕业并取得护士资格证。

（4）营养厨师　根据营养技师编制的治疗膳食食谱和加工要求制备各类治疗膳食。营养厨师要求为烹饪院校毕业。上岗前要接受临床营养相关知识的培训。取得相应的资格证书方可上岗。

三、明确医院营养科日常工作内容与注意事项

（1）营养门诊　营养咨询门诊主要负责对健康及亚健康人群开展营养检测和评估，为糖尿病、肥胖症、高血压、高脂血症、营养不良、各类消化系统疾病、恶性肿瘤等患者提供营养指导，为婴幼儿、孕产妇、老年人等特殊年龄及生理状态个体提供饮食调控方案以及预防各类慢性疾病的发生和发展。

（2）营养查房　对采取特殊营养治疗及肠内、肠外营养支持等住院患者实行营养查房。营养医师进入所负责病区查看采取营养治疗的患者，根据病历中记录的病情变化以及患者个体情况，进行营养检测和评估，并根据评估的结果调整营养治疗方案，开具调整营养治疗方案的医嘱，并将营养诊治过程和营养治疗调整内容详细记录在病程记录和（或）营养病历中。营养护士汇总营养治疗医嘱，将当日患者所用药品类和非药品类营养治疗产品录入医院收费系统，再将营养治疗医嘱分发至营养治疗的相关部门。

（3）肠内营养制剂的配制　根据营养治疗医嘱配制肠内营养制剂是营养技师的日常工作之一。匀浆膳和要素膳是医院营养科中常制备的两种肠内营养制剂。匀浆膳是将天然食物去刺、去骨、加工成熟食后，经捣碎、匀浆、消毒后制备的糊状流体膳食。匀浆膳所含成分与正常膳食相似，容易被消化吸收。具体操作步骤如实践图 1-5 所示。

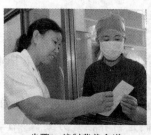 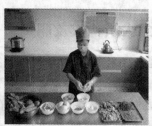 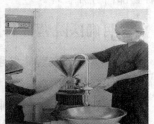

步骤1　编制营养食谱　　　　步骤2　配料　　　　　步骤3　匀浆

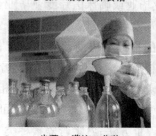 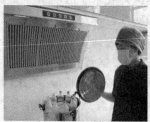 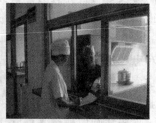

步骤4　灌注、分装　　　　步骤5　消毒　　　　步骤6　分发至患者

实践图 1-5　肠内营养制剂的配制操作步骤流程图

（4）肠外营养制剂的配制　肠外营养液需在专门的配液室配制。营养护士根据医嘱，按照药物相容性及配伍禁忌，在无菌的条件下配制。营养液配制完成后应在容器的外壁贴好标签，标明患者床号、姓名、各种药物用量、配制人及核对人姓名、配制日期

及最终使用日期,并标明组次、输入时间及输入速度等,然后置于 4 ℃环境中保存。

（5）治疗膳食的配制 营养厨师根据营养技师编制的治疗膳食食谱完成膳食的称重、调配和烹制等工作。营养技师在根据治疗医嘱编制治疗膳食食谱时既要考虑膳食的营养成分、性状和患者的接受程度,也要注意加工方法的选择以减少营养素损失。膳食分发时要遵循营养治疗核对制度。核对治疗膳食的质量、发放对象无误后方可分发。

（6）营养知识宣传教育 医院营养科同时承担对患者、医务人员开展营养宣教的工作。在门诊、住院大厅开设营养知识宣传栏,宣传营养及营养治疗相关的小知识。不定期邀请专家开展营养知识教育座谈会,科普讲座,教会患者自我调整饮食的方法。

【内容三】 书写见习报告

见习报告单由教师提前准备好,按照见习任务,规范要求进行填写,具体见下表。

实践表 1-1 见习报告单

姓名:	医院指导教师评语:		
班级:			
学号:			
课程:	任课教师评价:		
日期:			
地点:			
见习项目:	医院营养科参观		
报告内容: 一、见习目的 二、见习内容 三、心得体会(重点)			

（孙 艳 胡玉华）

实践项目二　膳食调查与评价

 见习任务

1. **掌握**　食谱营养成分计算的方法和步骤；膳食评价的方法，并能提出改进建议。
2. **熟悉**　24 h 回顾法膳食调查的步骤。
3. **了解**　膳食调查过程中的注意事项。

　　膳食调查与评价是从事营养工作的一个基本组成部分。膳食调查的目的主要是了解在一定时间内调查对象通过膳食所摄取的能量和各种营养素的量，借此评定营养需要满足的程度。膳食调查本身是一个相对独立的内容，单独的膳食调查就可以作为对所调查的单位或人群进行膳食评价的依据。

　　见习时数：4 学时。

【内容一】　熟悉膳食调查的方法与步骤

　　膳食调查常用的方法有：24 h 回顾法、记账法、称量法和化学分析法。在实际膳食调查中一般采用 24 h 回顾法及称量法综合的调查方法。本项目将重点介绍 24 h 回顾法的调查及计算步骤。

　　（一）调查前的准备

　　（1）设计调查表：在调查前根据调查目的和调查对象设计好调查用的记录表。调查表的设计首先要明确调查对象、时间、地区等基本信息。24 h 回顾法膳食调查表（实践表 2-1）主要包括以下五个方面的内容。

　　① 食物名称　食物名称是指调查对象在过去的 24 h 内进食的所有食物的名称。可以是主食，如米饭、馒头等；也可以是菜名，或水果、小吃的名称。

　　② 原料名称　指前述"食物名称"中所列食物的各种原料名称，如馒头的原料是面粉，冬笋炒肉的原料是冬笋和猪肉等。

　　③ 原料质量　原料质量是指各种原料的实际摄入量（g）。

　　④ 进餐时间　进餐时间通常分为早餐时间、午餐时间、晚餐时间以及上午小吃时间、下午小吃时间和晚上小吃时间。

　　⑤ 进餐地点　进餐地点是指进食每餐以及各种小吃的地点。如在家、单位、学校、饭馆、摊点等。

实践表 2-1　24 h 回顾法膳食调查表

省　　　市　　　县　　　　　　　　　　　　　　日期：

姓名：		性别：		住址：		电话：
进餐时间	食物名称	原料名称	原料质量/g	进餐地点	备注	
早餐						
午餐						
晚餐						

调查人：×××

（2）准备食物模型、图谱、各种标准容器，方便调查人员对摄入食物的量进行估计。

（3）熟悉被调查者家中（或地区）常用的容器及其容量（如碗、盘、杯子和瓶子）。估计其常用食物的重量。根据食物质量折算参照表（实践表 2-2）中的参数得出原料生重的质量并填写在调查表（实践表 2-1）中。

（4）准备常用食物一般营养成分表及营养计算器软件。

实践表 2-2　食物质量折算参照表

食物名称	单位	质量（生重）		备注
		/g	/50 g	
大米饭	1 小标准碗	75	1.5	碗直径 12 cm
	1 大标准碗	150	3	碗直径 16 cm
大米粥	1 小标准碗	30	0.6	—
	1 大标准碗	50	1	—
馒头	1 个	100	2	自制品视其大小进行折算
面条（湿切面）	1 小标准碗	30	0.6	—
	1 大标准碗	50	1.0	—
面条（干切面）	1 小标准碗	75	1.5	—
	1 大标准碗	100	2	—
包子	1 个	50	1	小笼包每个 15 g
饺子	平均 6 个	50	1	面粉重量，不包括馅
馄饨	平均 9～10 个	50	1	面粉重量，不包括馅
油条	1 根	50	1	—
元宵	3 个	50	1	每个含糖 3 g
炒蔬菜	1 标准盘	约 500	约 10	指白菜、油菜、豆角等蔬菜的生重

食物名称	单 位	质量(生重)		备 注
		/g	/50 g	
牛奶	1标准杯	250	5	不包括乳类饮料
鸡蛋	1个	60	1.2	—
鸭蛋	1个	70	1.4	—
鹌鹑蛋	5个	50	1	—

(二)膳食调查步骤

(1)入户说明来意 使被调查对象了解调查的目的、意义,建立起信任,取得对方的积极配合。

(2)说明调查内容 调查人员简要介绍调查内容,明确告诉被调查者回顾调查的时间周期。调查内容应包括调查者的基本信息、进餐时间、食物名称、原料名称、原料质量及进餐地点等。

(3)调查和记录 调查员按照24 h内进餐顺序分别询问摄入的所有食物(包括零食,但不包括调味品)的种类和数量、进餐地点。将结果登记在实践表2-3中。

(4)引导回顾记录要点 如被调查者回顾不清时,可简短地让其回顾前一天所从事的活动,这将有助于调查对象对膳食的回忆,再利用食物图谱或常用的容器等帮助其回顾膳食的摄入量。

(5)资料的分析、计算 在调查完成后及时对调查表的内容进行检查、复核、计算。

(三)膳食调查结果

[例] 对某12岁男孩采用24 h回顾法调查其在一日内膳食摄入情况,调查结果见实践表2-3。请评价该男孩这一天营养素的摄入状况。

实践表2-3 膳食调查结果

姓名:刘某		性别:男	住址:××××	电话:××××××	
进餐时间	食物名称	原料名称	原料质量/g	进餐地点	备 注
早餐	面包	面粉	150		
	火腿	猪肉	25		
	牛奶	牛奶	250		
	苹果	苹果	100		
午餐	青椒肉片	青椒	100		
		瘦猪肉	45		
		植物油	6		
	豆干芹菜	豆干	30		
		芹菜	100		
		植物油	5		
	馒头	面粉	150		

续表

姓名：刘某		性别：男	住址：××××		电话：××××××	
进餐时间	食物名称	原料名称	原料质量/g		进餐地点	备 注
晚餐	西红柿炒鸡蛋	西红柿	125			
		鸡蛋	60			
		植物油	5			
	韭菜豆腐汤	韭菜	25			
		南豆腐	30			
		植物油	3			
	米饭	大米	125			

调查人：×××

注：每天饮水量为 1800 mL 左右，基本上为白开水。

【内容二】 明确膳食评价的过程

对前例膳食调查结果进行营养状况评价，指出膳食供给存在的主要问题，并提出改善意见和措施。膳食评价的主要内容和步骤如下。

一、能量及营养素的摄入量计算

调查结束后将相同的食物累加，再按照食物成分表中的食物营养成分含量求出某种食物能量和营养素的量。

1. 营养素计算

营养素计算公式如下。

$$食物中某种营养素含量＝食物质量(g)×\frac{100\ g\ 食物中营养素的含量}{100}×可食部分的比例$$

[例] 计算 60 g 鸡蛋中所含的营养素。从食物营养成分表中查出鸡蛋可食部分为 88%，每 100 g 含能量 144 kcal，蛋白质 13.3 g，脂肪 8.8 g，糖类 2.8 g，钙 56 mg，铁 2.0 mg，维生素 B_1 0.11 mg，维生素 B_2 0.27 mg，故 60 g 鸡蛋可提供的各种营养素的量如下。

$$能量＝60×144÷100×88\%\ kcal＝76.03\ kcal$$
$$蛋白质＝60×13.3÷100×88\%\ g＝7.02\ g$$
$$糖类＝60×2.8÷100×88\%\ g＝1.48\ g$$
$$脂肪＝60×8.8÷100×88\%\ g＝4.65\ g$$
$$钙＝60×56÷100×88\%\ mg＝29.57\ mg$$
$$铁＝60×2.0÷100×88\%\ mg＝1.06\ mg$$
$$维生素\ B_1＝60×0.11÷100×88\%\ mg＝0.06\ mg$$
$$维生素\ B_2＝60×0.27÷100×88\%\ mg＝0.14\ mg$$

2. 计算每日膳食各种膳食营养素摄入量

按照上述方法计算得出其他食物提供的营养素量，填入实践表 2-4 内。

209

实践表 2-4 每日能量和营养素量计算表

省　　市　　县　　乡　　日期：

类别	食物名称	质量/g	蛋白质/g	脂肪/g	糖类/g	能量/kcal	钙/mg	磷/mg	铁/mg	维生素A/μgRE	胡萝卜素/μg	硫胺素/mg	核黄素/mg	抗坏血酸/mg	烟酸/mg
早餐	面包														
	火腿														
	牛奶														
	苹果														
	青椒														
	肉片														
	豆干														
午餐	芹菜														
	馒头														
	植物油														
	西红柿														
	鸡蛋														
	韭菜														
晚餐	南豆腐														
	植物油														
	大米														

3. 计算个体营养素日摄入水平

查"中国居民膳食营养素参考摄入量表"获得 12 岁男生每日膳食营养素参考摄入量(RNI 值或 AI 值),然后计算膳食调查日摄入量与 RNI 值(或 AI 值)的百分比(实/参),填入实践表 2-5 内,根据比值评价能量及个体营养素的摄入水平。

实践表 2-5 膳食营养素日摄入量评价表   日期:

	蛋白质/g	脂肪/g	糖类/g	能量/kcal	钙/mg	铁/mg	维生素 A/μgRE	硫胺素/mg	核黄素/mg	维生素 C/mg
摄入量	81.7	43.7	355.8	2097.4	595.4	20.2	433.9	1.08	1.69	100.9
RNI/AI	75	—	—	2400	1000	16	700	1.2	1.2	90
实/参/(%)	108.9	—	—	87.4	59.5	126.2	62.0	90	140.8	112.1

填表人:×××   核对人:×××

由实践表 2-5 计算结果可以看出,该膳食提供的糖类、蛋白质、维生素 C、硫胺素、烟酸、铁基本符合要求,能量、脂肪、维生素 A、钙摄入不足。

建议在烹调食物时增加植物油用量以补充脂肪的不足(总摄入量小于 25 g);每周增加两次粗粮摄入,以补充维生素 B_1 的不足;增加奶制品及豆制品的摄入以满足人体对钙的需求;维生素 A 不足可通过每周增添 1～2 次动物肝脏来补充。

4. 能量、营养素来源分配的计算与评价

根据蛋白质、脂肪、糖类的能量系数,分别计算出蛋白质、脂肪、糖类三种营养素提供的能量及占总能量的百分比。具体见实践表 2-6。

实践表 2-6 三大产能营养素的供能百分比

营养素名称	摄入量/g	所供能量/kcal	所占总能量/(%)
蛋白质	81.7	326.8	15.6
脂肪	43.7	393.3	18.7
糖类	344.5	1378.0	65.7
合计	469.9	2098.1	100

青少年蛋白质、脂肪、糖类适宜的供能比分别为 10%～15%、25%～30%、55%～65%。该 12 岁男孩膳食中蛋白质、糖类的摄入比例比较合适,脂肪摄入偏低,应增加脂肪食物的供能比例。

5. 能量的食物来源分配计算

膳食中谷类、豆类、动物性食物和纯能量食物所供给的能量占总能量的百分比各有不同。一般认为,合理的能量来源分配比应是:谷类占 60%～65%,豆类及动物性食物不低于 20%。具体见实践表 2-7。

实践表 2-7 能量的食物来源分布

食物来源	能量/kcal	供能比例/(%)
谷类及薯类	1460.7	69.6

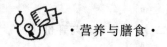

续表

食物来源	能量/kcal	供能比例/(%)
豆类	59.1	2.8
动物性食物	211.0	10.1
纯能量食物	171.0	8.2
其他食物	195.2	9.3
合计	2097	100

由实践表 2-7 计算结果看出,该膳食摄入的谷类食物比例较大,动物性食物及豆类食物总摄入量较小,低于 20%。当谷类食物所供给的能量比例高时,维生素 A、核黄素、维生素 C 的供给量必将会减少。

6. 蛋白质来源分布

膳食蛋白质因食物来源不同,其营养价值差别也很大。在进行营养调查时,膳食蛋白质的来源是重要的评定内容。根据我国的膳食结构及饮食习惯,一般认为动物性蛋白质和豆类蛋白质占蛋白质总摄入量的 1/3 以上是比较合理的。

根据膳食调查结果,来自动物性食物及豆类食物的蛋白质为 35.4 g,食谱中总蛋白质含量为 81.7 g,动物性蛋白质及豆类蛋白质占总蛋白质的比例约为 35.4÷81.7＝43.3%。

优质蛋白质占总蛋白质的比例超过 1/3,接近一半,可以认为,优质蛋白质的供应量比较适宜。

7. 计算三餐能量分布

将早、中、晚三餐的所有食物提供的能量分别按餐次累计相加,得到每餐摄入的能量,然后除以全天摄入的总能量得到每餐提供能量占全天总能量的比例,具体见实践表 2-8。三餐能量按早餐 25%～30%、午餐 40%、晚餐 30%～35%分配,比例较适宜。

实践表 2-8　一日三餐能量分配比例

进餐时间	摄入能量/kcal	占总能量百分比/(%)
早餐	746.1	35.3
午餐	737.7	35.2
晚餐	613.2	29.5

二、膳食情况总体评价与建议

从总体上看,该 12 岁男孩膳食食物种类较齐全,饮水量充足。能量摄入量(2000 kcal 左右)适宜,三大产能营养素的供能百分比适合青少年营养需求,优质蛋白质供应充足,三餐能量分配比较合理。但存在部分营养素数量不足的问题,如维生素 B_1 摄入量为 RNI 的 90%,钙的摄入量仅为 AI 的 60%,钙摄入明显不足,同时动物性食物摄入量略偏低。建议增加豆类及乳类制品的摄入量,适当增加动物性食物摄入量。综合来看,该男孩膳食基本符合要求。

【内容三】 实施膳食调查与评价

1. 膳食调查

以本班某同学为调查对象,采用 24 h 回顾法调查他前一天的膳食情况。

2. 膳食评价

对调查结果进行计算,然后进行膳食评价。

【内容四】 书写见习报告

将内容三的膳食调查结果和评价写成报告。报告书写格式同实践表 1-1,报告内容主要如下。

(1) 膳食调查结果(参考实践表 2-3)。

(2) 膳食评价与建议。

(3) 心得体会。

(孙 艳)

实践项目三　糖尿病患者食谱编制

见习任务

1. 掌握　糖尿病患者食谱编制的原则。
2. 熟悉　糖尿病患者食谱编制的程序。
3. 了解　糖尿病患者食谱编制的具体方法。

营养治疗是糖尿病综合治疗中一项重要的基础治疗措施,应长期严格执行。对于1型糖尿病患者,在合适的总能量、食物成分、规则的餐次安排等措施基础上,配合胰岛素治疗有利于控制高血糖和防止低血糖。对于2型糖尿病患者,尤其是肥胖或超重者,医学营养治疗有利于减轻体重,改善糖、脂代谢紊乱和高血压以及减少降糖药物剂量。

见习时数:4学时。

【内容一】　糖尿病患者食谱编制的原则

糖尿病患者饮食食谱编制是营养治疗措施的具体落实。食谱的编制应遵循以下原则。

(1) 保证营养的均衡摄入:包括满足营养素需要量、营养素之间比例适宜、食物的选择搭配合理以及膳食制度科学、合理。

(2) 需要注意患者的饮食习惯和饭菜口味。

(3) 应当考虑季节和市场供应情况,合理选择食材。

(4) 需要兼顾经济条件,不应盲目跟从。

【内容二】　糖尿病患者营养治疗方案的制定

(1) 确定总能量需要　根据患者的病情、年龄、性别、身高、体重、劳动强度以及饮食习惯等,首先确定患者每日能量需要量。具体可参考表8-4。

(2) 确定三大产能营养素需要量　根据病情不同,采用适合的营养分型。具体可参考表8-5。

(3) 选择餐次分配比例　根据饮食习惯,与病情相结合,科学地安排餐次分配比例。具体可参考实践表3-1。

(4) 制定食谱 通过计算,制定食谱。

(5) 调整完善食谱 对食谱进行评价、调整和完善。

实践表 3-1 糖尿病患者每日餐次分配比例

类　　型	早	加	中	加	晚	加
胰岛素依赖型 (病情稳定)	2/7	—	2/7	—	2/7	1/7
胰岛素依赖型 (病情不稳定)	2/10	1/10	2/10	1/10	3/10	1/10
非胰岛素依赖型 (病情稳定)	2/7	—	2/7	—	3/7	—
	1/5	—	2/5	—	2/5	—
	1/3	—	1/3	—	1/3	—

【内容三】 糖尿病患者食谱的编制

(一) 饮食医嘱确定

[例] 患者,男,55 岁,身高 175 cm,体重 85 kg,办公室文员(属于轻体力劳动),平时一日三餐,食量一般(中等偏低),每日饮牛奶一盒(250 g),蔬菜 500 g,目前血糖、尿糖偏高,血脂正常,无高血压和并发症,采用单纯膳食治疗。

1. 确定全日能量供给量

(1) 求出理想体重并评价:理想体重(kg)=身高(cm)-105=(175-105) kg=70 kg,实际体重 85 kg,超重 21%,属肥胖。

(2) 计算全日能量供给量:查表 8-4 得,轻体力活动肥胖者能量供给量为 20~25 kcal/(kg·d),即全日能量供给量为

70 kg×(20~25) kcal/(kg·d)=5858~7322 kJ/d(1400~1750 kcal/d)

平日食量中等偏低,故能量供给量为 5858 kJ/d(1400 kcal/d)。

2. 确定糖类、蛋白质、脂肪供给量

本例患者血糖和尿糖偏高,查表 8-5 的膳食构成,糖类、蛋白质和脂肪分别占总能量的 55%、18%、27%。它们的能量系数分别是:16.8 kJ/g(4 kcal/g)、16.7 kJ/g(4 kcal/g)、37.6 kJ/g(9 kcal/g)。

(1) 糖类供给量应为:(1400×55%)÷4 g=193 g。

(2) 蛋白质供给量应为:(1400×18%)÷4 g=63 g。

(3) 脂肪供给量应为:(1400×27%)÷9 g=42 g。

3. 餐次分配

根据本例患者的饮食习惯,分成早、中、晚三餐,其分配比例为 1/5、2/5、2/5。

4. 膳食医嘱

从上述计算结果综合得出患者的膳食医嘱如下。

(1) 能量供给量:5858 kJ/d(1400 kcal/d)。

（2）糖类：193 g/d。

（3）脂肪：42 g/d。

（4）蛋白质：63 g/d。

（5）三餐分配：早餐为1/5，午餐为2/5，晚餐为2/5。

（二）食谱内容与用量计算

1. 食谱计算方法

计算各种食物的用量和配膳一般有三种方法。

（1）食物成分表计算法　按照食物成分表中各种食物营养素含量计算食谱内容的用量。这种方法计算数据较准确，但较烦琐，糖尿病患者在家不易操作。目前已制成多种电脑软件，采用电脑配餐方便、快捷，且较准确。现已被许多医院采用。

（2）主食固定法　根据患者情况确定每日主食量，方法简便、易行，常用于门诊患者。但必须强调，在固定主食的同时，副食也应适当定量，否则患者的能量供给量无法控制，营养治疗的目的难以达到。

（3）食物交换份法　此法是将食物成分表计算简化，将日常食物按营养特点分为四个大组，八个类别，在每一类食物中按常用食物的习惯、用量粗略计算出每一份食物的营养成分，再计算出等值营养成分的每类食物中其他食物的使用量，以便在进行食谱内容选择时可以与同类食物等值互换，从而达到食物多样化的目的。具体见实践表3-2～实践表3-9。

实践表3-2　食物交换的内容和营养价值

组别	类别	每份质量/g	能量/(kJ/kcal)	蛋白质/g	脂肪/g	糖类/g	主要营养素
谷薯组	谷薯类	25	376.6/90	2.0	—	20.0	糖类、膳食纤维
果蔬组	蔬菜类	500	376.6/90	5.0	—	17.0	矿物质、维生素、膳食纤维
	水果类	200	376.6/90	1.0	—	21.0	
肉蛋组	大豆类	25	376.6/90	9.0	4.0	4.0	蛋白质
	奶类	160	376.6/90	5.0	5.0	6.0	
	肉蛋类	50	376.6/90	9.0	6.0		
油脂组	硬果类	15	376.6/90	4.0	7.0	2.0	脂肪
	油脂类	10	376.6/90	—	10.0	—	

实践表3-3　等值谷薯类提供蛋白质2 g、糖类20 g、能量376.6 kJ(90 kcal)

食　物	质量/g	食　物	质量/g
稻米、小米、糯米、薏米	25	干粉条、干莲子	25
高粱米、玉米碴	25	油条、油饼、苏打饼干	25
面粉、米粉、玉米面	25	烧饼、烙饼、馒头	35

续表

食　物	质量/g	食　物	质量/g
混合面	25	咸面包、窝窝头	35
燕麦片、莜麦面	25	生面条、魔芋生面条	35
荞麦面、苦荞面	25	土豆	100
各种挂面、龙须面	25	湿粉皮	150
通心粉	25	鲜玉米（中间带棒心）	200
绿豆、赤豆、芸豆、干豌豆	25	—	—

实践表 3-4　等值蔬菜类提供蛋白质 5 g、糖类 17 g、能量 376.6 kJ(90 kcal)

食　物	质量/g	食　物	质量/g
大白菜、圆白菜、菠菜、油菜	500	白萝卜、甜椒、茭白、冬笋	400
韭菜、茴香、茼蒿	500	倭瓜、南瓜、菜花	350
芹菜、苤蓝、莴笋、油菜薹	500	鲜豇豆、扁豆、洋葱、蒜苗	250
西葫芦、西红柿、冬瓜、苦瓜	500	胡萝卜	200
黄瓜、茄子、丝瓜	500	山药、荸荠、莲藕、凉薯	150
芥蓝菜、瓢儿菜、塌棵菜	500	慈姑、芋头	100
蕹菜、苋菜、龙须菜	500	毛豆、鲜豌豆	70
绿豆芽、鲜蘑菇、水浸海带	500	百合	50

实践表 3-5　等值水果类提供蛋白质 1 g、糖类 21 g、能量 376.6 kJ(90 kcal)

食　物	质量/g	食　物	质量/g
柿、香蕉、鲜荔枝	150	李子、杏	200
梨、桃、苹果	200	葡萄	200
橘子、橙子、柚子	200	草莓	300
猕猴桃	200	西瓜	500

实践表 3-6　等值肉蛋类提供蛋白质 9 g、脂肪 6 g、能量 376.6 kJ(90 kcal)

食　物	质量/g	食　物	质量/g
熟火腿、香肠	20	鸡蛋粉	15
猪肉	25	鸡蛋（大个带壳）	60
熟叉烧肉（无糖）、午餐肉	35	鸭蛋、松花蛋（大个带壳）	60
熟酱牛肉、熟酱鸭、大肉肠	35	鹌鹑蛋（6 个，带壳）	60
瘦猪、牛、羊肉	50	鸡蛋清	150
带骨排骨	70	带鱼	80
鸡肉、鸭肉	50	草鱼、鲤鱼、甲鱼、比目鱼	80
鹅肉	50	大黄鱼、鳝鱼、黑鲢、鲫鱼	80

续表

食　　物	质量/g	食　　物	质量/g
兔肉	100	对虾、青虾、鲜贝	80
		蟹肉、水浸鱿鱼	100
		水浸海参	350

实践表 3-7　等值大豆类提供蛋白质 9 g、脂肪 4 g、糖类 4 g、能量 376.6 kJ(90 kcal)

食　　物	质量/g	食　　物	质量/g
腐竹	20	北豆腐	100
大豆	25	南豆腐	150
大豆粉	25	豆浆(黄豆质量 1 份,加水质量 8 份,磨浆)	400
豆腐丝、豆腐干	50	—	—
油豆腐	30	—	—

实践表 3-8　等值奶类提供蛋白质 5 g、脂肪 5 g、糖类 6 g、能量 376.6 kJ(90 kcal)

食　　物	质量/g	食　　物	质量/g
奶粉	20	牛奶	160
脱脂奶粉	25	羊奶	160
乳酪(起司)	25	无糖酸奶	130

实践表 3-9　等值油脂类提供脂肪 10 g、能量 376.6 kJ(90 kcal)

食　　物	质量/g	食　　物	质量/g
花生油、香油(1 汤匙)	10	猪油	10
玉米油、菜籽油(1 汤匙)	10	牛油	10
豆油(1 汤匙)	10	羊油	10
红花油(1 汤匙)	10	黄油	10
核桃	15	葵花子(带壳)	25
杏仁	15	西瓜子(带壳)	40
花生米	15	—	—

2. 应用食物交换份法计算食物用量

在计算出患者每日总能量、糖类、蛋白质和脂肪的供给量后,再将其换算成食物的用量进行配餐。

(1)步骤:①计算主食类用量(糖类食物);②计算蔬菜用量;③计算肉、蛋、豆制品用量(蛋白质类食物);④求全日烹调油用量(脂肪类食物)。

(2)计算实例:现用食物交换份法对上述例子进行食谱内容的计算,已知患者每日习惯饮牛奶 250 mL,蔬菜约 500 g,因此,只需要计算全日的谷薯类、肉蛋类和油等的用量。

膳食医嘱为:能量 5858 kJ/d(1400 kcal/d),糖类(C)193 g/d,蛋白质(P)63 g/d,

脂肪(F)42 g/d。根据该膳食医嘱采用食物交换份法计算该患者一日食物用量。计算步骤与结果见实践表3-10。

实践表 3-10　食谱计算步骤与结果

计 算 说 明		食物类别	交换单位	质量/g	C/g	P/g	F/g
计算谷薯类用量							
全日 C 供给量	193 g	蔬菜类	1	500	17	5	—
已由蔬菜、牛奶供 C	−27 g	奶类	1.6	250	≈10	8	8
由谷类供 C	193 g−27 g=166 g	—					
每一交换单位谷类供 C	20g	—					
交换单位：	166÷20≈8 交换单位	谷薯类	8	200	160	16	—
计算肉蛋类用量		—					
全日 P 供给量	63 g	—					
已由蔬菜、奶、谷薯类供 P	−29 g	—					
由肉蛋类供 P	63 g−29 g=34 g	—					
每一交换单位肉蛋类供 P	9 g	—					
交换单位：	34÷9≈4 交换单位	肉蛋类	4	200	—	36	24
计算油脂类用量		—					
全日 F 供给量	42 g	—					
已由奶、谷薯类、肉蛋类供 F	−32 g	—					
由烹调油供 F	42 g−32 g=10 g	—					
每一交换单位油脂类供 F	10 g	—					
交换单位：	10÷10=1 交换单位	油脂类	1	10	—	—	10
全日合计		—	15.6	—	187	65	42
总能量合计(kJ/kcal)			5799/1386				

根据实践表 3-10 的计算结果可知,该患者全日食物用量见实践表3-11。

实践表 3-11　该患者全日食物用量

谷薯类	8 交换单位	200 g
蔬菜类	1 交换单位	500 g
肉蛋类	4 交换单位	200 g(以瘦肉计算)
奶类	1.6 交换单位	250 g
油脂类	1 交换单位	10 g

3. 简化食品交换份法

该方法简单、方便,在临床上应用较多。按照以上方法计算出患者全日能量供给量后,查实践表3-12即可求出各类食物的交换单位,再按同类等值食物互换,从而可编制食谱。营养成分含量可参见实践表 3-13。

实践表 3-12　不同能量糖尿病膳食食物分配表

能量 /kJ(kcal)	总交换 单位/份	谷薯类 交换单位 /份	质量 /g	蔬菜类 交换单位 /份	质量 /g	肉蛋类 交换单位 /份	质量 /g	大豆类 交换单位 /份	奶类 /g	油脂类 交换单位 /份	质量 /g
5021 (1200)	14	6	150	1	500	3	150	2	250	2	20
5858 (1400)	16	8	200	1	500	3	150	2	250	2	20
6694 (1600)	18	10	250	1	500	3	150	2	250	2	20
7531 (1800)	20	12	300	1	500	3	150	2	250	2	20
8368 (2000)	22	14	350	1	500	3	150	2	250	2	20
9205 (2200)	24	16	400	1	500	3	150	2	250	2	20

注：括号内为计算值。

实践表 3-13　不同能量糖尿病膳食的营养成分

能量/kJ(kcal)	交换 单位/份	蛋白质		脂　肪		糖　类	
		质量/g	占总能量/(%)	质量/g	占总能量/(%)	质量/g	占总能量/(%)
5021(1200)	14	59.5	18.4	49.5	34.6	151	47
5858(1400)	16	63.5	17.4	49.5	30.4	191	52.5
6694(1600)	18	67.5	16.5	49.5	27.2	231	56.4
7531(1800)	20	71.5	15.8	49.5	24.5	271	59.7
8368(2000)	22	75.5	15.2	49.5	22.4	311	62.5
9205(2200)	24	79.5	14.7	49.5	20.6	351	67.8

注：括号内为计算值。

（三）食物选择

糖尿病患者食物选择很重要，选择原则是既要保证营养需要，又能有效控制血糖，同时还要防止发生低血糖。

1. 宜选用的食物

（1）粗杂粮（如荞麦面、莜麦面、燕麦面、玉米等）富含矿物质、维生素和膳食纤维，有助于改善葡萄糖耐量。

（2）大豆及其制品富含蛋白质和多不饱和脂肪酸，有降血脂作用。

（3）新鲜蔬菜富含维生素、膳食纤维及矿物质。

2. 忌用或少用的食物

（1）精制糖，如白糖、红糖、甜点心、蜜饯、雪糕、甜饮料等（当出现低血糖时例外）。

（2）高糖类、低蛋白质的食物，如马铃薯、芋头、藕、山药等，食用时应减少主食摄入量。

（3）动物油脂，如猪油、牛油、奶油等，鱼油除外。

（4）甜的水果，含果糖和葡萄糖高的水果应限量，如食用可相应减少主食摄入量。

（5）酒是纯能量食物，无其他营养素，长期饮酒会损害肝脏，易引起高甘油三酯血症，故少饮为宜。

（四）编制食谱

由实践表 3-11 可得知，该糖尿病患者全日食物用量。根据该用量，再按照糖尿病患者食物选择的要求，编制参考食谱，具体见实践表 3-14。该食谱根据同类互换原则可以每天更换。

实践表 3-14　该糖尿病患者参考食谱

早餐	牛乳（250 g）、花卷（面粉 50 g）
午餐	米饭（大米 75 g）、牛肉（50 g）、炒菜心（150 g）、鸡蛋（60 g）、菠菜（100 g）、汤、烹调油（5 g）
晚餐	白菜（100 g）、瘦猪肉（50 g）、煮通心粉（75 g）、鱼片（草鱼 80 g）、炒番茄（150 g）、烹调油（5 g）
能量　5.874 MJ（1404 kcal）	蛋白质　65 g（19%）
脂肪　42 g（27%）	糖类　187 g（54%）

【内容四】　糖尿病患者食谱编制实际操作

患者，女，50 岁，身高 158 cm，体重 67 kg，教师（属于轻体力劳动），平时一日三餐，食量一般（中等），习惯饮食为每日饮牛奶一盒（250～500 g），蔬菜 450 g，水果 200～300 g。目前，血糖、尿糖、血脂均偏高，无高血压和并发症，采用单纯膳食治疗。请编制食谱。

【内容五】　书写见习报告

参照实践表 1-1 书写见习报告，内容主要包括如下三点。

（1）食谱编制程序。

（2）食谱。

（3）心得体会。

（王　哲）

能力检测参考答案

项目一 营养学基础

一、单项选择题

1. D	2. C	3. D	4. C	5. C	6. B	7. D
8. C	9. B	10. D	11. C	12. C	13. B	14. B
15. E	16. B	17. B	18. C	19. B	20. A	21. B
22. C	23. D	24. C	25. B	26. B	27. D	28. E
29. A	30. E	31. C	32. C	33. A	34. C	35. A
36. E	37. D	38. A	39. B	40. E		

二、简答题

1. 维生素的共同特点：①各种维生素均以本体或可以被机体利用的前体形式存在于食物中。②大多数维生素在机体内不能合成或合成量不足，必须从食物中摄取。③维生素不能提供能量，不是构成机体组织的原料。④人体需要量甚微，但它是必不可少的一类营养素。⑤某种维生素缺乏往往会出现特有的疾病表现。

2. 人体能量消耗主要表现在三个方面：①维持基础代谢和生长发育消耗的能量；②体力活动消耗一定的能量；③食物热效应消耗的能量。

3. 营养素有蛋白质、脂类、糖类、维生素、矿物质以及水六大类。其中蛋白质、脂类、糖类在体内代谢过程中提供机体所需的能量。

4. 维生素C的主要生理功能是：①促进胶原合成；②增强抗病能力；③促进铁吸收；④阻断亚硝胺的形成；⑤具有抗氧化作用，可清除体内自由基；⑥具有抗癌、防癌作用；⑦具有一定的解毒作用；⑧促进神经递质合成。

5. 糖类的生理功能有：①提供和储存能量，每克糖类可提供16.8 kJ(4 kcal)的能量；②构成机体组织的重要生命物质；③节约蛋白质；④抗生酮作用；⑤具有一定的解毒作用。

三、讨论题

1. 答案提示：膳食纤维可增加肠内容物体积从而稀释了有害物质；膳食纤维可促进肠蠕动，减少了有害物质在肠道内的停留时间；膳食纤维改变了胆酸的代谢和排泄，降低了患癌的危险性；膳食纤维维持了肠道正常菌群，抑制致病菌在肠道内生长、繁殖。

2. 答案提示：鸡蛋蛋白质营养价值高。因为鸡蛋中蛋白质的含量较馒头高；鸡蛋蛋白质消化率较馒头的高；鸡蛋中的蛋白质氨基酸模式与人体氨基酸模式最接近，生物利用率较馒头高，所以，鸡蛋蛋白质营养价值较馒头高。

（胡玉华）

项目二　各类食物的营养价值

一、单项选择题

1. C　　2. A　　3. D　　4. B　　5. B　　6. C　　7. A

8. D　　9. C　　10. B　　11. E　　12. B　　13. A　　14. C

15. A

二、简答题

1. 有机食品的要求包括:①原料必须来自于已建成的有机农业生产体系,或采用有机方式采集的野生天然产品;②产品在整个生产过程中严格遵循有机食品的加工、包装、储藏、运输标准;③生产者在有机食品生产和流通过程中,有完善的质量控制和跟踪审查体系,有完整的生产和销售记录档案;④必须通过独立的有机食品认证机构认证;⑤使用有机食品标志。

2. 食品营养强化的基本要求是:①食品营养强化要有明确的针对性;②食品强化要符合营养学原理;③营养强化食品应保证食用的安全性;④保证强化食品质量;⑤适应消费者的要求。

3. 我国《保健食品管理办法》规定,保健食品必须经过必要的动物和人群功能试验,证明其具有明确的稳定的保健作用;保健食品的各种原料及其产品必须符合食品卫生要求,对人体不产生任何急性、亚急性或慢性危害;保健食品配方的组成及用量必须有科学依据,具有明确的功效成分,如在现有技术条件下不能明确功效成分,应确定与保健功能有关的主要原料名称;保健食品的标签、说明书及广告不得进行疗效宣传。

三、讨论题

答案提示:

区别:①有机食品在生产加工过程中绝对禁止使用农药、化肥、激素等人工合成物质,并且不允许使用基因工程技术;其他食品则允许有限使用这些物质(如A级绿色食品),且不禁止使用基因工程技术。如绿色食品对基因工程技术和辐射技术的使用未作规定。②有机食品在土地生产转型方面有严格规定。种植有机食品的土地要求从生产其他食品到生产有机食品需要2~3年的转换期,而生产绿色食品和无公害食品则没有转换期的要求。③有机食品在数量上进行严格控制,要求定地块、定产量,生产其他食品没有如此严格的要求。

联系:①无公害食品、绿色食品、有机食品都是经质量认证的安全食品。②无公害食品是绿色食品和有机食品发展的基础,绿色食品和有机食品是在无公害农产品基础上的进一步提高。③无公害食品、绿色食品、有机食品都注重生产过程的管理,无公害农产品和绿色食品侧重对影响产品质量因素的控制,有机食品侧重对影响环境质量因素的控制。

(周理云　胡玉华)

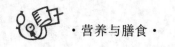

项目三 平衡膳食

一、单项选择题

1. A   2. D   3. E   4. B   5. D   6. C   7. A
8. E   9. B   10. E

二、简答题

1. 平衡膳食又称合理膳食或健康膳食,是指膳食中的食物种类齐全、数量充足、营养素之间的比例适当、合理,并与机体消耗的能量和营养素保持相对的平衡。平衡膳食是合理营养的物质基础,是达到合理营养的唯一手段。

平衡膳食的基本要求:①提供适量的能量及种类齐全、数量充足、比例适当的营养素;②科学加工和烹调食物;③合理的膳食制度和良好的进餐环境;④食物要新鲜、讲究饮食卫生。

2. 一般人群膳食指南的具体内容:①食物多样,谷类为主,粗细搭配;②多吃蔬菜、水果和薯类;③每天吃奶类、大豆或其制品;④常吃适量的鱼、禽、蛋和瘦肉;⑤减少烹调油用量,吃清淡少盐膳食;⑥食不过量,天天运动,保持健康体重;⑦三餐分配要合理,零食要适当;⑧每天足量饮水,合理选择饮料;⑨如饮酒应限量;⑩吃新鲜卫生的食物。

三、讨论题

答案提示:当前我国居民膳食结构不合理之处主要表现如下。①畜肉类及油脂消费过多,谷类食物消费偏低。②奶类、豆类制品摄入过低,钠盐摄入过高仍是全国普遍存在的问题。③儿童营养不良在农村地区仍然比较严重。④钙、铁、维生素 A 等微量营养素缺乏是我国城乡居民普遍存在的问题。⑤慢性非传染性疾病患病率上升迅速。

中国营养学会建议我国居民要适当调整膳食结构,在保持以植物性食物为主的传统膳食结构和经常吃适量的鱼、禽、蛋、瘦肉等动物性食物的同时,增加蔬菜、水果、奶类和大豆及其制品的消费量,降低食盐的摄入量,使膳食中植物性食物与动物性食物保持平衡状态,并充分利用各地的自然食物资源,因地制宜地制定出满足各地区、各民族的不同层次要求的膳食结构,以达到平衡膳食、合理营养的目的。

(林斌松)

项目四 不同生理情况人群的营养及膳食指导

一、单项选择题

1. D   2. C   3. D   4. D   5. B   6. E   7. C
8. A   9. A   10. D

二、简答题

1. 母乳喂养的优点:营养成分齐全,最适合婴儿消化和需要;含有免疫因子等多种生物活性物质;增加母子间的感情,有利于产后母体的恢复;母乳喂养温度适宜、经济、方便、卫生。

2. 孕妇需要的营养特点主要有以下几点。①妊娠早期:营养要丰富全面,清淡为主,少食多餐。②妊娠中期:食物多样化,保证能量;及时补充钙剂。③妊娠晚期:少食多餐,保持酸碱平衡。

3. 婴儿添加辅食应遵循的原则:①从少到多,从细到粗,从稀到稠;②从单一食物品种开始,过渡到多种食物;③在婴儿健康时添加,应选择粗纤维含量少、脂肪含量低、容易消化吸收的食物;④避免含高盐或辛辣调味品的食物;⑤辅食应以小匙喂给婴儿,缓慢地从流质食物过渡到半流质食物、半固体食物、固体食物。

4. 影响老年人营养状况的主要生理因素:老年人感觉功能(如味觉、嗅觉、视觉、听觉和触觉)均随年龄增高而减退;消化系统功能减退,出现唾液分泌减少、牙齿松动脱落、胃肠道蠕动降低;代谢能力的影响有葡萄糖耐量下降、基础代谢率降低等,营养素的消化吸收、利用和排泄均受到影响。

5. 学龄前儿童膳食指导主要有以下内容:①食物多样,谷类为主,搭配合理,均衡膳食;②加工、烹调合理,易于儿童消化;③以一日"三餐两点"制为宜;④不挑食、不偏食,培养良好的饮食习惯;⑤吃清洁卫生、未变质的食物。

6. 青少年的配膳原则:①食物多样,谷类为主,供给充足的能量和各种营养素;②保证足量的鱼、禽、蛋、肉、奶、豆类和新鲜蔬菜或水果的摄入;③鼓励青少年参加体力活动,要平衡膳食,避免盲目节食;④加强营养健康教育,养成良好的饮食习惯。

三、案例分析题

答案提示:

(1) 对李先生身体体重进行评估:BMI 为 24.22,属超重。

(2) 根据血压判断:李先生有重度高血压。

(3) 根据职业分析,作为一个企业的中级主管,属于轻体力活动人群,但应酬很多,因此,提出饮食计划如下:①饮食宜清淡、提倡素食搭配,以降低胆固醇摄入量;②控制油脂摄入,炒菜尽量使用植物油;③降低食盐量,饮食有节,不可过饥过饱,不暴饮暴食。

(梁金香)

项目五　营养调查与评价

一、单项选择题

1. B　　2. E　　3. E　　4. B　　5. A　　6. C

二、案例选择题

1. A　　2. C　　3. B

三、简答题

1. 膳食调查的目的:通过膳食调查确定群体或个人在一定时间内通过膳食摄取的能量、营养素的数量和质量,发现被调查者存在的膳食问题,提出科学合理的营养改善措施或建议,为人群或个体获得合理营养提供科学的参考依据。

2. 几种膳食调查方法的优缺点　①称量法:优点是能准确反映被调查对象的食物摄入情况,适用于团体、个人和家庭的膳食调查;缺点是费时费力,不适合大规模的营养调查。②询问法:优点是简单易行,可通过面对面、电话等方式进行调查,不改变被调查者的个人饮食习惯;缺点是食物用量难以量化,准确性差,对记忆力有一定要求,不适用于年龄小于 7 岁的儿童或大于 75 岁的老人。③记账法:较为简单可行,节省人力,但调查结果不够准确,主要适用于有详细账目的家庭和集体食堂。④化学分析法:实验、技术条件要求高,分析过程复杂,一般只用于特殊需要的营养研究。

(孙 艳)

项目六　营养教育与营养干预

一、单项选择题

1. A　　2. D　　3. B　　4. B　　5. C

二、简答题

1. 营养教育是指通过改变人们的不良饮食行为而达到改善营养状况为目的的一种有计划的活动。营养教育的特点:①具有多学科性和跨学科性;②以传播和教育为手段,以行为改变为目标;③注重计划设计和效果实施。

2. 设计营养教育项目应包括的内容:①确定教育对象,明确其存在的营养健康问题;②明确本营养教育项目的目的;③确定传授教育对象的营养知识和技能;④教育对象对教育内容了解的程度;⑤教育对象还需要的信息;⑥制定衡量营养教育成功与否的目标;⑦确定评价指标。

3. 选择和编制营养教育材料时的注意事项:①根据教育的目标、对象和形式制作教育材料;②教育材料要求内容科学、重点突出、通俗易懂、图文并茂;③了解教育对象的基本情况;④了解教育对象对营养知识理解力方面的特征;⑤教育材料的内容应适合所选的宣传途径;⑥考虑教育材料所需的经费;⑦预试教育材料初稿。

4. 营养干预工作程序为五个步骤:①确定营养问题(收集资料,进行现状调查与分析);②确定项目目标;③制订计划与安排活动;④执行计划;⑤监测、评价。

三、讨论题

(略)

(周 波)

项目七　临床营养基础

一、单项选择题

1. B　　2. C　　3. C　　4. D　　5. E　　6. E　　7. D

8. C　　9. B　　10. A　　11. A　　12. A　　13. B　　14. D
15. C

二、简答题

1. 医院基本膳食一般包括四种形式,即普通膳食、软食、半流质膳食、流质膳食。

① 普通膳食主要适用于体温正常或接近正常,无咀嚼或消化吸收功能障碍,无特殊膳食要求,不需限制任何营养素的患者。② 软食适用于:轻度发热、消化不良、咀嚼不便(如拔牙)等不能进食大块食物者;老人及 3~4 岁小儿;痢疾、急性肠炎等恢复期患者;肛管、结肠及直肠等术后恢复期患者。③ 半流质膳食适用于发热患者、消化道疾病(如腹泻、消化不良)患者、口腔疾病患者、耳鼻喉术后患者、身体虚弱者、缺乏食欲者等。④ 普通流质膳食多适用于高热、极度衰弱、无力咀嚼食物、口腔科手术、外科大手术后、急性传染病患者等;清流质膳食可用于急性腹泻初期、消化道大手术后、肠道手术前以及由肠外营养向全流质膳食过渡初期;浓流质膳食常用于口腔、颌面部、颈部术后及烧伤病患者;冷流质膳食常用于扁桃体摘除、咽喉部手术后。

2. 与肾病有关的治疗膳食包括如下两种。

(1) 低蛋白质膳食,其配膳原则为:①蛋白质每日应低于 40 g,宜选用蛋、乳、瘦肉等优质蛋白质;②能量供给应充足,可采用麦淀粉、甜薯、马铃薯、芋头等蛋白质含量低的食物,代替部分主食以减少植物性蛋白质的摄入;③矿物质、维生素的供应应充足,矿物质的供给应根据病种和病情进行调整,如急性肾炎患者应限制钠的供给。

(2) 限钠(盐)膳食,其配膳原则为:①低盐膳食禁用一切用盐腌制的食品,如咸肉、咸蛋、皮蛋、酱菜、香肠等,每日食盐含量不超过 3 g(或酱油 15 mL);②无盐膳食禁用食盐、酱油、味精及一切含盐的食物,禁用高钠饮料和食物,每日钠的供给量不超过 1 g;③低钠膳食除禁用食盐、酱油、味精外,还限制含钠高的食物,如皮蛋、海带、豆腐干、猪肾及含钠高的蔬菜,如油菜、芹菜、菠菜、空心菜等。

3.

临床营养分类	适 应 证	并 发 症
肠内营养	①经口咀嚼和吞咽困难;②消化道疾病,如短肠综合征等;③器官功能衰竭;④高分解代谢;⑤慢性消耗性疾病,如肿瘤、结核等	置管并发症、感染并发症、胃肠道并发症、代谢并发症
肠外营养	①不能从胃肠道正常进食;②消化不良或消化道需充分休息;③高代谢状态;④严重营养不良;⑤其他情况,如妊娠呕吐、神经性厌食、低出生体重儿等	置管并发症、感染并发症和代谢并发症

三、案例分析与讨论题

1. 答案提示:该患者可能出现的并发症有置管并发症、感染并发症和代谢并发症三大类。

(1) 防治置管并发症应严格遵守操作程序,熟练掌握操作技术,认真做好置管护理。

（2）防治感染并发症应加强导管置入、营养液配制及输入过程的管理。特别是导管性败血症的防治应做到：①置管过程中严格执行无菌操作；②经常消毒导管的入口处皮肤并更换敷料；③营养液在超净工作台新鲜配制；④采用全封闭式输液系统；⑤每次中心静脉营养输注后及时用生理盐水冲管；⑥不可从中心静脉导管抽血。

（3）代谢并发症主要有如下两种。①糖代谢紊乱：应注意高血糖反应、低血糖反应、非酮性高糖高渗性昏迷的防治。预防高血糖反应和非酮症高糖高渗性昏迷：应注意控制糖的输入速度；严格监测血糖和尿糖；用脂肪乳剂满足部分能量需求、减少葡萄糖用量；对葡萄糖需要量较大及隐形糖尿病患者适当补充胰岛素。预防低血糖反应：最理想的方法是应用全营养混合液方式输注；或在高糖液体输完后，以等渗糖溶液维持数小时过渡，再改用无糖溶液。②防治肝胆系统损害：应注意减少总能量摄入、调整葡萄糖和脂肪的比例、降低能氮比、更换氨基酸制剂等；此外，还应加强电解质紊乱、高脂血症的防治。

2. 答案提示：不同意。肠外营养途径的选择是根据营养液组成、输注量、患者病情、静脉条件、预期使用肠外营养的时间等而定的。中心静脉途径的适应证：肠外营养时间超过 2 周、营养液渗透压超过 900 mmol/L，特别是超过 1200 mmol/L 者。周围静脉途径的适应证：预期肠外营养的时间小于 2 周且渗透压小于 900 mmol/L 者；部分营养支持或中心静脉置管和护理有困难者；中心静脉导管感染或有脓毒血症者。

（吴松林）

项目八　常见疾病的营养防治

一、单项选择题

1. D　　　2. A　　　3. A　　　4. C　　　5. B　　　6. D　　　7. A
8. A　　　9. A　　　10. A

二、多项选择题

1. AE　　　2. BCE　　　3. ACE　　　4. ABCD　　　5. ABE

三、简答题

1. 糖尿病的营养治疗原则：①合理控制能量摄入量；②保证糖类的摄入；③限制脂肪和胆固醇的摄入；④适量的蛋白质供给；⑤供给充足的维生素；⑥摄入合适的矿物质；⑦提供丰富的膳食纤维；⑧合理的餐次与营养分型治疗。

2. 肝硬化患者脂类代谢障碍的特点：①肝脏对脂肪的利用率降低，脂肪动员与分解能力加强，血浆中游离脂肪酸增加；②脂蛋白代谢出现异常，胆固醇在肝内的合成出现障碍，可使血清胆固醇浓度降低。

3. 烧伤患者的营养治疗原则：①休克期可不强调蛋白质和能量的供给，尽量保护食欲，可适当补充多种维生素；②感染期可给予富含维生素的膳食，逐渐增加能量和蛋白质的供给，补充消耗，改善负氮平衡，其中优质蛋白质应占全日蛋白质的 70% 左右；③康复期的膳食应以控制感染、调节免疫功能、增加抵抗力促进康复为目的，给予高蛋白质、高能量、高纤维素的全价营养膳食。

四、案例分析题

答案提示：

(1) 该患者理想体重＝160－105＝55 kg,实际体重超过理想体重的百分比为 [(67－55)/55]×100％＝21.8％。此人为肥胖。

(2) 该患者血清胆固醇、甘油三酯、低密度脂蛋白均升高,高密度脂蛋白降低,应纠正高脂蛋白血症。调整生活方式,改变久坐的习惯,多参加体育锻炼。建议:①每日脂肪占总能量的25％,胆固醇应限制在300 mg以下;②糖类占总能量的55％～60％,限制蔗糖和甜食的摄入;③蛋白质供给 1.2 g/(kg·d)左右,每日或隔日吃1个鸡蛋;④每日绿叶蔬菜500 g左右,水果1～2个。

(周 芸)

附录 A　中国居民膳食能量和蛋白质参考
摄入量(RNIs)及脂肪供能比

表 A-1　中国居民膳食能量和蛋白质参考摄入量(RNIs)及脂肪供能比

年龄/岁	能量#				蛋白质		脂肪占能量百分比/(%)
	RNI/MJ		RNI/kcal		RNI/g		
	男	女	男	女	男	女	
0～	0.4 MJ/kg		95 kcal/kg*		1.5～3 g/(kg·d)		45～50
0.5～							35～40
1～	4.60	4.40	1100	1050	35	35	—
2～	5.02	4.81	1200	1150	40	40	30～35
3～	5.64	5.43	1350	1300	45	45	—
4～	6.06	5.83	1450	1400	50	50	—
5～	6.70	6.27	1600	1500	55	55	—
6～	7.10	6.67	1700	1600	55	55	—
7～	7.53	7.10	1800	1700	60	60	25～30
8～	7.94	7.53	1900	1800	65	65	—
9～	8.36	7.94	2000	1900	65	65	—
10～	8.80	8.36	2100	2000	70	65	—
11～	10.04	9.20	2400	2200	75	75	—
14～	12.00	10.04	2900	2400	85	80	25～30
18～							20～30

续表

年龄/岁	能量[#]				蛋白质		脂肪占能量百分比/(%)
	RNI/MJ		RNI/kcal		RNI/g		
	男	女	男	女	男	女	
体力活动 PAL▲							
轻	10.03	8.80	2400	2100	75	65	
中	11.29	9.62	2700	2300	80	70	
重	13.38	11.30	3200	2700	90	80	
孕妇	—	+0.84	—	+200	—	+5,+15,+20	
乳母	—	+2.09	—	+500	—	+20	
50～							20～30
体力活动 PAL▲							
轻	9.62	8.00	2300	1900	75	65	
中	10.87	8.36	2600	2000	80	70	
重	13.00	9.20	3100	2200	90	80	
60～					75	65	20～30
体力活动 PAL▲							
轻	7.94	7.53	1900	1800			
中	9.20	8.36	2200	2000			
70～					75	65	20～30
体力活动 PAL▲							
轻	7.94	7.10	1900	1700			
中	8.80	8.00	2100	1900			
80～	7.74	7.10	1900	1700	75	65	20～30

注：# 为各年龄组的能量 RNI 与其 EAR 相同；＊为 AI，非母乳喂养应增加 20％；PAL▲，体力活动水平；凡表中数字缺如之处表示未制定该参考值。

附录 B　中国居民膳食维生素参考摄入量（RNIs 或 AIs）

表 B-1　中国居民膳食维生素参考摄入量（RNIs 或 AIs）

年龄 /岁	VitA RNI /μgRE	VitD RNI /μg	VitE AI /mg α-TE*	VitB₁ RNI /mg	VitB₂ RNI /mg	VitB₆ AI /mg	VitB₁₂ AI /μg	VitC RNI /mg	泛酸 AI /mg	叶酸 RNI /μg DFE▲	烟酸 RNI /mg NE#	胆碱 AI /mg	生物素 AI /μg
0~	400(AI)	10	3	0.2(AI)	0.4(AI)	0.1	0.4	40	1.7	65(AI)	2(AI)	100	5
0.5~	400(AI)	10	3	0.3(AI)	0.5(AI)	0.3	0.5	50	1.8	80(AI)	3(AI)	150	6
1~	500	10	4	0.6	0.6	0.5	0.9	60	2.0	150	6	200	8
4~	600	10	5	0.7	0.7	0.6	1.2	70	3.0	200	7	250	12
7~	700	10	7	0.9	1.0	0.7	1.2	80	4.0	200	9	300	16
11~	700	5	10	1.2	1.2	0.9	1.8	90	5.0	300	12	350	20
14~	800(男) 700(女)	5	14	1.5(男) 1.2(女)	1.5(男) 1.2(女)	1.1	2.4	100	5.0	400	15(男) 12(女)	450	25
18~	800(男) 700(女)	5	14	1.4(男) 1.3(女)	1.4(男) 1.2(女)	1.2	2.4	100	5.0	400	14(男) 13(女)	500	30
50~	800(男) 700(女)	10	14	1.3	1.4	1.5	2.4	100	5.0	400	13	500	30
孕妇													
早期	800	5	14	1.5	1.7	1.9	2.6	100	6.0	600	15	500	30
中期	900	10	14	1.5	1.7	1.9	2.6	130	6.0	600	15	500	30
晚期	900	10	14	1.5	1.7	1.9	2.6	130	6.0	600	15	500	30
乳母	1200	10	14	1.8	1.7	1.9	2.8	130	7.0	500	18	500	35

注：* α-TE 为 α-生育酚当量；▲DFE 为膳食叶酸当量；# NE 为烟酸当量；Vit 为维生素。

附录 C 中国居民膳食常量元素和微量元素参考摄入量（RNIs 或 AIs）

表 C-1 中国居民膳食常量元素和微量元素参考摄入量（RNIs 或 AIs）

年龄/岁	钙 AI/mg	磷 AI/mg	钾 AI/mg	钠 AI/mg	镁 AI/mg	铁 AI/mg	碘 RNI/μg	锌 RNI/mg	硒 RNI/μg	铜 AI/mg	氟 AI/mg	铬 AI/μg	锰 AI/mg	钼 AI/μg
0~	300	150	500	200	30	0.3	50	1.5	15(AI)	0.4	0.1	10	—	—
0.5~	400	300	700	500	70	10	50	8.0	20(AI)	0.6	0.4	15	—	—
1~	600	450	1000	650	100	12	50	9.0	20	0.8	0.6	20	—	15
4~	800	500	1500	900	150	12	90	12.0	25	1.0	0.8	30	—	20
7~	800	700	1500	1000	250	12	90	13.5	35	1.2	1.0	30	—	30
11~	1000	1000	1500	1200	350	16(男) 18(女)	120	18.0(男)15.0(女)	45	1.8	1.2	40	—	50
14~	1000	1000	2000	1800	350	20(男) 25(女)	150	19.0(男)15.5(女)	50	2.0	1.4	40	—	50
18~	800	700	2000	2200	350	15(男) 20(女)	150	15.0(男)11.5(女)	50	2.0	1.5	50	3.5	60
50~	1000	700	2000	2200	350	15	150	11.5	50	2.0	1.5	50	3.5	60
孕妇														
早期	800	700	2500	2200	400	15	200	11.5	50	—	—	—	—	—
中期	1000	700	2500	2200	400	25	200	16.5	50	—	—	—	—	—
晚期	1200	700	2500	2200	400	35	200	16.5	50	—	—	—	—	—
乳母	1200	700	2500	2200	400	25	200	21.5	65	—	—	—	—	—

注：凡表中数字缺如之处表示未制定该参考值。

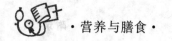

附录 D 某些微量营养素的 ULs

表 D-1 某些微量营养素的 ULs

年龄/岁	钙/mg	磷/mg	镁/mg	铁/mg	碘/μg	锌/mg	硒/μg	铜/mg	氟/mg	铬/μg	锰/mg	钼/μg	VitA/μgRE	VitD/μg	VitB$_1$/mg	VitC/mg	叶酸/μgDFE#	烟酸/mgNE*	胆碱/mg
0~	—	—	—	10	—	—	55	—	0.4	—	—	—	—	—	—	400	—	—	600
0.5~	—	—	—	30	—	13	80	—	0.8	—	—	—	—	—	—	500	—	—	800
1~	2000	3000	200	30	—	23	120	1.5	1.2	200	—	80	—	—	50	600	300	10	1000
4~	2000	3000	300	30	—	23	180	2.0	1.6	300	—	110	2000	20	50	700	400	15	1500
7~	2000	3000	500	30	800	28	240	3.5	2.0	300	—	160	2000	20	50	800	400	20	2000
11~	2000	3500	700	50	800	37(男)34(女)	300	5.0	2.4	400	—	280	2000	20	50	900	600	30	2500
14~	2000	3500	700	50	800	42(男)35(女)	360	7.0	2.8	400	—	280	2000	20	50	1000	800	30	3000
18~	2000	3500	700	50	1000	45(男)37(女)	400	8.0	3.0	500	10	350	3000	20	50	1000	1000	35	3500
50~	2000	3500▲	700	50	1000	37(男)37(女)	400	8.0	3.0	500	10	350	3000	20	50	1000	1000	35	3500
孕妇	2000	3000	700	60	1000	35(女)	400	—	—	—	—	—	2400	20	—	1000	1000	35	3500
乳母	2000	3500	700	50	1000	35(女)	400	—	—	—	—	—	—	20	—	1000	1000	—	3500

注：▲为 60 岁以上磷的 UL 为 3000 mg；# DFE 为膳食叶酸当量；Vit 为维生素；* NE 为烟酸当量；凡表中数字缺如之处表示未制定该参考值。

附录 E 常见食物成分表

表 E-1 常见食物成分表

食物名称	食部/(%)	水分/g	能量/kcal	能量/kJ	蛋白质/g	脂肪/g	碳水化合物/g	VitA/μgRE	硫胺素/mg	核黄素/mg	VitC/mg	VitE/mg	钙/mg	钾/mg	钠/mg	铁/mg	锌/mg	硒/mg
谷类及制品																		
小麦粉（标准粉）	100	12.7	344	1439	11.2	1.5	73.6	—	0.28	0.08	—	1.80	31	190	3.1	3.5	1.64	5.36
小麦粉（富强粉）	100	12.7	350	1464	10.3	1.1	75.2	—	0.17	0.06	—	0.73	27	128	2.7	2.7	0.97	6.88
挂面（标准粉）	100	12.4	344	1439	10.1	0.7	76.0	—	0.19	0.04	—	1.11	14	1.57	150.0	3.5	1.22	9.90
切面（标准粉）	100	29.7	280	1172	8.5	1.6	59.5	—	0.35	0.10	—	0.47	13	161	3.4	2.6	1.07	0.40
馒头（标准粉）	100	40.5	233	975	7.8	1.0	49.8	—	0.05	0.07	—	0.86	18	129	165.2	1.9	1.01	9.70
馒头（富强粉）	100	47.3	208	870	6.2	1.2	44.2	—	0.02	0.02	—	0.09	58	146	165.0	1.7	0.40	7.20
油条	100	21.8	386	1615	6.9	17.6	51.0	—	0.01	0.07	—	3.19	6	227	585.2	1.0	0.75	8.60
稻米	100	13.3	346	1448	7.4	0.8	77.9	—	0.11	0.05	—	0.46	13	103	3.8	2.3	1.70	2.23
粳米（标一）	100	13.7	343	1435	7.7	0.6	77.4	—	0.16	0.08	—	1.01	11	97	2.4	1.1	1.45	2.50
黑米	100	14.3	333	1393	9.4	2.5	72.2	—	0.33	0.13	—	0.22	12	256	7.1	1.6	3.80	3.20
米饭（蒸）	100	70.9	116	485	2.6	0.3	25.9	—	0.02	0.03	—	—	7	30	2.5	1.3	0.92	0.40
玉米（鲜）	46	71.3	106	444	4.0	1.2	22.8	—	0.16	0.11	16	0.46	—	238	1.1	1.1	0.90	1.63
玉米（黄,干）	100	13.2	335	1402	8.7	3.8	73.0	17	0.21	0.13	—	3.89	14	300	3.3	2.4	1.70	3.52
玉米（黄）	100	12.1	341	1427	8.1	3.3	75.2	7	0.26	0.09	—	3.80	22	249	2.3	3.2	1.42	2.49
小米	100	11.6	358	1498	9.0	3.1	75.1	17	0.33	0.10	—	3.63	41	284	4.3	5.1	1.87	4.74
薯类、淀粉及制品																		
马铃薯（土豆、洋芋）	94	79.8	76	318	2.0	0.2	17.2	5	0.08	0.04	27	0.34	8	342	2.7	0.8	0.37	0.78
甘薯（红心薯、红薯）	90	73.4	99	414	1.1	0.2	24.7	125	0.04	0.04	26	0.28	23	130	28.5	0.5	0.15	0.48
粉丝	100	15.0	335	1402	0.8	0.2	83.7	—	0.03	0.02	—	—	31	18	9.3	6.4	0.27	3.39

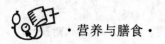

续表

食物名称	食部/(%)	水分/g	能量/kcal	能量/kJ	蛋白质/g	脂肪/g	碳水化合物/g	VitA/μgRE	硫胺素/mg	核黄素/mg	VitC/mg	VitE/mg	钙/mg	钾/mg	钠/mg	铁/mg	锌/mg	硒/mg
干豆类及其制品																		
黄豆	100	10.2	359	1502	35.0	16.0	34.2	37	0.41	0.20	—	18.90	191	1503	2.2	8.2	3.34	6.16
黑豆	100	9.9	381	1594	36.0	15.9	33.6	5	0.20	0.33	—	17.36	224	1377	3.0	7.0	4.18	6.79
豆腐（南）	100	87.9	57	238	6.2	2.5	2.6	—	0.02	0.04	—	3.62	116	154	3.1	1.5	0.59	2.62
豆腐（内酯）	100	89.2	49	205	5.0	1.9	3.3	—	0.06	0.03	—	3.26	17	95	6.4	0.8	0.55	0.81
豆腐脑	100	96.7	15	63	1.9	0.8	0.0	—	0.04	0.02	—	10.46	18	107	2.8	0.9	0.49	—
豆浆	100	96.4	14	59	1.8	0.7	1.1	15	0.02	0.02	—	0.80	10	48	3.0	0.5	0.24	0.14
豆腐丝	100	58.4	201	841	21.5	10.5	6.2	5	0.04	0.12	—	9.76	204	74	20.6	9.1	2.04	1.39
豆腐皮	100	16.5	409	1711	44.6	17.4	18.8	—	0.31	0.11	—	20.63	116	536	9.4	13.9	3.81	2.26
豆腐干	100	71.3	136	569	13.4	7.1	5.0	—	0.01	0.01	—	0.62	179	70	633.6	3.0	1.39	0.50
绿豆	100	12.3	316	1322	21.6	0.8	62.0	22	0.25	0.11	—	10.95	81	787	3.2	6.5	2.18	4.28
蔬菜类及其制品																		
红萝卜	97	93.8	20	84	1.0	0.1	4.6	Tr	0.05	0.02	3	1.20	11	110	62.7	2.8	0.69	…
胡萝卜（红）	96	89.2	37	155	1.0	0.2	8.8	688	0.04	0.03	13	0.41	32	190	71.4	1.0	0.23	0.63
豌豆	42	70.2	105	439	7.4	0.3	21.2	37	0.43	0.09	14	1.21	21	332	1.2	1.7	1.29	1.74
黄豆芽	100	88.8	44	184	4.5	1.6	4.5	5	0.04	0.07	8	0.80	21	160	7.2	0.9	0.54	0.96
茄子（紫皮，长）	96	93.1	19	79	1.0	0.2	5.4	30	0.03	0.03	7	0.20	55	136	6.4	0.4	0.16	0.57
番茄	97	94.4	19	79	0.9	0.2	4.0	92	0.03	0.03	19	0.57	10	163	5.0	0.4	0.13	0.15
甜椒	82	93.0	22	92	1.0	0.2	5.4	57	0.03	0.03	72	0.59	14	142	3.3	0.8	0.19	0.38
冬瓜	80	96.6	11	46	0.4	0.2	2.6	13	0.01	0.01	18	0.08	19	78	1.8	0.2	0.07	0.22
黄瓜	92	95.8	15	63	0.8	0.2	2.9	15	0.02	0.03	9	0.49	24	102	4.9	0.5	0.18	0.38

续表

食物名称	食部/(%)	水分/g	能量/kcal	能量/kJ	蛋白质/g	脂肪/g	碳水化合物/g	VitA/μgRE	硫胺素/mg	核黄素/mg	VitC/mg	VitE/mg	钙/mg	钾/mg	钠/mg	铁/mg	锌/mg	硒/mg
大蒜	85	66.6	126	527	4.5	0.2	27.6	5	0.04	0.06	7	1.07	39	302	19.6	1.2	0.88	3.09
大葱	82	91.0	30	126	1.7	0.3	6.5	10	0.03	0.05	17	0.30	29	144	4.8	0.7	0.40	0.67
小葱	73	92.7	24	100	1.6	0.4	4.9	140	0.05	0.06	21	0.49	72	143	10.4	1.3	0.35	1.06
韭菜	90	91.8	26	109	2.4	0.4	4.6	235	0.02	0.09	24	0.96	42	247	8.1	1.6	0.43	1.38
大白菜	92	93.2	21	88	1.7	0.2	3.7	42	0.06	0.07	47	0.92	69	130	89.3	0.5	0.21	0.33
油菜	87	92.9	23	96	1.8	0.5	3.8	103	0.04	0.11	36	0.88	108	210	55.8	1.2	0.33	0.79
菜花	82	92.4	24	100	2.1	0.2	4.6	5	0.03	0.08	61	0.43	23	200	31.6	1.1	0.38	0.73
菠菜	89	91.2	24	100	2.6	0.3	4.5	487	0.04	0.11	32	1.74	66	311	85.2	2.9	0.85	0.97
芹菜茎	67	93.1	20	84	1.2	0.2	4.5	57	0.02	0.06	8	1.32	80	206	159.0	1.2	0.24	0.57
蘑菇	99	92.4	20	84	2.7	0.1	4.1	2	0.08	0.35	2	0.56	6	312	8.3	1.2	0.92	0.55
水果类及其制品																		
苹果	76	85.9	52	218	0.2	0.2	13.5	3	0.06	0.02	4	2.12	4	119	1.6	0.6	0.19	0.12
梨	82	85.8	44	184	0.4	0.2	13.3	6	0.03	0.06	6	1.34	9	92	2.1	0.5	0.46	1.14
桃	86	86.4	48	201	0.9	0.1	12.2	3	0.01	0.03	7	1.54	6	166	5.7	0.8	0.34	0.24
李子	91	90.0	36	151	0.7	0.2	8.7	25	0.03	0.02	5	0.74	8	144	3.8	0.6	0.14	0.23
枣（鲜）	87	67.4	122	510	1.1	0.3	30.5	40	0.06	0.09	243	0.78	22	375	1.2	1.2	1.52	0.80
葡萄	86	88.7	43	180	0.5	0.2	10.3	8	0.04	0.02	25	0.70	5	104	1.3	0.4	0.18	0.20
柑橘	77	86.9	51	213	0.7	0.2	11.9	148	0.08	0.04	28	0.92	35	154	1.4	0.2	0.08	0.30
香蕉	59	75.8	91	381	1.4	0.2	22.0	10	0.02	0.04	8	0.24	7	256	0.8	0.4	0.18	0.87
西瓜	56	93.3	25	105	0.6	0.1	5.8	75	0.02	0.03	6	0.10	8	87	3.2	0.3	0.10	0.17
坚果、种子类																		
核桃（干）	43	5.2	627	2623	14.9	58.8	19.1	5	0.15	0.14	1	43.21	56	385	6.4	2.7	2.17	4.62

续表

食物名称	食部/(%)	水分/g	能量/kcal	能量/kJ	蛋白质/g	脂肪/g	碳水化合物/g	VitA/μgRE	硫胺素/mg	核黄素/mg	VitC/mg	VitE/mg	钙/mg	钾/mg	钠/mg	铁/mg	锌/mg	硒
花生(鲜)	53	48.3	298	1247	12.0	25.4	13.0	2	…	0.04	14	2.93	8	390	3.7	3.4	1.79	4.50
葵花子(炒)	52	2.0	616	2577	22.6	52.8	17.3	5	0.43	0.26	…	26.46	72	491	1322	6.1	5.91	2.00
动物性食物																		
猪肉(肥瘦)	100	46.8	395	1653	13.2	37.0	2.4	18	0.22	0.16	—	0.35	6	204	59.4	1.6	2.06	11.97
牛肉(肥瘦)	99	72.8	125	523	19.9	4.2	2.0	7	0.04	0.14	—	0.65	23	216	84.2	3.3	4.73	6.45
羊肉(肥瘦)	90	65.7	203	849	19.0	14.1	0.0	22	0.05	0.14	—	0.26	6	232	80.6	2.3	3.22	32.20
猪血	100	85.8	55	230	12.2	0.3	0.9	0	0.03	0.04	0.0	0.20	4	56	56	8.7	0.28	微量
鸡	66	69.0	167	699	19.3	9.4	1.3	48	0.05	0.09	—	0.67	9	251	63.3	1.4	1.09	11.75
鸡翅	69	65.4	194	812	17.4	11.8	4.6	68	0.01	0.11	—	0.25	8	205	50.8	1.3	1.12	10.98
鸭	68	63.9	240	1004	15.5	19.7	0.2	52	0.08	0.22	—	0.27	6	191	69.0	2.2	1.33	12.25
牛乳	100	89.8	54	226	3.0	3.2	3.4	24	0.03	0.14	1	0.21	104	109	37.2	0.3	0.42	1.94
牛乳(强化,VitA,VitD)	100	89.0	51	213	2.7	2.0	5.6	66	0.02	0.08	3	—	140	130	42.6	0.2	0.38	1.36
全脂牛奶粉	100	2.3	478	2000	20.1	21.2	51.7	141	0.11	0.73	4	0.48	676	449	260.1	1.2	3.14	11.80
酸奶	100	84.7	72	301	2.5	2.7	9.3	26	0.03	0.15	1	0.12	118	150	39.8	0.4	0.53	1.71
鸡蛋(红皮)	88	73.8	156	653	12.8	11.1	1.3	194	0.13	0.32	—	2.29	44	121	125.7	2.3	1.01	14.98
鸭蛋	87	70.3	180	753	12.6	13.0	3.1	261	0.17	0.35	—	4.98	62	135	106.0	2.9	1.67	15.68
鹌鹑蛋	86	73.0	160	669	12.8	11.1	2.1	337	0.11	0.49	—	3.08	47	138	106.6	3.2	1.61	25.48
草鱼	58	77.3	113	473	16.6	5.2	0.0	11	0.04	0.11	—	2.03	38	312	46.0	0.8	0.87	6.66
鲤鱼	54	76.7	109	456	17.6	4.1	0.5	25	0.03	0.09	—	1.27	50	334	53.7	1.0	2.08	15.38
鲢鱼	61	77.4	104	435	17.8	3.6	0.0	20	0.03	0.07	—	1.23	53	277	57.5	1.4	1.17	15.68
豆油	100	0.1	899	3761	0.0	99.9	0.0	0	—	…	微量	93.08	13	3	4.9	2.0	1.09	—

注:"…"表示"未检出",即这种营养素未能检测出来,但不表示该食物中绝对没有这种营养素,而是含量太少;"—"表示未测定,测不出来;"0"表示该食物中不含这种营养素;"微量"表示含量太少,由于表格位置的限制无法将具体数值列入表中;……表示该食物中没有这种营养素。

参考文献

[1]　顾景范,杜寿玢,郭长江. 现代临床营养学[M]. 2 版. 北京:科学出版社,2009.

[2]　孙长颢. 营养与食品卫生学[M]. 6 版. 北京:人民卫生出版社,2007.

[3]　李朝品,陈强谱. 临床营养学[M]. 北京:人民卫生出版社,2009.

[4]　葛可佑. 公共营养师(基础知识)[M]. 北京:中国劳动社会保障出版社,2007.

[5]　中国营养学会. 中国居民膳食指南(2007)[M]. 拉萨:西藏人民出版社,2007.

[6]　杨月欣. 中国食物成分表(2004 第 2 册)[M]. 北京:北京大学医学出版社,2005.

[7]　翟凤英. 公共营养[M]. 北京:中国轻工业出版社,2009.

[8]　杜文雯,张兵. 营养教育效果评价的理论基础及其相关应用研究进展[J]. 国外医学(卫生学分册),2007,34(2):110-116.

[9]　张爱珍. 临床营养学[M]. 2 版. 北京:人民卫生出版社,2006.

[10]　张金梅. 营养与膳食[M]. 北京:高等教育出版社,2009.

[11]　黄承钰. 医学营养学[M]. 北京:人民卫生出版社,2003.

[12]　徐广飞,谢英彪. 中国人膳食平衡手册[M]. 北京:人民军医出版社,2008.

[13]　孙秀发. 临床营养学[M]. 2 版. 北京:科学出版社,2009.

[14]　蔡美琴. 医学营养学[M]. 2 版. 上海:上海科学技术文献出版社,2007.

[15]　吴国豪. 实用临床营养学[M]. 上海:复旦大学出版社,2006.

[16]　Gail Cresci. 危重症患者的营养支持[M]. 蒋朱明,等,译. 北京:人民卫生出版社,2008.

[17]　王翠玲. 营养与膳食[M]. 2 版. 上海:上海科学技术出版社,2010.

[18]　蒋朱明,于康,蔡威. 临床肠外与肠内营养[M]. 2 版. 北京:科学技术文献出版社,2010.

[19]　崔香淑,冯玉荣. 营养与膳食指导[M]. 北京:人民军医出版社,2011.

[20]　孙要武. 预防医学[M]. 4 版. 北京:人民卫生出版社,2009.

[21]　林斌松. 妇幼营养[M]. 北京:人民卫生出版社,2011.

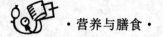

· 营养与膳食 ·

[22]　马兴友,封苏琴,胡玉华. 预防医学[M]. 武汉:华中科技大学出版社,2010.

[23]　中国就业培训技术指导中心. 公共营养师(国家职业资格三级)[M]. 北京:中国劳动社会保障出版社,2007.

[24]　景兴科,滕艺萍. 临床营养学[M]. 西安:第四军医大学出版社,2010.